# 健康生活　远离生活方式病

主　编　吕岫华　贾润清　孟　晓

北京工业大学出版社

## 内 容 简 介

在“不治已病，治未病”的思想指导下，本书旨在探讨健康生命文化、倡导健康生活方式，在了解健康、亚健康概念和内涵的基础上，重点介绍健康的生活方式，以及如何远离与生活方式相关的疾病，提高人们的自我保健意识和能力，减少疾病的发生或推迟发生疾病的时间，以及减轻疾病的危害，有效提高民众生活质量和健康水平。同时，本书作为大学通识教育课程的教材，在培养学生人文素养、完善学生人格教育与心理健康、提高学生全面综合素质方面具有积极的推动作用。本书提倡文明、健康、科学的生活方式，有助于学生摒弃陋习、养成良好的生活习惯，从而知晓健康信息、认同健康信念、秉持健康态度、建立健康行为，实现人人都能自觉选择健康的生活方式，过高质量的幸福生活。

本书不仅可以作为大学通识教育选修课程的教材，同时也可以作为医学健康相关专业基础课程（专业课程）、中学第二课堂的教材或辅助教材，还可以作为大众养生保健、健康管理和健康教育工作者的参考用书。

**图书在版编目（CIP）数据**

健康生活　远离生活方式病 / 吕岫华，贾润清，孟晓主编. -- 北京 : 北京工业大学出版社，2024.10（2025.1重印）

ISBN 978-7-5639-8564-7

Ⅰ. ①健…　Ⅱ. ①吕… ②贾… ③孟…　Ⅲ. ①生活方式—关系—健康—基本知识　Ⅳ. ① R163

中国国家版本馆 CIP 数据核字（2023）第 183450 号

**健康生活　远离生活方式病**

JIANKANG SHENGHUO YUANLI SHENGHUO FANGSHI BING

---

**主　　编：**吕岫华　贾润清　孟　晓

**责任编辑：**付　存

**封面设计：**国建传媒

**出版发行：**北京工业大学出版社

（北京市朝阳区平乐园 100 号　邮编：100124）

010-67391722（传真）　bgdcbs@sina.com

**经销单位：**全国各地新华书店

**承印单位：**北京虎彩文化传播有限公司

**开　　本：**787 毫米 ×1092 毫米　1/16

**印　　张：**20.75

**字　　数：**397 千字

**版　　次：**2024 年 10 月第 1 版

**印　　次：**2025 年 1 月第 2 次印刷

**标准书号：**ISBN 978-7-5639-8564-7

**定　　价：**69.00 元

---

# 编委会

**主　编　吕岫华　贾润清　孟　晓**

**副主编　梁奕福　孙国辉　阎新龙**

**编　委**（按姓氏笔画排序）

王小利（北京工业大学）

吕岫华（北京工业大学）

刘　伟（北京工业大学）

孙国辉（北京工业大学）

孟　晓（三亚学院）

胡利明（北京工业大学）

贾润清（北京工业大学）

阎新龙（北京工业大学）

梁奕福（广西达庆生物科技有限公司）

# 序

维护、保障并增进受教育者的身心健康始终是教育工作中重要的任务之一。尽管这一任务经常被各种主辅课程的海洋所淹没，但是，其重要地位和作用随着社会的发展而日益凸显。在学前教育、初等教育、中等教育、高等教育各级教育体系中，有关健康的教育在课堂内外都占据着较大的比重。人民健康作为实现中华民族伟大复兴宏伟目标的重要基础，已经被放在了国家优先发展的战略地位。在这种形势下，在高等院校设立课程对涉及健康的生物学、生理学、心理学和社会学等方面的知识进行系统的阐释，使得学生对自身健康状况有深层次的认知，可以主动地维护和增进自身健康，并且能够向周围的人群乃至全社会传播健康的知识和理念，就成为重要且必要的事情。

进入21世纪以来，信息爆炸性增长、国际形势动荡加剧、意识形态多向渗透、疫病数度肆虐、社会竞争激烈、生活节奏加快、学习和工作负担增大，人们越来越需要健康的生理和心理状态去应对这种复杂的局面造成的巨大压力。青年学生是社会发展和经济建设的积极学习者和热情参与者。他们是一个思想活跃、青春萌动、交往频繁、体力充沛的群体，正处于德智体美劳全面学习和发展的阶段，以及世界观、人生观和价值观逐渐发展和成熟的过程，他们的健康教育被高度关注与重视。

关于健康，很多学术组织、权威机构和专家学者都给出过解释或定义，本书也有专门的讨论。比较公认的观点是：一个处于健康状态的人应该在生理上、心理上和社会上都处于完好的状态。我同意这样的观点。一个人的生理状态、心理状态和社会因素之间是相互关联和相互影响的，任何一方面的损伤都会使得其他方面难以保持良好的状态。达到健康状态并不是人们努力的终点；健康状态需要持续地维护才能够保持下去，才能伴随漫长的生命旅程。而达到并保持健康的状态需要良好的生活方式、合理的膳食与营养、适当的运动、乐观的心态、足够的勇气、坚强的毅力以及和谐相处的能力等。这一切都需要有外界积极的引导和自我正确的判断。当前，不仅仅有正确的信息在进行引导，还有不少出于各种目的的错误信息在误导人们对健康的理解和为健康所做的努力。这种误导可能会使一些追求健康的人花费了时间、精力和金钱之后并没有得到预期的效果，甚至失去了原有的健康。因此，有关健康的知识又有了更进一步的意义。

本书从生命和健康的定义开始，通过讲述人的生老病死的自然规律和概括影响健康的因素拉开了课程的序幕，进而对生活方式和营养的摄取对健康的影响进行了分析和讨论。然后，从分子水平上对人体需要的主要营养成分的结构、组成、来源、作用和代谢过程进行了介绍。在此基础上，讲述了食物的营养价值、合理的烹调方法和意义、饮食常识，阐释了如何从病从口入转变为吃出健康、远离癌症。除了保障生理健康的知识以外，还对保持心理健康的意义和方式进行了讲授；特别是分析了大学生的心理健康状况，解释了心理健康的标准以及心理障碍的产生原因、危害和干预措施。当然，本书也讲述了在性教育中生理和心理两方面涉及的知识、道德、行为、伦理和健康问题，这对处于成长期的学生们尤为重要。本书相关章节还针对女性的生理和心理特点介绍了有关生殖的健康知识和各种措施。体育运动在人的健康成长、增强体质、提高免疫力、预防疾病等方面都具有重要的作用。不仅如此，体育运动还对人的心理和社会关系的发展和健全具有重要作用。众所周知，运动是一把双刃剑，不适当的运动会造成损伤、引发疾病，甚至造成不可逆转的生理或心理伤害。本书对不同的体育运动的特点进行了介绍，对从事运动的时间、方式、强度和生理反应进行了分析，同时也介绍了运动中可能造成的损伤或不良生理反应及其急救和处置方法。最后，本书对不良生活方式引发的疾病及其预防进行了介绍，这对于修正生活中的不良习惯和保持健康的生活方式具有很高的参考价值。

本书从生命与健康的基础知识到日常生活的基本常识，从健身运动的实践到疗伤防病的方法，从生理到心理再到社会关系，由浅入深、系统地对维护和保障身心健康的理念和方法进行了介绍。本书是一本值得推荐的教材，也是面向广大读者的健康参考书。本书的出版一定会对人民群众健康素养的提升和健康生活方式的普及产生重要的推动作用。

北京市教学名师，北京工业大学教授、博士生导师　钟儒刚

2024 年 5 月于北京

# 前　言

《健康生活　远离生活方式病》书稿的雏形，始于2001年北京工业大学本科生通识教育选修课课程讲义。经过十几年的教学实践经历和经验积累，结合从事近二十年的临床工作体会，我们对讲义进行了整理加工。在北京工业大学的鼎力支持和北京工业大学出版社的积极响应下，本书有幸正式出版，与广大读者见面。

尽管本书的内容非常丰富，但由于受到课堂教学课时的限制，教师不可能在有限的课内教学时间，讲授书中所有内容。不过，根据学生的具体情况、与专业的关联性大小，授课教师可以将部分章节作为自学内容，进行统筹安排，让学生体会到“开卷有益”，深刻领悟“没有全民健康就没有全面小康”的精神实质。

本书通过系统的介绍，首先使学生（读者）尽早感悟到健康的生活方式不仅与每个人的身心健康息息相关，而且关系到人一生的工作顺利和家庭幸福。

其次，告诉人们预防疾病与治疗疾病的辩证关系，不仅影响到自身生理、心理的康复，而且影响到家庭和社会的经济情况，警惕“因病返贫”情况的发生。

再次，使人们铭记热爱生命、储蓄健康是一条永恒不变的定律，对任何人都是最经济、最有效和最实用的。

最后，“天人相应”理论是我们祖国医学和传统文化的重要组成部分，贯穿于生活的诸多方面，势必影响你我他的生理和心理健康。如何做到“形与神俱，而尽其天年，度百岁乃去”，是我们每个人的必修课。

祈盼人人都能实现为国家健康工作50年，并达到自然寿命的愿景。让我们大家一起携手，共同守护、筑牢自己和家人的健康乐园。

吕岫华

2024年2月于北京

# 目 录

# 第一章　绪　论

探讨健康生命文化，倡导健康生活方式。“关注健康，维护健康”已成为人类社会重要的主题之一，这表明对健康的渴求已成为人们的共识，“追求健康、传播健康”已成为全人类共同的努力方向。

随着健康传播内容、形式、技术的更新，人们更加热爱生命、回归常识、储蓄健康。“不治已病，治未病”的思想，也已成为“人人健康”的指南。但是，在追求健康的过程中，最应关注、最经济、最有效、最直接、最简便易行的，就是如何改变不良的健康行为习惯，培养和建立健康的生活方式，减少罹患各种疾病的概率，实现可以为国家健康工作 50 年的美好愿望。

## 第一节　生命的内涵

生物的种类很多，包括植物、动物和其他生物，比如人和微生物等，任何生物都是有生命的，而且生命是有限的。

### 一、生命的定义

恩格斯在总结 19 世纪自然科学成就的基础上，对生命的本质做了精辟论述。他指出：“生命是蛋白体的存在方式。这种存在方式就在于这些蛋白体的化学组成部分的不断自我更新。”恩格斯的这个概括，既揭示了生命的物质基础，也揭示了生命的本质特征。当代生物学的发展已证实了它的正确性。生物具有新陈代谢、遗传、变异、生长、发育和感应性等特征，但生命体最基本的特征就是能够进行自我更新和自我复制，能把生命体的特征代代相传。

从现代科学研究的成果来看，生命的物质基础是蛋白质和核酸。核酸分子可以通过自我复制，把遗传信息一代一代传下去，又可以通过遗传信息去控制蛋白质的合成。

在生物体内，蛋白质主要负责代谢，核酸则主要负责遗传，而且核酸的遗传信息决定蛋白质的性质。蛋白质的催化作用又控制着核酸的代谢，两者相互配合、相互制约，共同完成各项生命活动。

从生物学角度来说，对于人类，由于受精卵可以发育成人，受精卵便是一个生命个体的开端。然而从社会学角度来说，很难认为一个受精卵是一个独立的有人权的个体。人的生命到底从何时开始，这个问题尚在争议与商榷之中。有人认为刚出生的婴儿才能算作“人”，因为他开始有感觉。因此，人的生命和生物学上的生命是有区别的。

人类有机体从最初的受精卵、胚胎、胎儿到出生为婴儿，经历幼年、童年、少年、青年、中年、壮年、老年，最后死亡。这个连续的动态过程又可划分为许多阶段，每个阶段之间有一定的质的区别。如果认为人的生命就是从受精卵形成开始，直到死亡的过程，那就意味着在这个连续的动态过程中只有量变，没有质变。人的生命应该比生物学中的生命包含更多的内容。例如，一个去掉大脑皮层的男人，他可以继续产生精子，继续维持他的生物学生命，但是他在社会上作为人存在的实际基础已经失去了，即已经失去了人的生命的价值。哈特认为，人类生命包括“生物人”（human）和“意识人”（person）两个阶段。生物人属于“生物学生命”阶段，意识人属于“社会学生命”阶段。

关于人的生命概念，较一致的看法是，人的生命是处于一定社会环境关系中具有自我意识的生物实体。人的生命本质特征具有自我意识，正是这种自我意识，把人与非人灵长类区别开，把人与受精卵、胚胎、胎儿以及脑死亡者区别开来。正是这种自我意识使人体发展的全部连续动态过程发生质的变化：当人体发展到产生自我意识时，生物学生命发展为人的生命；当不可逆地丧失自我意识时，人的生命又回归为生物学生命。

## 二、生命的标准

生命伦理学（bioethics）于20世纪五六十年代起源于美国，最早是由威斯康星大学生物学家波特在他的著作《生命伦理学：通往未来的桥梁》中提出的。他的定义是用生命科学来改善生命的质量，是“争取生存的科学”。经过几十年的发展，生命伦理学逐渐发展成为一个全新的多学科（包括生物学、医学、哲学、伦理学、社会学、生态学、经济学、管理学、法学等）的学术领域。我国的生命伦理学在20世纪70年代末起步，经过三十多年的发展，受到越来越多学者的关注和重视。

生命伦理学中的“生命”不仅指人类生命，还包括非人类生命（动物生命、植物生命），生命伦理学主要是运用伦理学方法来研究与生命有关的伦理学问题。《生命伦理学百科全书》中这样定义："生命伦理学是运用包括道德意见、决定、行为、政策等各种伦理学的方法论，在跨学科的条件下，对生命科学和医疗的道德问题进行系统性研究。"简而言之，生命伦理学就是对认识生命、理解生命、实践生命、发展生命、改善生存环境、提升生命质量以及生活质量等问题进行伦理学方面的诸多研究。

1. 生命伦理学的生命标准对生命教育的重要启示

生命伦理学提出了生命的三重标准：生物标准，反映人的生物学存在，讨论生物学意义上人的生命从何时开始，到何时结束；社会标准，反映人的社会存在，主要讨论社会学意义上人的生命从何时开始；复合标准，着重解决上述两者的割裂问题，反映人的存在的自然属性和社会属性，认为人的生命"以生物学生命为基础，以人格生命为标准"。生命伦理学提出的生命三重标准，对推进生命教育具有重要的启示：生命教育要关注生命的过程（从胎儿到脑死亡），要关注生命的完整（自然生命、社会生命、价值生命），更要关注生命的完全（人的生命、非人类形态的生命）。

2. 生命伦理学的生命属性对生命教育的重要启示

生命伦理学提出了生命属性标准，将人的自然属性和社会属性结合起来，试图在两者的统一中把握生命。生命伦理学认为："人的生命是自觉和理性的存在，是生物属性和社会属性的结合体。"生命伦理学对生命的这一界定将人的生命与其他生命区别开来，突出了人的生命所特有的自觉意识和理性活动，同时又将人的生物学生命与人的人格生命相区别。人作为生物体，具有一系列的生物属性，但作为社会成员还具有社会属性，人的生物学生命发育到一定阶段产生自我意识就形成了人类的人格生命。相对于人的生物学生命而言，人格生命更能反映人的生命的本质意义，是人最明显的本质特征。生命伦理学提出的生命属性标准对生命教育也有重要的启发：生命教育首先要关注自然生命的存在，这是社会生命存在的前提与条件；生命教育更要关注社会生命，将自然生命的直觉、感受、反射等特性引向自觉、理性和创新。

3. 生命伦理学为生命教育提供道德参考

从学科的特性上来看，伦理学是关于道德的科学，是一门研究社会道德现象的本质及其发展规律的科学。在此基础上，我们可以认为，生命伦理学就是一门研究生命道德的科学。生命伦理学中蕴含着丰富的道德理论与思想，如人道论、美德论、义务论、生命论、公益论等，这些道德理论为生命教育提供了最基本的理论支撑。更为重要的是，生命伦理学中关于生命的道德理论，为生命教育提供了更直接的理论支撑。这主要有两个方面：一是对生命主体性的提升，包括提高生命的质量、生命的创造力和生命的智慧；二是对生命发展的规约，包括尊重生命、珍爱生命、维护生命、体验生命。生命教育同样要把握这两大原则，也就是说生命教育不仅要提升生命的自由状态与生命的主体能力，更要在生命的相互约束中体现生命的真正自由与和谐。

4. 生命伦理学为生命教育提供价值参考

价值本质问题在当前学术界争议很大，主要观点有需要满足论、效应论、意义论、功能论、人性论、发展论，但不管怎样，生命价值都是生命伦理学中一个非常重要的理论命题。生命伦理学主要从三个方面论述生命价值：

（1）生命价值的内涵

它包括内在价值与外在价值。内在价值指生命所具有的潜在创造能力或劳动能力；外在价值指把内在价值发挥出来，为社会创造物质财富和精神财富。生命价值是内在价值与外在价值的统一。

（2）生命价值的评价标准

判断生命价值大小主要根据以下两个因素：生命本身的质量（体力与智力），决定生命的内在价值，是生命价值判断的前提与基础；某一个体生命对社会、对他人的贡献，决定其外在价值，是生命价值的目的和归宿。

（3）生命质量与生命价值的逻辑关系

生命伦理学中关于生命价值的理论对生命教育有着重要的启示。首先，生命教育要着眼于提高生命的质量，在相同的条件下，生命质量越高，创造的价值就越大。其次，生命教育要着力提高生命的创造力，在相同的条件下，生命的创造力越大，其创造出来的价值就越大。再次，生命教育要积极规约生命的需要，促进生命的和谐发展。个体生命的生长是在一定需要满足下的自我发展，个体需要的满足，就是生命自我价值的实现过程。在现代物质财富快速增长的社会，个体生命的需要如果超越了现实的可能，抑或以侵犯他人利益而获得自我价值的满足，抑或以侵犯集体利益而获得自我价值的满足，无论哪种情况，都会扭曲生命的价值，给生命的健康发展带来诸多负面影响，甚至会毁灭生命。最后，生命教育要把生命价值与生命质量统一起来。价值创造是以提升人的生命质量为目的，而不是以加大人的生活压力、降低生命质量为代价。在现代社会紧张的节奏下，生命价值与生命质量在一定程度上被割裂了，生命质量并没有因为生命价值的提高而提高。生命教育就是要恢复生命质量与生命价值的和谐关系，回归生命的自由状态。

5. 生命伦理学为生命教育提供法律参考

伦理与法律总是相互辅助的，在某些领域伦理无法解决的问题，必须通过法律来解决。生命领域中的诸多问题单从伦理角度出发也无法有效解决。生命伦理学虽然不是专门研究生命法律的学科，但是它从伦理立场出发，为生命立法、执法提出了很多较为合理公正的建议。生命科学的迅猛发展，使生命领域的伦理问题日益增多，使生命伦理研究不得不借助法律知识加以推进。这一点恰恰表明了生命伦理中的法律精神。例如，我国法律禁止实行安乐死，一个重要的因素就是基于伦理道德层面的考虑。所以，生命教育要将与生命相关的法律问题作为重要的教育内容，以法律的精神来推进社会个体对他人生命、非人类形态生命的尊重、爱护，对超越伦理道德范畴的问题，进行法律强制约束。

6. 生命伦理学的基本原则对推进生命教育的重要启示

生命伦理学的基本原则有“尊重”“不伤害”“公正”。这些基本原则不仅是生命教育基本的价值导向，也是推进生命教育深入的工具和手段。尊重原则体现在生命教育中，就是通过教育使受教育者认识到人与人之间，要彼此尊重生命的自主性，不妨碍他人的生命健康与生命权利；尊重他人的生命行为、保护他人的生命信息与隐私。不伤害原则，就是要通过教育使得受教育者减少对他人生命的物质伤害、精神伤害和经济伤害。公正原则，就是通过教育使受教育者，特别是国家政策的决策者、制定者、执行者能够认识到生命公平的重要性，并在实际行为中，真正实现不同个体生命的权利与义务平等、价值平等、发展机会均等。

当然，生命伦理学对生命教育的意义也是有限的，毕竟，生命伦理学只是生命教育的理论基础之一。在推进生命教育过程中，必须加强对生命伦理学的基本理论、基本原理、基本原则、基本概念与生命、生存、生活的契合研究，努力探索生命伦理学对生命教育、生存教育、生活教育的理论指导意义，深刻总结生命伦理学在生命教育中的表现形态与具体特征，从而推进生命教育理论的研究和发展。

## 第二节　健康的新定义

当被问及什么是健康时，好多人不假思索脱口而出：“没病就是健康。”其实这样的回答并不全面，也不客观，真正意义上的健康，应该是多元素综合体的良好状态。

### 一、健康的概念

健康是人类生存发展的要素，它属于个人和社会。以往人们普遍认为“健康就是没有病，有病就不是健康”。随着科学的发展和时代的变迁，现代健康观告诉我们，健康已不再单纯地指四肢健全、无病或不虚弱，而是指除身体本身健康外，还需要在精神上有一个完好的状态。人的精神、心理状态和行为对自己和他人甚至对社会都有影响，更深层次的健康观还应包括人的心理健康、行为举止状态和社会道德规范情况，以及环境因素等。可以说，健康的含义是多元的、相当广泛的，健康是人类永恒的主题。

1. 健康的定义

世界卫生组织（World Health Organization, WHO）关于健康的定义是："健康乃是一种在身体上、精神上的完好状态，以及良好的适应能力，而不仅仅是没有疾病和衰弱的状态。"这就是人们所指的身心健康，也就是说，一个人在躯体健康、心理健康、社会适应良好和道德健康四方面都健全，才是完全健康的人。

躯体健康一般是指人体的生理健康。心理健康一般有以下三个方面的标志：

①具备健康的心理的人，人格是完整的，自我感觉是良好的；情绪是稳定的，积极情绪多于消极情绪，有较好的自控能力，能保持心理上的平衡；有自尊、自爱、自信心以及有自知之明。

②一个人在自己所处的环境中，有充分的安全感，且能保持正常的人际关系，能受到别人的欢迎和信任。

③健康的人对未来有明确的生活目标，能切合实际、不断进取，有理想和事业的追求。

社会适应良好是指一个人的心理活动和行为，能适应当时复杂的环境变化，为他人所理解，为大家所接受。道德健康最主要的是不以损害他人利益来满足自己的需要，有辨别真伪、善恶、荣辱、美丑等的能力，能按社会认为规范的准则约束、支配自己的行为，能为人的幸福做贡献。

我国学者穆俊武提出了健康的定义："在时间、空间、身体、精神、行为方面都尽可能达到良好状态。"

时间概念是指个人或社会发展的不同时期对健康不能用同一标准来衡量。不能把健康看作静止不变的东西，应理解为不断变化着的概念。新的健康概念强调时间的重要性，即健康概念的相对性。

空间概念是指不同地区、不同国家的人，有着各不相同的健康概念和健康标准。这并不意味着没有一个可供人们遵循的健康概念。应该根据地区、国家的不同，尽可能达到各自的良好状态。

在发达国家和不发达国家人们对保健的需要是不同的。健康教育者应根据空间来制定保健行为。健康不是由主观或客观单方面的东西来决定的。有些结核患者没有自觉症状，而胸片却显示有结核病变；一些精神病患者，本人没有意识到患病，而是周围人觉得他有病；有许多就诊患者认为自己不健康，而多方面检查并未发现异常。对这些情况目前还没有一个标准来区分。我们不妨从身体、精神、行为等角度，把主观表现、客观征象结合起来去探求健康概念。身体、精神概念较易理解。行为是一个人在社会生活中对赋予的责任和义务所采取的动态和动机。行为表现为社会性，每个人的行为必然受到他人的影响，健康是个体概念。

考虑健康时必须区分是群体的健康还是个人的健康。群体的健康是采用统计学上的平均值，即在一定范围内某一个时期的健康应为正常值，偏离了就不正常；但是，偏离了正常值对于个人来说就不一定不健康，作为个人，健康的标准是一个人特有的。个体的健康是现实的，群体的健康是理想的。从国际社会的高度来认识，享受最高标准的健康被认为是一种基本人权；健康是社会发展的组成部分，人人都享有健康平等的权利。

2. 健康的三个层次

“健康”涵盖了生理、心理与社会三个方面。生理意义上的健康，指躯体与器官的健康，要求无病而且健壮；心理意义上的健康，指精神与智力的正常；社会意义上的健康，指有良好的人际交往与社会适应能力。三方面均衡发展的人，才是一个健康的人。“健康”是一个动态的概念。“健康”与“疾病”处于同一轴线的两个不同的端点。在特定的条件下，健康与疾病共存。在一个人一生中，其健康状态也是处于变化过程中的。只有努力地追求，才能保持一种健康的状态；在患了疾病以后，又能尽快地控制，并向健康的一端发展。

疾病包括精神方面的疾病与生理方面的疾病，病因包括生物、物理、化学和社会文化等几个部分。不少疾病从生理意义上来看，是由细菌、病毒引起的，但从社会文化上来看，贫困、营养不良，不良卫生习惯、不健康生活方式、过度劳累等是主要因素。

医学模式已由原来的单纯“生物医学模式”演变成为“生物—心理—社会医学模式”。这是一种崭新的观念，它拓宽了治疗与预防的领域，无论在内涵上，还是在所涉及的策略上都发生了深刻的变化。

总之，健康是人类宝贵的社会财富，是人类生存发展的基本要素。健康水平反映生命运动水平，生命运动的协调、旺盛和长寿能表现出健康的良好状态。世界卫生组织提供的资料表明，人们的寿命在延长，而全球死亡率降低到15‰以下时，与生活方式有关的疾病都出现了。不良生活方式导致的疾病已成为影响世界人民健康的大敌。饮食和运动是促进人们健康的主要因素。“生活方式病”的发生与人类文明进步密切相关，故也称“文明病”，其中关键是社会因素，特别是不科学、不健康的生活方式和生态环境。这些因素主要包括不均衡的膳食、营养卫生知识的缺乏、酗酒、吸烟、缺乏运动等。

## 二、健康的标准

由于健康概念的综合性，以及健康涉及不同的层次，所以健康的标准有所不同，它虽包含多个方面，但主要是生理健康和心理健康。

1. 生理健康的标准

世界卫生组织提出了健康的十条标准：

①精力充沛，能从容不迫地应对日常生活和工作的压力而不感到过分紧张。

②处事乐观，态度积极，乐于承担责任。

③善于休息，睡眠良好。

④应变能力强，能适应环境的各种变化。

⑤能够抵抗一般性感冒和传染病。

⑥体重得当，身材匀称，站立时头、肩、臂位置协调。

⑦眼睛明亮，反应敏锐，无眼疾。

⑧牙齿清洁，无龋齿，无痛感，齿龈颜色正常，不出血。

⑨头发有光泽，无头屑。

⑩肌肉、皮肤富有弹性，走路轻松有力。

实际上，健康标准对不同年龄、不同性别的人有不同的要求。世界卫生组织的年龄分期是：44 岁以前为青年；45 ~ 59 岁为中年；60 ~ 74 岁为较老年（渐近老年）；75 ~ 89 岁为老年；90 岁以上为长寿。

2. 心理健康的标准

（1）国内学者标准

国内的心理学家根据各方面的研究结果，归纳总结，较为详细地提出了有关心理健康的几条指标。

①了解自我，悦纳自我。一个心理健康的人能体验到自己的存在价值，既能了解自己，又能接受自己，具有自知之明，即对自己的能力、性格、情绪和优缺点能做到恰当、客观的评价，对自己不会提出苛刻的非分期望与要求，能树立切合实际的生活目标和理想，因而对自己总是满意的；同时，努力发展自身的潜能，即使对自己无法补救的缺陷，也能安然处之。一个心理不健康的人则缺乏自知之明，并且总是对自己不满意，由于所定的目标和理想不切实际，主观和客观的距离相差太远而总是自责、自怨、自卑，总是要求自己十全十美，而自己又总是无法做到完美无缺，于是，就总是和自己过不去，结果是，自己的心理状态永远无法实现平衡，也无法摆脱自己感到

将会面临的心理危机。

②接受他人，善与人处。心理健康的人乐于与人交往，不仅能接受自我，也能接受他人，悦纳他人，能认可别人存在的重要性和作用。能为他人所理解，为他人和集体所接受，能与他人相互沟通和交往，人际关系和谐，能与生活的集体融为一体，乐群性强，既能在与挚友团聚之时共享欢乐，也能在独处沉思之时而无孤独之感。在与人相处时，积极的态度（如同情、友善、信任、尊敬等）总是多于消极的态度（如猜疑、忌妒、畏惧、敌视等），因而在社会生活中具有较强的适应能力和较充足的安全感。一个心理不健康的人，总是自别于集体，与周围的人和环境格格不入。

③热爱生活，乐于工作。心理健康的人珍惜和热爱生活，积极投身于生活，在生活中尽情享受人生的乐趣。他们在工作中尽可能地发挥自己的个性和聪明才智，并从工作的成果中获得满足和激励，把工作看作乐趣而不是负担。能把工作过程中积累的各种有用的信息、知识和技能存储起来，便于随时提取使用，以解决可能遇到的新问题，能够克服各种困难，使自己的行为更有效率，工作更有成效。

④面对现实，接受现实，适应现实，改变现实。心理健康的人能够面对现实，接受现实，并能够主动地去适应现实，进一步地改变现实，而不是逃避现实，对周围事物和环境能做出客观评价，并能与现实环境保持良好的接触，既有高于现实的理想，又不会沉湎于不切实际的幻想与奢望，对自己的能力有充分的信心，对生活、学习、工作中的各种困难和挑战都能妥善处理。心理不健康的人通常以幻想代替现实，不敢面对现实，没有足够的勇气去接受现实的挑战，总是抱怨自己生不逢时或责备社会环境对自己不公而怨天尤人，因而无法适应现实环境。

⑤能协调与控制情绪，心境良好。对心理健康的人来说，愉快、乐观、开朗、满意等积极情绪状态总是占据优势的，虽然也会有悲、忧、愁、怒等消极的情绪体验，但一般不会长久。能适当地表达和控制自己的情绪，喜不狂，忧不绝，胜不骄，败不馁，谦虚不卑，自尊自重，在社会交往中既不妄自尊大，也不畏缩恐惧，对于无法得到的东西不过于贪求，争取在社会规范允许范围内满足自己的各种要求，对于自己所得到的一切感到满意，心情总是开朗的、乐观的。

⑥人格和谐完整。心理健康的人，其人格结构包括气质、能力、性格和理想、信念、动机、兴趣、人生观等各方面能平衡发展，人格即人的整体精神面貌能够完整、协调、和谐地表现出来。思考问题的方式是适中和合理的，待人接物能采取恰当灵活的态度，对外界刺激不会有偏颇的情绪和行为反应，能够与他人步调合拍，也能与集

体融为一体。

⑦智力正常。智力正常是人正常生活的最基本的心理条件，是心理健康的主要标准，智力是人的观察力、记忆力、想象力、思考力等能力的综合。

⑧心理行为符合年龄特征。人的生命发展的不同年龄阶段，都有相对应的不同的心理行为表现，从而形成不同年龄阶段独特的心理行为模式。心理健康的人应具有与同年龄段大多数人相符合的心理行为特征；反之，一般都是心理不健康的表现。

（2）美国学者标准

美国学者库姆斯认为，一个心理健康、人格健全的人应具备以下四种特质：

①积极的自我观念。能悦纳自己，接受自己，也能为他人所悦纳，能体验到自己存在的价值，能面对和处理好日常生活中遇到的各种挑战。尽管有时也可能会觉得不顺心，也并非总为他人所喜爱，但是肯定的、积极的自我观念总是占优势的。

②恰当地认同他人。能认可别人的存在和重要性，即能认同别人而不依赖或强求别人，能体验自己在许多方面和大家都是相同的、相通的，能和别人分享爱与恨、乐与忧，以及对未来美好的憧憬，并且不会因此而失去自我，仍保持着良好自我的独立性。

③面对和接受现实。能面对和接受现实，而不论其是好是坏或对自己有利或不利，即使现实不符合自己的希望与信念，也能设身处地、实事求是地去面对和接受现实的考验。能够多方面寻求信息，善于倾听不同的意见，正确把握事实的真相，相信自己的能力和实力，且随时接受挑战。

④主观经验丰富，可供利用。能对自己、周围的事物和人物以及环境有较清楚的知觉，不会迷惑和彷徨，在自己的主观经验世界里，储存着各种可以利用的信息、知识和技能，并能随时提取使用。善于发现和利用自己的长处和优点，同时也能借鉴和学习别人的长处、优点，以此来解决自身遇到的问题，从而增进自己行为的有效性，并且不断丰富自己的经验、知识库。

以上列举了一些学者提出的心理健康的评判标准和尺度，一般说来，心理健康的人都能够善待自己，善待他人，适应环境，情绪正常，人格和谐。心理健康的人并非没有痛苦和烦恼，而是他们能够适时地从痛苦和烦恼中解脱出来，积极地寻求改变不利现状的新途径。他们能够深切领悟人生冲突的严峻性和不可回避性，也能深刻体察人性的善恶。他们是能够自由、适度地表达、展现自己个性的人，并且能与环境和谐相处；他们善于不断地学习，利用各种资源，不断地充实自己。他们也会享受美好人生，同时也明白知足常乐的道理；他们不会去钻牛角尖，而是善于从不同角度看待问题。

## 三、人体的第三状态

生活中常常遇到这样一些人，有时好端端的却感到疲乏无力，情绪不稳，食欲不振，甚至腰酸腿痛，可是多次去医院检查，医生总是以“没什么病”直言相告，现代医学揭开了这个谜，这种情况属于“第三状态”。第三状态的命名，是人类对新的疾病谱和医学模式不断认识的结果，第三状态可能是各种疾病的潜伏期，也可能是导致人类各种疾病的原因，目前已引起医学界广泛和高度的重视。

传统医学将人体状态分为健康和疾病，通常将健康称为人体第一状态，疾病称为人体第二状态。但随着医学的进步和社会的发展，人们逐渐认识到人体在健康和疾病之间存在着第三状态，即亚健康状态。亚健康状态又称为次健康状态、第三状态、中间状态、灰色状态、潜病状态、慢性疲劳综合征等。最早的“亚健康”是由苏联学者贝克曼教授提出的。他认为在人体健康和病态之间存在一种第三状态，或称诱发病状态。这时人体处于非病非健康状态，有可能趋向疾病的状态。

中医在对待疾病时，疾与病是分开的，“疾”代表人有不适，但无明显症候或结果，“病”则代表人有明显症候或结果（即第二状态）。中医的“疾”在某种意义上，相当于亚健康。

由于生活环境的改变、生活节奏的加快、生产方式的改变（由体力劳动大量转化为脑力劳动）以及医学的进步（种种疾病的有效诊断、预防和治疗），人体的第三状态——亚健康，在近些年逐渐引起人们的重视。现在，亚健康已成为严重影响人们生活质量的健康问题。

1. 亚健康的基本情况

（1）亚健康的定义及主要表现

所谓亚健康状态，是指人的身心处于疾病与健康之间的一种健康低质状态，是机体虽无明确的疾病，但在躯体上、心理上出现种种不适应的感觉和症状，从而呈现活力和外界适应能力降低的一种生理状态。

亚健康主要表现为长期持续的疲劳、失眠、多梦、恋床、四肢无力，经常感冒，无名低热，精神不振，反应迟钝，白天困倦，烦躁焦虑，精神难以集中，感觉迟钝，记忆力减退，总是心惊肉跳，烦恼不安，情绪低落，腰酸腿痛，心律不齐，性功能减退等。

（2）亚健康的分布

亚健康者以沿海城市居民和其他城市中的知识分子、企业管理人员居多。年龄大多分布于20～45岁，以脑力劳动者为主。

（3）亚健康的转归

亚健康处于第一、第二状态之间，可通过治疗恢复到健康，即第一状态。而若不处理或处理不当，则容易诱发疾病，即第二状态。

2. 引起亚健康的原因

（1）心理因素起主导作用

随着现代化节奏的加快，社会竞争日益激烈，人际关系复杂紧张，容易使人们心理失衡；同时，随着年龄的增长，中年人的生理功能和心理活动及社会的适应能力逐渐降低，一些不良刺激（诸如事业上不顺心、下岗、离退休的失落感、人际关系不协调、对社会环境不适应等）都可诱发情绪或精神方面的各种障碍，使人体进入亚健康状态。

（2）生活因素

违反人体科学规律的不良生活方式和不合理的膳食结构也可导致亚健康。不良嗜好如吸烟、酗酒等，以及体力活动过少，长期加班加点、不遵循人体生物节律等。

（3）环境污染

如大气污染、噪声、电磁辐射、过度使用手机等因素，除能引起特异性损害外，更会引起非特异性损害，如造成机体免疫力低下，增加患病的机会。

（4）饮食习惯

膳食结构方面的因素主要是营养失衡。随着经济发展和城镇化、工业化进程加快，不健康的生活方式广泛流行，国民仍面临着营养过剩与营养不足的双重负担，严重威胁人们的生命健康，甚至诱发亚健康。

就连广泛存在于新鲜蔬菜和瓜果中的维生素，人们对它的摄入量也往往低于标准。维生素虽然不是构成人体的原料，却是人体许多辅酶的组成成分，在物质代谢中起着重要的调节作用，维生素供给不足，物质代谢就会发生障碍，健康状态就会受到影响，亚健康乃至疾病就会发生，因此，一定要高度重视。

3. 预防和消除亚健康的对策

亚健康是一种比较新的医学概念，亚健康的提出对完善医学体系，提高现代人的生活质量、生命质量，有效防治疾病具有十分重要的意义。

（1）积极开展对亚健康的研究工作

提高对亚健康的认识：宣传和普及亚健康知识，研究亚健康的主要临床表现，探究其真正原因及多因素的各自作用。

摸清亚健康的分布：国家及省级疾病预防控制中心会在适当的时间，在全国多个大中城市展开“全国大中城市第三状态人群健康状态调查活动”，摸清城市中年人群中第一、二、三状态的基本构成情况，弄清中年人群主要存在的健康问题并制定出相应对策，探索亚健康的诊断标准和诊断方法。

对于亚健康个体，各种现代仪器检测或专科医师、专家诊断均“查无实据”，没有器质性病变指标。亚健康者享受不到生活的乐趣，生活质量和生命质量不高。亚健康者在身体上、心理上并没有疾病，主观上有许多不适的症状表现和心理体验。热断层扫描成像技术（thermal texture map imaging）可以获取机体细胞和组织的状态，描述机体细胞和组织的功能性变化，为诊断亚健康提供了客观依据。

（2）针对性预防措施

①调整生活节奏，做到劳逸结合。每天抽出一定时间散步，尤其是在树木多的地方负离子浓度较高，可以调节神经，促进胃肠消化功能，对心、脑、肺、心理等各方面起到良好的调节作用。工作中可适当地做简单的保健操，随意活动筋骨；工作一段时间或感到疲劳，可以安排适当的体力劳动，从事健康的娱乐活动或旅游，积极地休息，对调整人体状态、恢复体力可以起到良好的作用。

②增强心理素质，及时进行心理调节。现代人生活压力大、期望值高、不顺心的事多，痛苦和烦恼总是难免的。调查显示心理健康是所有事业有成者的标志。生活中人们应有面对压力和困难的勇气，对失败不必太在意，既有追求的勇气，又有面对现状的心理准备，妥善处理各种不良心理刺激，保持良好的心理状态，积极应对纷繁复杂的局面。认识自己的生命周期，当出现心理问题时，及时找心理医生进行正规的心理治疗，增强心理调节能力和承受能力，恢复心理平衡和健康。

③戒除不良嗜好。如戒烟、限酒等。

④均衡饮食，保证营养科学合理。主要克服两种倾向，即食物营养和热量过剩，以及为了某种目的节食，以致食物中维生素、纤维素、微量元素不足。合理而全面的膳食是保证健康的重要条件，对于脂肪类食物不可多食，也不可不食。多食鱼肉、猪肝、韭菜、鳗鱼等食物补充维生素 A；通过摄入海鱼、鸡肝补充维生素 D；摄入新鲜蔬菜、水果补充维生素 C；通过调整主食，采取粗、细粮搭配或增加杂粮的措施补充维生素 $B_1$、维生素 $B_2$。

4. 亚健康的治疗

亚健康者经过适当的饮食调整，心理调适，大多可以恢复，对长期亚健康者可给予中西医结合治疗。如针对引起亚健康的原因，给予良好的引导，辅以适当的药物综合治疗。

长期以来人们有一种错误的认识：身体差了就需要补。对于亚健康群体而言，他们大多数不属于虚症。造成亚健康的原因中，营养过剩、代谢不正常、工作生活压力增大超过心理应激能力者为多数。因此对于亚健康者来说，重要的不是补，而是调整。调整心身功能状态以实现阴阳平衡。少数虚症亚健康者应在中医指导下辨证进补。

亚健康中医治疗，主要是从维护“三宝”的精、气、神出发，使用补肾、填精、益气、养心的中药；中医针灸、推拿按摩对调整人体脏腑功能，通经活络很有作用，对于治疗和预防亚健康是一种不错的选择。

## 第三节　疾病的概念

对健康有了明确的认识后，对疾病也就略知一二，但是，疾病又有着极其复杂的动态变化过程，不同的年龄、不同的种族、不同的个体，即使是同一种疾病，在不同阶段其表现也有很大的差异。

### 一、疾病的定义

疾病是机体在一定病因的损害性作用下，因自稳调节（homeostatic control）紊乱而发生的异常生命活动过程。在多数疾病中，机体对病因所引起的损害发生一系列抗损害反应。自稳调节的紊乱，损害和抗损害反应，表现为疾病过程中各种复杂的功能、代谢和形态结构的异常变化，而这些变化又可使机体各器官系统之间以及机体与外界环境之间的协调关系发生障碍，从而引起各种症状、体征和行为异常，特别是环境适应能力和劳动能力的减弱甚至丧失。

1. 疾病是有原因的

疾病的原因简称病因，包括致病因子和条件。目前虽然有些疾病的原因还不清楚，但随着医学科学的发展，迟早会被阐明。疾病的发生必须有一定的原因，但通常不单纯是致病因子直接作用的结果，与机体的反应特征和诱发疾病的条件也有密切关系。因此研究疾病的发生，应从致病因子、条件、机体反应性三方面来考虑。

2. 疾病是一个有规律的发展过程

疾病在其发展的不同阶段，有不同的变化，这些变化之间往往又有一定的因果联系（图 1–1）。掌握了疾病发展变化的规律，不仅可以了解当时所发生的变化，而且可以预测它可能的发展和转归，及早采取有效的预防和治疗措施。

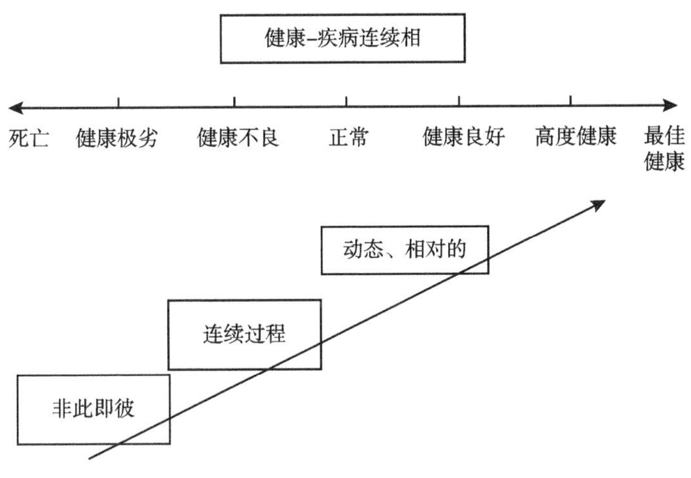


图 1–1 健康与疾病的动态规律

3. 发生疾病时，机体会发出预警

发生疾病时，体内会发生一系列的功能、代谢和形态结构的变化，并由此而产生各种症状和体征。这些变化往往是相互联系和相互影响的，但就其性质来说，可以分为两类：一类变化是疾病过程中造成的损害性变化，另一类是机体对抗损害而产生的防御代偿适应性变化。

4. 疾病是完整机体的反应

人体是一个有机的整体，而疾病的种类又众多。因此，不同的疾病有时又会在一定部位（器官或系统）有它特殊的变化。局部的变化往往是受神经和体液因素调节的影响，同时又通过神经和体液因素而影响到全身，引起全身功能和代谢变化。所以，认识疾病和治疗疾病，应从整体观念出发，辩证地处理好疾病过程中局部和全身的相互关系。

5. 发生疾病时，机体内外环境发生改变

发生疾病时，机体内各器官系统之间的平衡关系和机体与外界环境之间的平衡关系受到破坏，机体对外界环境适应能力降低，劳动力减弱或丧失，是疾病的又一个重要特征。治疗的着眼点应放在重新建立机体内外环境的平衡关系以及恢复劳动力上。

所谓病理过程（pathological process）是指存在于不同疾病中的共同的、整体的功能、代谢和形态结构的异常变化。例如，阑尾炎、肺炎以及其他炎性疾病都有炎症这个病理过程，包括变质、渗出和增生等基本病理变化。病理过程有时以局部变化为主，如血栓形成、栓塞、梗死、炎症等，有时也以全身反应为主，如发热、休克等，一种疾病可以包含几种病理过程，如肺炎球菌性肺炎有炎症、发热、缺氧甚至休克等病理过程，而病理过程则是通过症状和体征来体现的。

症状：疾病过程中机体内的一系列功能、代谢和形态结构异常变化所引起的患者主观上的异常感觉称为症状（symptom）。也就是说，患者患病后自己感觉到的痛苦和不适，如疼痛、不适、畏寒、恶心等。

体征：异常变化引起的现象如能用体格检查的方法检出，就称为体征（sign）。也就是说，患者患病后到了医院，医生给患者做各种体格检查后，所得到的异常结果。如心脏杂音、肺部干湿啰音、血压升高、神经反射异常、腹部压痛、反跳痛、肌紧张等。

简单地说，疾病的症状是患者自己说出的痛苦感觉；体征是医生检查所得的。一般而言，症状是广义症状，包含症状和体征两个方面，指疾病引起患者的主观不适、异常感觉、功能变化或明显的病态改变。临床常见的重要症状有发热、疼痛、体重改变、浮肿、呼吸困难、咳嗽、咳痰、咯血、食欲减退、消化不良、吞咽困难、恶心呕吐、呕血、便血、黄疸、排尿异常、贫血、休克等。

有的疾病，特别是在某些疾病的早期，也可能不伴有症状和体征。据调查，成年人大多有动脉粥样硬化，但其中只有少数人出现临床症状；许多早期癌症的患者也可以毫无主观症状和容易察见的体征。但如果对这些无症状患者进行相应的实验或特殊检查，往往能够发现异常变化。因此，对某些疾病如恶性肿瘤、动脉粥样硬化、血吸虫病等在一定范围内进行普查，以求早期诊断和早期治疗，是非常重要和有意义的。

## 二、疾病的分类和疾病谱的变化

健康是正常的生理状态，而疾病是正常功能、结构、代谢发生了量变和质变，也是生命活动的特征之一。疾病有成千上万种之多，为了更好地了解和认识疾病，同时也为了人们就医和诊疗的方便，便出现了疾病的分类和疾病谱的研究。

### 1. 疾病的分类

应用疾病统计学的原理将疾病进行统一分类。一般根据发病原因、病变性质和主要病变部位，把疾病分成若干类组并加以编列。疾病的分类和命名反映了当时医学科学水平。最早的疾病分类法是18世纪意大利病理学家莫尔加尼按器官病理解剖定位原则划分的。19世纪中叶以后，由于细菌学的成就，疾病开始按病因学原则分类。世界卫生组织订有《国际疾病分类》，每十年修订一次。我国国家卫生健康委员会订有全国统一的《医院住院病人疾病分类》。

（1）根据国家卫生服务调查标准分类

根据我国《全国第六次卫生服务调查疾病分类——代码表》对疾病的分类，可将疾病分为：A 传染病；B 寄生虫病；C 恶性肿瘤；D 良性、原位及动态未定肿瘤；E 内分泌、营养和代谢疾病及免疫疾病；F 血液和造血器官疾病；G 精神病；H 神经系病；I 眼及附器疾病；J 耳和乳突疾病；K 循环系统疾病；L 呼吸系统疾病；M 消化系统疾病；N 泌尿生殖系统疾病；O 妊娠、分娩及产褥期并发症；P 皮肤和皮下组织疾病；Q 肌肉、骨骼系统和结缔组织疾病；R 先天异常；S 起源于围产期的情况；T 损伤和中毒；V 其他。

（2）根据病原分类

①传染病。病原体包括病毒、立克次氏体、细菌、真菌、原虫、蠕虫、节肢动物等。由于病原体均具有繁殖能力，可以在人群中从一个宿主通过一定途径传播到另一个宿主，使之产生同样的疾病，故将由病原体引起的疾病称为可传染性疾病，简称传染病。此种疾病在人群大量传播时则称为暴发流行（瘟疫）。烈性传染病（瘟疫）常可造成人员大批死亡。现在发达国家的死因分析中传染病仅占 1% 以下，中国约为 5%（此数据没有包含 2020 年开始流行的新冠疫情情况）。

②非传染性疾病。随着传染病的逐渐控制，非传染性疾病的危害相对增大，人们熟悉的肿瘤、冠心病、脑血管意外等都属于这一类。在中国大城市及发达国家中这些疾病在死因分析中都居于前三位。

（3）根据疾病病因分类

①遗传病。受精卵形成前或形成过程中遗传物质改变造成的疾病。

②物理和化学损伤。化学损伤可以是急性的，如化学物质的中毒、烧伤等，其损害可以立即显现出来，病因十分清楚；也可以是慢性的，需经过多年，甚至下一代才能表现出来，这时病因需经调查研究才能揭示。人类的慢性中毒可出现于天然状态下，如饮用水中含氟量过高，可造成斑釉，甚至影响骨质生长，形成氟骨症。但更多的疾病是人为造成的，许多职业病和公害病，如硅沉着病、有机汞中毒引起的水俣病、镉中毒引起的疼痛等即是如此。许多药源性疾病也是一种化学损伤，有些化学物品的损害表现在下一代身上，如“反应停”造成的“海豹畸形婴儿”（短肢畸形儿）。物理因素造成的冻伤、烧伤、电击伤、放射性损伤、高原病、潜水病，以及噪声对听觉、血压的不良影响等已为人们所熟知。

③免疫源性疾病。它是指免疫反应紊乱所致的疾病，又可分为两大类：一类是对外部或环境中某种抗原物质反应过强；另一类是免疫系统对自身的组织或细胞产生不应有的免疫反应，称为“自身免疫”。

④异常的细胞生长。它是造成死亡最多的疾病之一。细胞的不正常生长称为增生。增生时细胞的形态并未改变，仍具有原来细胞的功能，如甲状腺细胞增生，引起甲状腺增大，分泌甲状腺激素过多，出现甲状腺功能亢进。一般增生都由激素或慢性刺激引起，人体内正常细胞的增殖有一定限度，到了这个限度就停止增殖。增殖的调节机制削弱，就出现细胞的增生，而这一调节机制完全丧失就会导致肿瘤。

⑤代谢性疾病和内分泌性疾病。近年来患病率有逐渐增加的趋势。

⑥营养性疾病。这种疾病包括营养不良、营养过剩以及营养失衡。

⑦心因性疾病。这种疾病亦即心因性精神障碍。精神疾病可分为器质性及非器质性两大类。器质性精神疾病有明显的遗传倾向，特别是精神分裂症，常有家族史。还有一些遗传病表现为智力障碍，如先天愚型、亨廷顿舞蹈症、苯丙酮酸尿症。传染病，尤其是梅毒的晚期，可侵犯大脑，产生精神症状。药物和一些化学物质（如铅、类固醇激素），也常常引起精神症状。精神症状还可由营养因素的缺乏引发，如叶酸和维生素 $B_{12}$ 缺乏引起的恶性贫血常伴有精神症状。在饥饿中生长的儿童，智力发育一般也会受到影响。严重的疾病也会构成心理压力，导致抑郁症状。非器质性精神疾病是人面临生活中的压力而表现出来的精神症状。其中，焦虑和抑郁是最普遍的症状。非器质性精神疾病的症状实际上可包括全身每一个系统，并可以同任何器质性疾病混淆，构成心身疾病。

⑧老年性疾病。在年龄增长的正常退化和老年性疾病引起的退化之间很难画出一条清晰的界线。老年性疾病最常发生在心脏、血管和关节等部位。老年人的抵抗力减退，容易发生感染、创伤。

2. 疾病谱的变化

疾病谱是由固定的谱阶组成的疾病过程。人群疾病的谱阶如下：①非患者，检查时只具遗传上固有的属性或差异；②非患者，但对危险因子处于敏感状态的人，检查时有生物化学指标的改变；③发病前兆者，检查中可有物理和生化改变；④前期症状者，或前临床患者；⑤临床患者，如得不到控制，可发展到下一个谱阶；⑥死亡。各谱阶间界线互相交错，并非截然分开。疾病一般由前阶向后阶发展，谱阶演替的速度与病种、环境等多种因素有关，特别在前期阶段，如采取某种防治措施或去除环境危险因素后则可抑制或逆转上述演化趋势和方向。

此外，疾病谱的另一含义是，某一地区危害人群健康的诸多疾病中，可按其危害程度的顺序排列成疾病谱带。如某地死亡率占第一位的疾病是癌症，第二位是心血管病，第三位是恶性传染病……在不同的地区，疾病的谱带组合情况不尽相同。疾病的这种排列如同光谱谱带一样，能反映某地危害人群疾病的组合情况，可指导有关部门有针对性地部署防治。

由于国家、民族、社会制度、生活习惯、经济条件、战争动乱以及个人行为差异和变动等因素影响，疾病在不同时期、不同人群中的发病率、死亡率是不同的，有时甚至会发生很大的差异。这种变化就称为疾病谱的变化。我国人均期望寿命由中华人民共和国成立前的 35 岁，增长到了目前的 78.2 岁左右；婴儿死亡率由中华人民共和国成立前的 200‰ 降到了目前的 4.9‰ 左右。我国几项主要健康指标已达到或接近世界先进水平。

疾病谱发生了根本变化。随着社会的发展，生活条件的改善以及医疗卫生事业的发展，今天，人们所患疾病的种类正在发生变化。通常，人们把疾病分为传染性疾病和非传染性疾病两大类。传染性疾病，如肝炎、痢疾等；非传染性疾病，如高血压、脑血管意外、冠心病、癌症等。传染性疾病大多是由病菌、病毒、寄生虫等生物因素引起的。而导致人们患非传染性疾病的原因，有社会因素、心理因素、环境因素，而最重要的是人们的生活方式。据社会医学专家分析，在导致人们患癌症、冠心病等非传染性疾病的诸因素中，吸烟、膳食不均衡、缺乏体育锻炼等不健康的生活方式因素约占 60%。所以，人们常把癌症、冠心病等非传染性疾病称为生活方式病。我们采用对传染性疾病行之有效的疫苗、抗生素、消杀灭（消毒、杀虫、灭鼠）等手段使传染性疾病总的发病趋势下降。然而在传染性疾病逐渐减少的同时，非传染性疾病却在逐渐增多并形成巨大威胁，据有关统计资料表明，慢性非传染性疾病致死人数占总死亡数的 88%。

新的医学模式诞生。过去传染病是人类健康的主要威胁，而传染性疾病又主要是由细菌、病毒等生物因素引起的，所以，人们称之为“生物医学模式”。现在对人类健康的主要威胁已逐渐由传染性疾病转移到非传染性疾病上，非传染性疾病的致病因素主要是心理因素、社会因素，所以，人们把现在的医学模式称为“生物—心理—社会医学模式”。这种转变是不以人的主观意志为转移的客观规律。医学模式转变了，健康危险因素改变了，这就要求人们相应地转变自己的卫生观、健康观。

对个人而言，那些能引起传染性疾病的不良习惯，如生吃未洗净的瓜果，随地吐痰等，已经得到了人们的重视。但对于那些能导致人们患心脑血管疾病、癌症等不良的生活方式，人们依然缺乏足够的认识；对医生而言，在慢性病成为对人们健康的主要威胁的情况下，他们也需要转变“重治轻防”的观念，重在传授防病知识，让人们防患于未然。

## 第四节 衰老与死亡的规律

新生命诞生、生长发育、成熟衰老以至死亡的过程，在正常情况下，都是一个漫长的渐进过程，也是无法改变的客观现实。任何生命体的寿命都是有限的，而衰老也是必经之路。

### 一、衰老的定义

从生物学上讲，衰老是随着时间的推移，生物自发的必然过程，是复杂的自然现象，表现为结构的退行性变化和功能的衰退，适应性和抵抗力下降。在生理学上，把衰老看作从受精卵开始一直进行到老年的个体发育史。从病理学上，衰老是应激和劳损、损伤和感染、免疫反应衰退、营养失调、代谢障碍以及疏忽和滥用药物积累的结果。另外，从社会学上看，衰老表现为个人对新鲜事物失去兴趣，超脱现实，喜欢怀旧。

衰老是一种自然规律，因此，我们不可能违背这个规律。但是当人们采用良好的生活习惯和保健措施并适当地运动，就可以有效地延缓衰老，降低衰老相关疾病的发病率，提高生活质量。就衰老理论和延缓衰老而言，中医药学具有深刻的阐述和丰富的实践。《素问·上古天真论》就详细论述了女子以七、男子以八为基数递进的生长、发育、衰老的肾气盛衰曲线，明确指出机体的生、长、壮、老、已，受肾中精气的调节，总结衰老的内因是“肾”起主导作用。老年期也会出现肾气衰退的表现，如发齿脱落、耳鸣耳聋、腰酸腿软、夜尿频多等。

因此，衰老的实质是身体各部分器官系统的功能逐渐衰退的过程。其最终结果是死亡，是生命的终止，主要特征是心脏、肺、大脑停止活动。衰老受多种因素影响，如生活环境、生活方式、精神状态、遗传因素等。科学合理的生活、轻松愉快的心情、适当的文体活动等可以有效地延缓衰老。

### 二、衰老的机制

每一物种的衰老过程，从生到死，均经历显著的变化。对于人们为什么会衰老，尽管还没有一个公认的学说，但科学家们已提出一些理论。每一种理论都有某些部分可以解释人们为什么会逐渐衰老和死亡。

程序性衰老理论认为，一个物种衰老的概率，可以通过它的基因预测。基因决定了细胞能活多久。当细胞死亡时，器官功能开始失常，最终将不能维持生命所必需的生物学功能。程序性衰老有助于保存物种；衰老成员按一定比率死亡，这就留下一定空间给年轻的成员。

自由基理论认为，细胞的衰老是细胞内发生化学反应过程中有害物质堆积的结果。在这些化学反应中，产生了被称为自由基的毒素。自由基最终损伤细胞，引起个体衰老。伴随着衰老，损伤越来越多，许多细胞不能正常行使功能或最终死亡。当这些现象发生时，可能引起机体死亡。不同的物种以不同的速度衰老，主要取决于细胞如何产生自由基以及对自由基如何产生反应。

衰老意味着随着年龄增加，机体逐渐出现退行性变化。衰老的普遍性、内因性、进行性及有害性作为衰老的标准被普遍接受。自 19 世纪末应用实验方法研究衰老以来，先后提出的学说不下 20 种，很多学说并没有得到实验研究的支持。目前的研究认为衰老是干细胞衰退、DNA 突变、饮食因素、精神因素、衰老基因活跃等综合因素影响的结果。

1. 体细胞突变学说

该学说认为在生物体的一生中诱发因素（物理因素如电离辐射、X 射线，化学因素及生物学因素等）和自发的突变破坏了细胞的基因和染色体，这种突变积累到一定程度导致细胞功能下降，达到临界值后，细胞即发生死亡。支持该学说的证据，如 X 射线照射能够加速小鼠的老化，短命小鼠的染色体畸变率较长命小鼠高，老年小鼠染色体畸变率较高。有人研究了转基因动物在衰老过程中出现的自发突变的频率和类型，也为该学说提供了一定的依据。

2. 自由基学说

衰老的自由基学说是德纳姆·哈曼在 1956 年提出的。该学说认为衰老过程中的退行性变化是由细胞正常代谢过程中产生的自由基的有害作用造成的。生物体的衰老是机体的组织细胞不断产生的自由基积累的结果，自由基可以引起 DNA 损伤从而突变，诱发肿瘤。自由基是正常代谢的中间产物，其反应能力很强，可使细胞中的多种物质发生氧化，损害生物膜。自由基还能够使蛋白质、核酸等大分子交联，影响其正常功能。

支持该学说的证据主要来自一些体内和体外实验。体内实验包括种间比较、饮食限制、与年龄相关的氧化压力现象测定、给予动物抗氧化饮食和药物处理；体外实验主要包括对体外二倍体成纤维细胞氧压力与代谢作用的观察、氧压力与倍增能力及抗氧化剂对细胞寿命的影响等。该学说的观点可以对一些实验现象加以解释，如自由基抑制剂及抗氧化剂可以延长细胞和动物的寿命。体内自由基防御能力随年龄的增长而减弱。脊椎动物寿命长的，体内的氧自由基产率低。但是自由基学说尚未提出自由基氧化反应及其产物是引发衰老直接原因的实验依据，也没有解答什么因子导致老年人自由基清除能力下降，为什么转化细胞可以不衰老，生殖细胞何以能世代相传维持种系存在等问题。另外，自由基是新陈代谢的次级产物，不大可能是衰老的原发性原因。

3. 生物分子自然交联学说

该学说的主要观点是：机体中蛋白质、核酸等大分子可以通过共价交叉结合，形成巨大分子。这些巨大分子难以酶解，堆积在细胞内，干扰细胞的正常功能。这种交联反应可发生于细胞核 DNA 上，也可以发生在细胞外的蛋白胶原纤维中。目前有一些证据支持交联学说。皮肤胶原的可提取性以及胶原酶对其的消化作用随年龄的增长而降低，而其热稳定性和抗张强度则随年龄的增高而增强了；大鼠尾腱上的条纹数目及所具备的热收缩力随年龄的增高而增加，溶解度却随年龄增高而降低。这些结果表明，在年老时胶原的多肽链发生了交联，并日益增多。该学说与自由基学说有类似之处，亦不能说明衰老发生的根本机制。

该学说在论证生物体衰老的分子机制时指出：生物体是一个不稳定的化学体系，属于耗散结构。体系中各种生物分子具有大量的活泼基团，它们必然相互作用发生化学反应，使生物分子缓慢交联以趋向化学活性的稳定。随着时间的推移，交联程度不断增加，生物分子的活泼基团不断消耗减少，原有的分子结构逐渐改变，这些变化的积累会使生物组织逐渐出现衰老现象。生物分子或基因的这些变化一方面会表现出不同活性甚至作用彻底改变的基因产物，另一方面还会干扰 RNA 聚合酶的识别结合，从而影响转录活性，表现出基因的转录活性有次序地逐渐丧失，促使细胞、组织发生进行性和规律性的表型变化乃至衰老死亡。

生物分子自然交联学说论证生物衰老的分子机制的基本论点可归纳如下。

①各种生物分子不是一成不变的，而是随着时间推移按一定自然模式发生进行性自然交联。

②进行性自然交联使生物分子缓慢联结，分子间键能不断增加，逐渐高分子化，溶解度和膨润能力逐渐降低以至丧失，其表型特征是细胞和组织出现老态。

③进行性自然交联导致基因的有序失活，使细胞按特定模式生长分化，使生物体表现出程序化和模式化生长、发育、衰老以至于死亡的动态变化过程。

随着年龄增长，对生命重要的大分子有交联增多倾向，在同种分子间或在不同分子间都可能产生交联键，从而改变分子理化特性，使之不能正常发挥功能。细胞外的胶原蛋白进行交联如前述，此说则设想细胞内大分子如核酸、蛋白质也会进行交联，但迄今在体内还未见证实。把交联视为衰老的原发性因素也只是一种推测，然而这毕竟是衰老研究中值得探索的一个途径。

4. 衰老的免疫学说

衰老的免疫学说主要有两种观点：第一，免疫功能的衰老是造成机体衰老的原因；第二，自身免疫学说认为与自身抗体有关的自身免疫在导致衰老的过程中起着决定性的作用。衰老并非是细胞死亡和脱落的被动过程，而是最为积极的自身破坏过程。

从衰老的免疫学说可以看出免疫功能的强弱似乎与个体的寿命息息相关，迄今的研究表明机体在衰老的过程中确实伴有免疫功能的重要改变。

①个体水平。伴随衰老免疫功能改变的特点是，对外源性抗原的免疫应答降低，而对自身抗原免疫应答增强。据惠廷厄姆报告，用抗原免疫后，老年人抗体效价与年轻人相比呈现有意义下降。此外，随衰老程度的加深，自身抗体的检出率升高。细胞免疫也随年龄的增长而降低。

②器官、组织水平。人类的胸腺出生后随着年龄的增长逐渐变大，13 ~ 14 岁时达到顶峰，之后开始萎缩，功能退化，25 岁以后明显缩小。新生动物被切除胸腺后即丧失免疫功能，年轻动物被切除胸腺后，免疫功能逐渐衰退，抗体形成以及移植物抗宿主反应下降。

③细胞、分子水平。老年动物和人的 T 细胞功能下降，数量也减少。随年龄的增长，机体对有丝分裂原刀豆蛋白 A（con A）、植物血凝素（PHA）及抗 CD3 抗体的增殖反应能力下降。这是衰老的免疫学特征之一。伴随老化，细胞因子的分泌有明显的改变。在 T 细胞的增殖中，白细胞介素 –2（IL–2）的产生和 IL–2 受体的出现是很重要的，老年人 IL–2 产生减少，IL–2 受体，特别是高亲和性受体的出现亦减少。

自身免疫观点认为免疫系统任何水平上的失控都可以导致自身免疫反应的过高表达，从而也表现出许多衰老加速的证据。

免疫系统控制衰老也有许多相反的证据。小鼠中有一种长命的近交品系 C57 BL/6，它的抗核抗体的比例及胸腺细胞毒抗体的含量相对较高，但未显示较高程度的免疫病理损伤。裸鼠是一种先天性无胸腺无毛综合征的小鼠，其T细胞免疫功能极度缺乏，以至于可以接受同种异体甚至异种移植物，这种小鼠如果饲养在普通条件下可致早期死亡，但是在无菌条件下饲养其寿命不低于正常鼠。如果在通常的饲养条件下切除新生小鼠的胸腺，其将死于3月龄左右，若将其置于无菌的环境中，大多数可以活得更长久。可见免疫系统虽然对生存期可以产生影响，但并非决定因素。免疫学说将免疫系统说成是衰老的领步者及根本原因所在，然而至今尚无明显的理由说明免疫系统随年龄增长而退化，免疫系统的增龄改变均是衰老导致的多种效应的表现，应该视为整体衰老的一部分，而不是衰老的始动原因。

5. 端粒学说

端粒学说由奥洛夫尼科夫提出，认为细胞在每次分裂过程中都会由于DNA聚合酶功能障碍而不能完全复制它们的染色体，因此复制DNA序列可能会丢失，最终造成细胞衰老死亡。

端粒是真核生物染色体末端由许多简单重复序列和相关蛋白组成的复合结构，具有维持染色体结构完整性和解决其末端复制难题的作用。端粒酶是一种反转录酶，由RNA和蛋白质组成，是以自身RNA为模板，合成端粒重复序列，加到新合成DNA链末端。在人体内，端粒酶出现在大多数的胚胎组织、生殖细胞、炎性细胞、更新组织的增生细胞以及肿瘤细胞中。正因如此，细胞每有丝分裂一次，就有一段端粒序列丢失，当端粒长度缩短到一定程度时，细胞停止分裂，导致衰老与死亡。

大量实验说明端粒、端粒酶活性与细胞衰老及永生有着一定的联系。衰老细胞中端粒缩短的第一个直接证据来自对体外培养成纤维细胞的观察，通过对不同年龄供体成纤维细胞端粒长度与年龄及有丝分裂能力的关系观察，得知随着年龄的增长，端粒的长度逐渐变短，有丝分裂的能力明显变弱；黑丝蒂发现结肠端粒限制性片段的长度随供体年龄增加逐渐缩短，平均每年丢失33个碱基对的重复序列；植物中不完整的染色体在受精作用中得以修复，而不能在已经分化的组织中修复，这在较为高等的真核生物中也证实了体细胞中端粒酶的活性受抑制；精子的端粒要比体细胞长，体细胞缺失端粒酶活性就会逐渐衰老，而生殖细胞系的端粒却可以维持其长度；转化细胞能够通过端粒酶的活性完全复制端粒以得“永生”。但是许多问题用端粒学说还不能解释。

体细胞端粒长度与有丝分裂能力成正比，这一点已经被实验证实了，而不同体细胞的有丝分裂能力是不尽相同的，胃肠黏膜细胞的分裂增殖速度比较快，神经细胞分裂的速度就比较慢。曾有人就不同年龄供体角膜内皮细胞的端粒长度进行研究，发现角膜内皮细胞内端粒长度长期维持在一个较高的水平，而端粒酶却不表达。

另外，凯普林发现，鼠的端粒比人类的长 5 ~ 10 倍，寿命却比人类短得多。这些都提示体细胞端粒长度与个体的寿命及不同组织器官的预期寿命并不一致。生殖细胞的端粒酶活性长期维持较高的水平却不会像肿瘤那样无限制分裂繁殖；端粒长度由端粒酶控制，那么何种因素控制端粒酶呢？生殖细胞内端粒酶活性较高，为什么体细胞中没有较高的端粒酶活性。看来，端粒的长度缩短是衰老的原因还是结果尚需进一步研究。

## 三、人口老龄化与老年疾病

随着社会的发展，人民生活水平的提高，我国人口的平均寿命也在不断增长，但是伴随而来的就是人口老龄化和老年病的问题，这不仅仅是医学的问题，从宏观角度看，还是一种社会问题。

1. 人口老龄化

人口老龄化是指总人口中因年轻人口数量减少、年长人口数量增加而导致的老年人口比例相应增长的动态过程。老龄化包括两个含义：一是指老年人口相对增多，在总人口中所占比例不断上升的过程；二是指社会人口结构呈现老年状态，进入老龄化社会。国际上通行的看法是，当一个国家或地区 60 岁以上老年人口占人口总数的 10%，或 65 岁以上老年人口占人口总数的 7%，即意味着这个国家或地区的人口处于老龄化。

老龄问题包括老年人问题与老龄化问题，而老年人问题与老龄化问题相互联系，但又不完全相同。一般把有关老年人的社会保障和权益保护看作“老年人问题”，把老年人增加对社会经济发展的影响称为“老龄化问题”，这是从人类社会经济发展的范畴来认识老龄问题。目前，全世界 60 岁以上老年人口总数已达 6 亿人，有 60 多个国家的老年人口达到或超过人口总数的 10%，这些国家已进入人口老龄化社会行列。人口老龄化的迅速发展，引起了联合国及世界各国政府的重视和关注。20 世纪 80 年代以来，联合国曾两次召开老龄化问题世界大会，并将老龄化问题列入历届联合国大会的重要议题，先后通过了《维也纳老龄问题国际行动计划》《联合国老年人原则》《1992 年至 2001 年解决人口老龄化问题全球目标》《世界老龄问题宣言》《1999 国际老年人年》等一系列重要决议和文件，提醒各会员国铭记着 21 世纪的社会老龄化是人类历史上前所未有的，对任何社会都是一项重大的挑战，吁请各会员国“加强或设立老龄化问题国家级协调机构”“在国家、区域和地方各级制定综合战略，把老龄问题纳入国家的发展计划中”“为老龄化社会的来临做好各项准备工作”，提出了“建立不分年龄人人共享的社会”的口号，以期增强人们对人口老龄化问题和老年人问题的重视。

中国人口老龄化的主要特点如下。

（1）人口老龄化提前达到高峰

20世纪后期，为控制人口的急剧增长，国家推行计划生育政策，使得人口出生率迅速下降，加快了中国人口老龄化的进程。目前我国虽然已经实行“三孩”政策，但还是不可避免地提早达到人口老龄化高峰。

（2）在社会经济不太发达的状态下进入人口老龄化

先期进入老龄化社会的一些发达国家，呈现出“先富后老”的特点，这为解决人口老龄化带来的问题奠定了经济基础。而中国进入老龄化社会时，仍有相当一部分人群呈现出“未富先老”的状态。经济实力不够强大无疑会增加国家和社会解决老龄化问题的难度。

（3）在多重压力下度过人口老龄化阶段

中国在建立和完善社会主义市场经济体制过程中，改革和发展的任务繁重，经济和社会要可持续发展，社会要保持稳定，各种矛盾错综复杂，使得解决人口老龄化问题的任务相较于发达国家和人口少的国家更为艰巨。

2. 老年疾病

老年疾病是指人在老年期所患的与衰老有关的，并且有自身特点的疾病。

（1）仅发生在老年期的疾病

由机体老化而引起的疾病，有脂溢性角化病、老年性白内障、绝经后阴道出血症、前列腺增生症、阿尔茨海默病等。多发生于老年期，与机体老化后抗病能力下降有关的疾病，有冠心病、慢性支气管炎、高脂血症、恶性肿瘤、脑卒中、脑萎缩症等。

（2）在青、中年期同样容易发生但发病特点不同的疾病

具有不同于青、中年期发病特点的疾病（其中不少是青、中年时期疾病的延续），如老年性肺炎、消化性溃疡、慢性胃炎、慢性肾炎、糖尿病、类风湿性关节炎、肺气肿、颈椎病等。

（3）老年疾病有其发病的基本特点

中医学认为老年疾病的发生，多以身体虚衰、抗病能力弱为诱因。“虚”对老年人来讲，表现尤为突出，故老年疾病的特点之一是“正虚”。由于老年人抗病能力弱，正气不足，所以病久而缠绵不愈者多，患慢性疾病者多，故老年疾病的另一特征是病程长。又因为体虚而病，病后正气愈虚，则一处有病而处处皆病，周身脏腑阴阳失调，虚实夹杂，寒热交错，甚至同时出现几个脏腑的病变，形成错综复杂的特点。

显然，老年时期人的衰老使人易患老年疾病，而老年疾病又是使人折寿、导致死

亡的直接原因。因此，加强老年疾病的防治，是延长寿命的关键。

## 四、死亡

医学研究的对象是人。它研究人的生命活动和人的健康与疾病等问题。因而生命与死亡、健康、疾病和衰老都是医学的基本范畴。与生相对应的是死，死亡是生物个体存在的最终阶段，是机体生命活动不可逆转的终结，死亡是医学实践面临的现实问题。

1. 死亡的定义

死亡的定义随着医学的发展而有所改变。关于死亡的经典定义为："死亡就是生命现象的停止。"1951 年《布莱克法律词典》(*Black's Law Dictionary*) 定义其为"血液循环的完全停止，呼吸、脉搏的停止"，这就是传统的"循环—呼吸标准"。由于医学科学的巨大进步，心肺复苏技术可以使心跳、呼吸停止的人复活，还可通过人工心脏、人工肺或心脏移植，使心脏停搏或失去原来心脏功能的人继续存活。这时，循环—呼吸标准就不适用了。另外，一些大脑已受到不可逆损害的患者，仍可用呼吸机维持肺、心、肾等器官的功能而继续维持心跳，从伦理上，如何看待这些没有大脑活动的植物人，也是现代医学所面临的现实问题。脑是比心脏更容易死亡的器官。脑血流停止 10 s，脑细胞活动即迟钝，意识蒙眬；脑部停止供氧 3 ~ 4 min，则发生变性和不可逆性损伤，中断 6 min 则出现"脑死亡"。脑死亡是指全脑的功能不可逆地消失和停止。

生命的本质是机体内同化、异化过程这一对矛盾的不断运动过程；而死亡则是这一对矛盾的终止。人体内各组织器官的同化、异化过程的正常进行，首先需要呼吸、循环系统供给足够的氧气和原料，尤其是中枢神经系统耐受缺血缺氧的能力极差，所以一旦呼吸、心跳停止，可立即引起死亡。所谓复苏也就是先用人工的方法代替呼吸、循环系统的功能，然后进一步采取措施，恢复有效的自主呼吸和心跳，从而保证中枢神经系统的代谢活动、维持正常生理功能。同时，积极纠正体液内环境的紊乱，使组织细胞有稳定的代谢环境，也是十分必要的。通过复苏抢救，重建体内同化、异化这一对矛盾的动态平衡，才能复转机体的生命活动，逐步恢复健康。

2. 死亡的原因

死亡作为疾病的一种转归，也是生命的必然规律，但由于生命自然终止而"老死"的情况只是极少数，绝大部分人都死于疾病。死亡的原因大致可分为三类：重要生命器官（如脑，心，肝，双侧肾、肺及肾上腺）发生了严重的、不可恢复的损害；长期疾病导致机体衰竭、恶病质等，以致代谢物质基础极度不足、各系统正常功能不能维持；重要器官没有明显器质性损伤的急死，如失血、窒息、休克、冻死等。

过去人们习惯把呼吸、心脏功能的永久性停止作为死亡标志。但由于医疗技术的进步，心肺复苏术的普及，一些新问题产生了，它们冲击着人们对死亡的认识。全脑功能停止，自主呼吸停止后，靠人工呼吸等措施仍能在一定时间内维持全身的血液循环和除脑以外的各器官的功能活动。众所周知，脑是机体的统帅，是人类生存不可缺少的器官。一旦脑的功能永久性停止，个体的一生也就终结了。这就产生了关于“死亡”概念更新的问题。“脑死亡”的概念逐渐被人们所接受。医学界把脑干死亡 12 h 判断为死亡，因为完整中枢神经系统目前尚无法移植。

3. 死亡预测

预测一个患有慢性病的人可能何时死亡有时非常必要。健康保险通常不覆盖慢性疾患的安慰性治疗，除非是救济性治疗，这种治疗预计一般少于 6 个月，要准确预测时间是非常困难的。在大量类似疾病患者的统计学分析基础上，对于患某种疾病的患者，医生常能够做出相当准确的短期预测。

例如，对于同样处于危急状态的患者，医生可以估计出有 5% 的患者能够存活并出院。但要预测一个特殊个体的存活时间就困难得多。医生所能做出的预测是根据其概率和医生对这种概率的把握程度进行的。

假如预测存活的可能性是 10%，人们应承认那 90% 的死亡可能性，并做出相应的安排。如果不能获得统计学信息，医生不能做出任何预测或只能在自身经验的基础上做出预测，这种预测可能就不是那么准确。一些医生宁可描述明显痊愈的病例给患者提供希望，而不谈大多数患类似疾患的患者有很高的死亡率。然而患有严重疾病的人和他们的家属，有权利获得最全面的信息和最真实的预测结果。通常是在存活时间较短但痛苦少，与通过积极治疗延长存活时间但增加痛苦、丧失自主生活能力、降低生活质量两者之间做选择。患者和家属可能认为，只要有任何存活的机会，即使治愈的希望渺茫，他们也要坚持试用这些治疗。在一个垂死患者做出选择时，哲学问题、价值观和宗教信仰等起着重要的作用。

4. 死亡的判定标准

我国目前的医学和法律还是以呼吸、心跳停止为判定死亡的标准。脑死亡还没有引入临床或司法实践。不过，学术界一直在建议采用脑死亡标准，国家卫生健康委员会也正在进行相关标准的研讨。

脑死亡是指全脑功能不可逆性的永久性停止，具体包括以下几方面内容。

（1）大脑功能的停止

除运动、感觉之外，思考、感情等精神活动功能，即意识也都永久性丧失。脑电波消失。如果脑干功能尚存，有自主呼吸，则不能称为脑死亡，只能说是处于“植物状态”。

（2）脑干功能停止

脑干有网状结构、脑神经核、延髓心血管中枢、呼吸中枢等重要结构。因此，脑干功能丧失意味着上述结构功能停止。网状结构功能丧失导致昏迷，脑神经功能丧失则引起对光反射、角膜反射、眼球反射、前庭反射、咽反射、咳嗽反射的消失。

（3）延髓功能停止

自主呼吸停止，血压急剧下降，直至脑死亡。

目前关于脑死亡的判断标准尚未统一，但大多数是根据意识、呼吸、反射、脑电图等方面进行判断。脑死亡的临床判定标准包含以下几个方面。

①不可逆昏迷和大脑全无反应性。

②脑电波消失。

③呼吸停止，人工呼吸 15 min 仍无自主呼吸。

④颅神经反射消失。

⑤瞳孔散大或固定。

⑥脑血液循环停止（脑血管造影证实）。

5. 安乐死

综合各种文献的介绍和有些国家法律的规定，其大意是：当一个面临死亡并挣扎在难以忍受的肉体痛苦中的人要求“安乐地死去”时，他人出于道义考虑，用致死的手段伤害其生命，被认为是合法的行为。

根据国外相关法律规定，具备下列条件者构成安乐死：第一，从现代医学知识和技术看，患者患不治之症，且逼近死亡；第二，患者痛苦之剧烈达到令人目不忍睹的程度；第三，安乐死行为必须专为减轻患者的死亡痛苦才得执行；第四，需要患者本人在神志清楚时真诚委托或同意；第五，原则上必须由医师执行；第六，执行方法必须在伦理上是正当的。

# 第二章　影响健康的因素

人生的幸福基于健康，这已成为现代人的一种共识。健康是人类最大的财富，更是人生的第一需求。随着社会的高度发展，人们生活的节奏日益加快，工作日益繁忙，生活压力日益加大，生存空间日益紧张，健康与高质量的生活水准日益成为普通人的追求和向往。

追求健康，古今亦然，因为我们每个人都深切地体会到，个人事业的成功、家庭的美满幸福，都离不开身体的健康，没有了健康，其他一切都无从谈起。那么，怎样才能健康呢？我们已经知道了健康的概念和健康的标准，下面我们看看从胚胎形成以后，到生命的终结，也就是说在一个人的一生中，影响健康的因素都有哪些（图 2–1）。

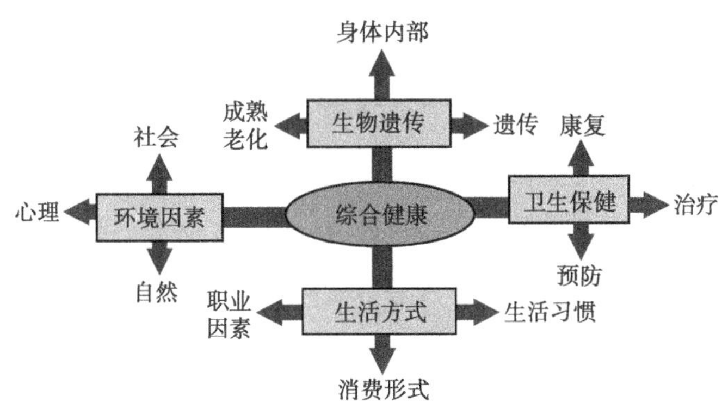


图 2–1　健康与疾病

请看中国部分朝代、年代人口平均寿命一览表（表 2–1）。

从表 2–1 中可以看出，我国人口的平均寿命，在中华人民共和国成立初期仅有 35 岁，2000 年时我国人口的平均寿命在 72 岁左右，目前已达到 78.2 岁。

再来看一下 2021 年世界部分国家的人口平均寿命排名（表 2–2）。

表 2-1　中国部分朝代、年代人口平均寿命一览表

| 朝代或年份 | 人口平均寿命 / 岁 |
| --- | --- |
| 秦 | 20 |
| 东汉 | 22 |
| 唐 | 27 |
| 宋 | 30 |
| 清 | 33 |
| 1949 年 | 35 |
| 1957 年 | 57 |
| 1981 年 | 68 |
| 1999 年 | 70.8 |
| 2000 年 | 71.8 |
| 2022 年 | 78.2 |

注：由于历史发展久远，仅选择具有代表性的时间点。

表 2-2　2021 年世界部分国家人口平均寿命排名

| 国家 | 总体排名 | 总体寿命预期 / 岁 | 女性寿命预期 / 岁 | 男性寿命预期 / 岁 |
| --- | --- | --- | --- | --- |
| 日本 | 1 | 83.7 | 86.8 | 80.5 |
| 瑞士 | 2 | 83.4 | 85.3 | 81.3 |
| 新加坡 | 3 | 83.1 | 86.1 | 80 |
| 澳大利亚 | 4 | 82.8 | 84.8 | 80.9 |
| 西班牙 | 4 | 82.8 | 85.5 | 80.1 |
| 冰岛 | 6 | 82.7 | 84.1 | 81.2 |
| 意大利 | 6 | 82.7 | 84.8 | 80.5 |
| 以色列 | 8 | 82.5 | 84.3 | 80.6 |
| 瑞典 | 9 | 82.4 | 84 | 80.7 |
| 法国 | 9 | 82.4 | 85.4 | 79.4 |
| 韩国 | 11 | 82.3 | 85.5 | 78.8 |
| 加拿大 | 12 | 82.2 | 84.1 | 80.2 |
| 卢森堡 | 13 | 82 | 84 | 79.8 |
| 荷兰 | 14 | 81.9 | 83.6 | 80 |
| 挪威 | 15 | 81.8 | 83.7 | 79.8 |
| 马耳他 | 16 | 81.7 | 83.7 | 79.7 |
| 新西兰 | 17 | 81.6 | 83.3 | 80 |
| 奥地利 | 18 | 81.5 | 83.9 | 79 |
| 爱尔兰 | 19 | 81.4 | 83.4 | 79.4 |
| 英国 | 20 | 81.2 | 83 | 79.4 |

通过表 2–2，我们可以发现，我国人口的平均寿命与发达国家相比，还有很大的提升空间。

世界卫生组织研究显示，影响个人健康和寿命的因素有四个方面：遗传因素占15% ~ 20%，环境因素占 20% ~ 25%，医疗卫生服务占 10% ~ 15%，生活条件和生活方式占 50% ~ 55%（图 2–2）。

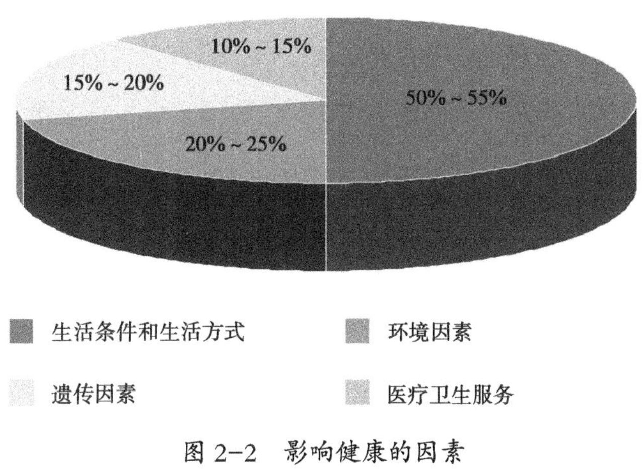


图 2–2　影响健康的因素

## 第一节　生物学因素

影响健康的生物学因素包括遗传因素、生物性致病因素、心理因素三个方面。

### 一、遗传因素

机体生长发育到一定阶段，能产生与自己相似的子代，而且亲代的遗传信息由 DNA 带到子代细胞，它控制着子代细胞的各种生物分子的合成，使子代细胞与亲代细胞具有同样的结构和功能。人是由分子、细胞、组织、器官和系统构成的超高度复杂的有机体，婴儿的出生是一个奇迹。这万物之灵有思想会沟通，机体自身完成一系列生命现象：新陈代谢、生长发育、防御侵袭、免疫反应、修复愈合、再生代偿、按照亲代的遗传模式世代繁殖。

### 二、生物性致病因素

生物性致病因素是指感染后会引起疾病的致病菌、病毒、螺旋体、立克次氏体、衣原体和支原体等病原微生物或寄生虫。随着预防医学的发展和诊疗技术的提高，尽管生物性因素致病率在不断下降，治愈率在不断提高，但是还有很多不确定因素，新病种可能会随时出现，所以高度警惕是必要的。

### 三、心理因素

遗传是不可改变的因素，但心理因素可以改变，保持积极的心理状态是保持和增进健康的必要条件。

因此，从生物学的角度考虑和分析不难发现，保持生殖细胞的良好种子，取决于育龄夫妇的身心健康，其与其他影响健康的因素密不可分。

## 第二节　环境因素

在物质文明高度发展的今天，人们越来越关注身体与健康，同时也越来越关注环境对健康的影响，以及环境与疾病的关系。

### 一、环境的概念

根据世界卫生组织的定义，环境（environment）是指特定时刻由物理、化学、生物及社会各种因素构成的整体状态（图 2–3），环境是人类生存发展的物质基础，也是与人类健康密切相关的重要条件。环境卫生学以人类及其周围的环境为对象，阐明环境因素对人类健康影响的发生发展规律，并通过识别、评价、利用和控制与人群健康有关的各种环境因素，达到保护和促进人群健康的目的。

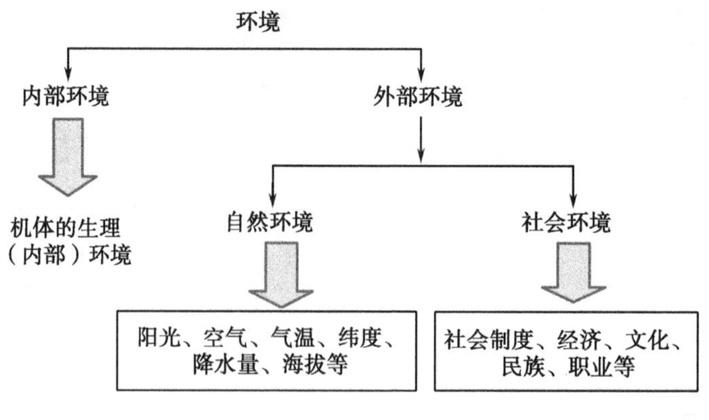


图 2–3　环境因素的组成

在科技高度发达的今天，人类为了利用环境中的各种资源来提高生活质量，创造更利于维护和促进健康的生产生活环境，但同时人类社会行为的作用，造成环境污染、资源匮乏和生态破坏等诸多问题，使人体健康受到严重威胁。因此，应提高环境意识，认清环境与健康的关系，规范自己的社会行为（防止环境污染，保持生态平衡，促进环境生态向良性循环发展），建立保护环境的法规和标准，避免环境退化和失衡，正确处理人类与环境的关系。

1. 自然环境

自然环境是人类出现前就已客观存在的各种自然因素的总和，又可分为原生环境和次生环境。原生环境是指未受或少受人为作用的天然形成的自然环境，多数对健康起促进作用，也有可能会引起疾病。次生环境是指受各种人为活动作用的非天然形成的自然环境，其中的物质交换迁移和转化、能量信息的传递等都发生了重大变化，可能优于原生环境，也可能质量变劣。

2. 社会环境

社会环境是指人类在生产、生活和社会交往等活动过程中建立起来的上层建筑体系，由各种非物质因素组成，包括生产关系、社会阶层和社会关系。涉及政治制度、经济水平、文化教育、人口状况、科技发展等诸多因素，良好的社会环境是人民健康的根本保障。

## 二、环境组成因素与健康

环境的组成因素包括生物因素、化学因素、物理因素和社会—心理因素等。环境中的各种因素（物理的、化学的、生物的、社会的）不是孤立存在的，而是互相依存、互相影响、互相联系的。

1. 生物因素

生物与生物间相互依存、相互制约，共同构成生物与环境的综合体，即生态系统。对人类健康影响重大的生物因素主要是病原微生物，这是人类患病的主要病因之一，此外，环境中的某些生物体可成为人类疾病的致病因素和传播媒介，但这些疾病大多是可以预防的。

2. 化学因素

人类生存的环境中有天然的无机化学物质、人工合成的化学物质，以及动植物体内、微生物体内的化学成分。环境中常见的致病化学因素包括金属和类金属等无机化合物；煤、石油等能源在燃烧过程中产生的硫氧化合物、氮氧化合物、碳氧化合物、碳氢化合物、有机溶剂等；生产过程中的原料中间体或废弃物（废水、废气、废渣）；农药；食品添加剂及以粉尘形态出现的无机和有机物质。

环境化学物质引起生物体损害的能力称为毒性，根据病程病变发展的快慢及作用特点可分为急性毒作用、慢性毒作用和慢性特殊毒作用。急性毒作用指机体一次大剂量接触或在 24 h 内多次接触一种环境化学物质所引起的快速而剧烈的急性中毒效应；慢性毒作用指环境化学物质在人或动物生命周期的大部分时间或整个生命周期内持续作用于机体所引起的损害。机体吸收环境毒物的量从低剂量逐渐累积到中毒阈剂量或机体对环境毒物造成的损伤未能及时修复（或修复而未复）而逐渐累积到中毒阈剂量，表现为缓慢、细微、耐受性甚至波及后代的慢性毒作用。慢性特殊毒作用包括诱变作用、致癌作用和致畸胎作用等。

凡能改变机体细胞遗传物质而诱发突变的环境化学物质（或物理因素）均称为诱变原。诱变原作用于体细胞引起突变，称为诱变作用，若由此引起癌变称为致癌作用，诱变原如作用于胚胎细胞并造成胎儿发育的先天畸形称为致畸胎作用。

3. 物理因素

日常生活和生产环境中接触到很多物理因素达到一定强度和（或）接触时间过长时，会对机体的不同器官和（或）系统功能产生危害。例如，中暑是在高温或强辐射环境下，由于体温调节失衡和水盐代谢紊乱产生的以心血管和中枢神经系统功能障碍为主要表现的急性综合征；减压病是机体在某种压力下暴露一定时间后脱离该环境时，因压力下降过快或幅度过大引起血管栓塞及压迫等症状的一种疾病；电离辐射是人类环境中存在着天然及人工污染的放射性物质，由于本身的衰变而以 α 、β 粒子及 γ 和 X 射线的形式不断地向环境释放能量，当辐射剂量超过一定水平时，会产生皮肤灼伤或急性辐射综合征，低剂量电离辐射可能会加大长期影响的风险，如癌症的发生。

4. 社会—心理因素

人类健康和疾病是一种社会现象，健康水平的提高，以及疾病的发生、发展和转归也必然会受到社会因素的制约。由于社会环境的变动常会影响个体的心理和躯体的健康，心理因素又常与社会环境密切相关，因而常称为社会—心理因素。

社会—心理因素包括社会政治经济、文化教育、科学技术、家庭、生活方式、风俗习惯、卫生服务、人口等因素。如果这些因素强度过大、时间过久就会使人的心理活动失去平衡，继而引致神经活动的功能失调，甚至导致情感性疾病、心身疾病的发生，严重者还可能造成各种精神性疾病。

## 三、生态系统与生态平衡

1. 生态系统

生态系统是指生物群落和其生存环境所构成的物质、能量和信息的连续流动系统。

生态系统由生产者、消费者、分解者和非生物环境构成，其中生产者为主要部分。在生态系统中，各种生物之间以摄食和被摄食的关系逐级传递物质和能量，这种相互依存的链状关系被称为食物链，食物链对环境中物质的转移和蓄积有重要作用。

2. 生态平衡

生态系统作为一个独立的开放系统，具有自我调节、保持或恢复自身结构和功能相对稳定的能力，这样的生态系统称为健康的生态系统。生态系统健康是人类生存和社会发展的物质基础，也是人类健康的基础。生态系统处于稳态时被称为生态平衡，生态平衡是指生态系统各个环节的质和量相对稳定和相互适应的一种动态平衡，而影响生态平衡的因素，包括自然因素和人为因素。

（1）自然因素

自然因素包括火山喷发、地震、海啸、泥石流和雷击火灾等。这些因素都可能在很短时间内使生态系统遭到破坏，但其出现频率不高，在地域分布上也有一定的局限性。

（2）人为因素

人为因素包括毁坏植被、引进或消灭某一生物种群、建造大型工程，以及现代工业和农业生产过程中有毒物质排放等。这些人为因素都能破坏生态系统的结构和功能，引起生态失调，使人类生态环境的质量下降，甚至造成生态危机。有些污染物在生物体内蓄积，使生物体内的浓度大大高于环境中的浓度，被称为生物富集作用，而污染物在生物体之间沿着食物链浓度逐级增高，产生生物放大作用，进入高位营养级的污染物还可能通过食物链进入人体，危及人类的健康和安全。

## 四、人与环境的关系

自然环境给人类提供了赖以生存的必要条件，同时环境的变化也会直接或间接地影响人体，而机体则相应地产生反应，人与环境存在着既对立又统一的关系。

1. 适应性

人类在面对环境压力时，通过行为反应、生理反应和基因频率的改变来应对压力，继续生存的能力称为对环境的适应性。人类调节自身来适应环境的变化，与环境保持平衡关系，但如果环境的变化超出人体的正常生理调节范围，则会影响人体健康，因此人与环境是对立统一、相互依存和相互制约的。

2. 能动性

人类并不是消极地适应环境，而是主动地依赖环境、适应环境和积极地改造环境，以满足自己的需求，但一定要遵循可持续发展的基本原则。

## 五、外部环境对机体的影响

随着环境污染的日益严重，许多人终日呼吸着被污染的空气，饮用着被污染的水，吃着从被污染的土壤中生长出来的农产品，耳边响着噪声，等等。环境污染严重地威胁着人体健康，甚至生命，这一点已经受到人们的关注和重视。

1. 大气污染与人体健康

大气污染主要是指大气的化学性污染。大气中化学性污染物的种类很多，对人体危害严重的多达几十种。我国的大气污染属于煤炭型污染，主要的污染物是烟尘和二氧化硫，此外，还有氮氧化物和一氧化碳等。这些污染物主要通过呼吸道进入人体内，不经过肝脏的解毒作用，直接由血液运输到全身。所以，大气的化学性污染对人体健康的危害很大。这种危害可以分为慢性中毒、急性中毒和致癌作用三种。

（1）慢性中毒

大气中化学性污染物的浓度一般比较低，对人体主要产生慢性毒害作用。科学研究表明，城市大气的化学性污染是慢性支气管炎、肺气肿和支气管哮喘等疾病的重要诱因。

（2）急性中毒

在工厂大量排放有害气体并且无风、多雾时，大气中的化学污染物不易散开，就会使人急性中毒。例如，1961 年，日本四日市的石油化工企业不断地大量排放二氧化硫等化学性污染物，再加上无风的天气，致使当地居民哮喘病大量发生。后来，当地的这种大气污染得到了治理，哮喘病的发病率也随之降低了。

（3）致癌作用

大气中化学性污染物中具有致癌作用的有多环芳烃类和含铅的化合物等，其中3,4– 苯并芘引起肺癌的作用非常强烈。燃烧的煤炭、行驶的汽车和香烟的烟雾中都含有很多的 3,4– 苯并芘。大气中的化学性污染物，还可以降落到水体和土壤中以及农作物上，被农作物吸收和富集后，进而危害人体健康。

大气污染还包括大气的生物性污染和大气的放射性污染。大气的生物性污染物主要有病原菌、霉菌孢子和花粉。病原菌能使人患肺结核等传染病，霉菌孢子和花粉能使一些人产生过敏反应。大气的放射性污染物，主要来自原子能工业的放射性废弃物和医用 X 射线源等，这些污染物容易使人患皮肤癌和白血病等。

下面通过近年的极端天气——沙尘暴，来看看恶劣天气对人类机体的影响。

中国气象局 2021 年消息，近日受冷空气、大风影响，预计 3 月 15 日 8 时至 16 日

8 时，新疆南疆盆地和东部、内蒙古、黑龙江西南部、吉林西部、辽宁西部、甘肃、宁夏、陕西北部、山西、河北、北京、天津等地的部分地区有扬沙或浮尘天气，其中内蒙古西部、甘肃河西、宁夏北部、陕西北部、山西北部、河北中北部、北京等地部分地区有沙尘暴，内蒙古西部、宁夏北部、陕西北部、山西北部等地局部有强沙尘暴。这也是近十年我国遭遇强度最强、影响范围最广的一次沙尘天气。

通常所说的沙尘暴，又称沙尘天气，指沙粒、沙土悬浮空中，使空气浑浊，能见度降低的天气现象。根据国家标准《沙尘天气等级》（GB/T 20480—2017）的定义，按照地面水平能见度划分，沙尘天气依次分为浮尘、扬沙、沙尘暴、强沙尘暴和特强沙尘暴五个等级，其中沙尘暴是指由于风将地面沙粒和尘土吹起使空气浑浊，水平能见度小于 1 km 的天气现象。

沙尘天气下，污染物可通过眼睛、鼻子、咽喉等黏膜组织及皮肤，直接使人体产生不同程度的刺激症状或过敏反应，沙尘颗粒还可以通过呼吸道进入人体引起多种呼吸系统疾病。

老年人、儿童、孕妇、患有呼吸系统疾病及心血管疾病的人群是敏感人群，沙尘天气时，敏感人群应尽量避免外出，如果发生慢性咳嗽伴有咳痰或气短、发作性喘憋及胸痛时需尽快就医。因职业需要必须在室外活动的人群，如交警、环卫工人、建筑工人等，需要做好个人防护。

沙尘暴对呼吸道的影响：短时间气象要素的急剧变化容易诱发高血压、冠心病、克山病和风湿病等。长期暴露于有颗粒物的污染环境，不仅使肺脏功能降低，支气管炎和其他呼吸道疾病的患病率增加，而且患肺癌的危险性也会增加。

沙尘暴对免疫系统的影响：长期反复接触高浓度悬浮颗粒物，可以使人体淋巴结、巨噬细胞的吞噬功能受到抑制，致使机体免疫功能下降。

沙尘暴对感官器官的影响：沙尘进入眼睛，可以直接引起眼睛疾病。眼睛疼痛、流泪，如不及时清除沙尘，可以引起细菌性或病毒性眼病，重者可以诱发结膜炎。沙尘进入耳朵，可以引起外耳道炎症。

沙尘暴对其他器官的影响：有统计结果显示，心血管疾病病死率与细小颗粒物的污染相关。沙尘暴可致神经系统功能紊乱、血液循环改变。沙尘暴天气会增加心肌梗死和急性脑血管意外发生的概率等，由此可见，我们必须重视“天人相应”的理论和观点，在享受大自然恩赐的同时，也要尽量减少或避免恶劣天气给我们机体带来的伤害。

2. 水污染与人体健康

河流、湖泊等水体被污染后，对人体健康会造成严重的危害，主要表现在以下三个方面。

（1）饮用污染的水和食用污水中的生物

能使人中毒，甚至死亡。例如，1956 年，日本熊本县的水俣湾地区出现了一些病因不明的患者。患者有痉挛、麻痹、运动失调、语言和听力发生障碍等症状，最后因无法治疗而痛苦地死去，人们称这种怪病为水俣病。后来科学家们研究发现这种病是由当地含汞（Hg）的工业废水造成的。汞转化成甲基汞后，富集在鱼、虾和贝类的体内，人们长期食用这些鱼、虾和贝类，甲基汞就会引起以脑细胞损伤为主的慢性甲基汞中毒。孕妇体内的甲基汞，甚至能使胎儿发育不良、智能低下和四肢变形。

（2）接触被人畜粪便和生活垃圾污染的水体

能够引起病毒性肝炎、细菌性痢疾等传染病，以及血吸虫病等寄生虫疾病。

（3）饮用被具有致癌作用的化学物质污染的水体

如砷（As）、铬（Cr）、苯胺等污染水体后，可以在水体中的悬浮物、底泥和水生生物体内蓄积。长期饮用这样的污水，容易诱发癌症。

3. 固体废弃物污染与人体健康

固体废弃物是指人类在生产和生活中丢弃的固体物质，如采矿业的废石、工业的废渣、废弃的塑料制品，以及生活垃圾。应当认识到，固体废弃物只是在某一过程或某一方面没有使用价值，实际上往往可以作为另一生产过程的原料被利用，因此，固体废弃物又叫“放在错误地点的原料”。但是，这些“放在错误地点的原料”，往往含有多种对人体健康有害的物质，如果不及时加以利用，长期堆放，越积越多，就会污染生态环境，对人体健康造成危害。

4. 噪声污染与人体健康

噪声对人的危害是多方面的。第一，损伤听力。长期在强噪声中工作，听力就会下降，甚至造成噪声性耳聋。第二，干扰睡眠。当人的睡眠受到噪声的干扰时，就不能消除疲劳、恢复体力。第三，诱发多种疾病。噪声会使人处在紧张状态，致使心率加快、血压升高，甚至诱发胃肠溃疡和内分泌系统功能紊乱等疾病。第四，影响心理健康。噪声会使人心情烦躁，不能集中精力学习和工作，并且容易引发工伤和交通事故。因此，我们应当采取多种措施，防治环境污染，使包括人类在内的所有生物都生活在美好的生态环境中。

# 第三节　卫生服务因素

卫生服务的范围、内容与质量，直接关系到人的生、老、病、死以及由此产生的一系列健康问题，并与国家的发展现状和社会保障的完备程度有关。

凡是中华人民共和国的公民，无论是城市或农村、户籍或非户籍的人口，都能享受国家基本公共卫生服务。

## 一、卫生服务的概念

卫生服务是指卫生服务机构和卫生专业人员为了防治疾病、增进健康，运用卫生资源和各种手段，有计划、有目的地向个人、群体和社会提供必要服务的过程。健全的医疗卫生机构、完备的服务网络、一定的卫生经费投入，以及合理的资源配置，均对人群健康有促进作用。

## 二、国家基本公共卫生服务项目

国家基本公共卫生服务项目是促进基本公共卫生服务逐步均等化的重要内容，是深化医药卫生体制改革的重要工作，是我国政府针对当前城乡居民存在的主要健康问题，以儿童、孕产妇、老年人、慢性疾病患者为重点人群，面向全体居民免费提供最基本的公共卫生服务，开展服务项目所需资金主要由政府承担，城乡居民可直接受益。

2009年，国家就已经启动基本公共卫生服务项目，免费为城乡居民提供建立居民健康档案、健康教育、预防接种、0～6岁儿童健康管理、孕产妇健康管理、老年人健康管理、高血压和糖尿病患者健康管理、重症精神疾病患者管理、传染病及突发公共卫生事件报告和处理、卫生监督协管共10类41项服务。这是促进基本公共卫生服务逐步均等化的重要内容，是深化医药卫生体制改革的重点工作，也是一项惠及千家万户的重大民生工程，覆盖我国14亿多人口，与人民群众的生活健康息息相关。

## 三、医疗卫生服务的特点

### 1. 以健康为中心

健康是指整个身体、精神和社会生活的完好状态，而不仅仅是没有疾病。在社会、经济快速发展的今天，如何确保每个人的身心健康是政府、社会、家庭以及卫生部门所面临的新问题。许多互相关联的因素影响着人们的健康，如环境污染、不良的生活方式和行为、社会文化因素、医疗保健制度、疾病等。如何鼓励和帮助人们预防疾病和残疾，建立有助于健康的生活方式，维护最佳的生活环境，是对政府、社会尤其是环境卫生部门的新挑战，卫生部门必须将工作的重点从治疗疾病转移到预防和控制导致疾病的各种危险因素上，转移到保持和促进健康上。

医疗卫生服务必须是以人为中心，以健康为中心，而不是以患者为中心，更不是以疾病为中心。这种变化需要大幅度地改变我们的生活方式，仅仅靠治疗个体疾病的医疗工作是远远不够的，要求卫生服务走进社区和家庭，动员每个人主动地改变社会环境，建立健康的生活方式，预防疾病和残疾，促进健康。

2. 以人群为对象

医院的服务是以就诊的每个患者作为服务对象的，而医疗卫生服务是维护社区内所有人群的健康的，如改善社区医疗卫生环境、居住条件、消除不安全因素和改变不健康的生活方式等，是以社区的所有人的利益和健康为出发点的。在对每个儿童进行预防接种和系统保健时，不只限于这个孩子的健康问题，而是通过每个个体的预防接种发现整个社区的儿童预防接种的覆盖率和营养状况、健康状况，制订个体和整体的干预计划。如发现社区儿童营养不良的发病率高，要考虑是否需要在社区内开展婴儿合理喂养的健康教育，这就是以人群为服务对象的特点。当然，在改革群体工作的同时，也需重视对个体的干预和指导。

3. 以家庭为单位

家庭是社区医疗组成的最基本单元。一个家庭内的每一个成员之间有密切的血缘和经济关系，以及相似的行为、生活方式、居住环境、卫生习惯等。因此，在健康问题上存在着相同的危险因素。例如，婴儿的喂养，必须考虑父母的社会、文化背景，并且从他们的文化角度考虑如何进行母乳喂养等内容的健康教育。如需照顾老人，必须动员家庭子女承担起责任和义务。

4. 提供综合服务

健康已经被赋予了新的内涵，因此医疗卫生服务必须是综合的、全方位的，并且是多部门参与的。例如，要保证儿童健康，首先要为母亲提供孕产期保健和产后保健、新生儿访视以及儿童系统管理。此外，还要教育父母如何喂养孩子，帮助父母对儿童进行早期教育，改善社区内的医疗卫生环境、减少污染，等等。只有提供这一系列服务，才可能保证儿童的身心健康。

## 四、实施国家基本公共卫生服务项目对居民的优势

国家基本公共卫生服务项目覆盖我国14亿多人口，与人民群众的生活和健康息息相关。实施项目可促进居民健康意识的提高和不良生活方式的改变，逐步树立起自我健康管理的理念；可以减少主要健康危险因素，预防和控制传染病及慢性病的发生和流行；可以提高公共卫生服务和突发公共卫生事件应急处置能力，建立起维护居民健康的第一道屏障，对于提高居民健康素质有重要促进作用。

## 五、居民健康档案的重要性

居民健康档案是居民健康状况的资料库，记录着居民的疾病家族史、遗传史和生活、工作环境等状况。从出生开始，健康档案记录着新生儿、婴幼儿、学龄前期儿童的生长发育、健康状况和预防保健管理信息；记录着妇女人生各期，特别是妊娠期的健康管理信息；记录着老年人健康管理与各时期患病时的医疗保健信息；等等。总之，健康档案应是陪伴居民终生、全面、综合、连续性的健康资料，它翔实、完整地记录了居民一生各个阶段的健康状况，以及预防、医疗、保健、康复信息。

所有城乡居民，凡是在社区居住半年以上的，包括户籍及非户籍人口，都可以在本社区的乡镇卫生院、村卫生室或社区卫生服务中心（站）自愿建立居民健康档案。

对于居民个人，建立健康档案可以了解和掌握本人健康状况的动态变化情况。居民看病时，医务人员通过查看健康档案信息，可以了解居民的健康状况、存在的健康风险因素，所患疾病的检查、治疗及病情变化情况，从而对居民的健康状况做出综合评估，采取相应的治疗措施，进行有针对性的健康指导，更好地控制疾病的发生、发展。健康档案正在逐步实现计算机化管理，到那时，居民无论是在基层医疗机构还是到大医院就诊，均可以通过计算机查看健康信息，减少了重复检查、用药，降低了医疗费用。医务人员通过对社区居民健康档案的分析，还可以发现本辖区居民的主要健康问题，以便采取有效的防治措施。

因此，在居民到乡镇卫生院、村卫生室、社区卫生服务中心（站）就诊、咨询，或接受卫生调查、疾病筛查、健康体检等服务时，由基层医务人员负责为居民建立健康档案。根据工作需要，医务人员还会走进社区、家庭开展建档工作，这对提高全民健康意识和健康素质大有裨益。

## 第四节　行为与生活方式因素

行为与生活方式是指人们受文化、民族、经济、社会、风俗、家庭等影响的生活习惯和行为。生活方式是在一定的环境条件下所形成的生活意识和生活行为习惯的统称。不良生活方式和有害健康行为，已成为当今危害人们健康，导致疾病和死亡的主要原因。

在我国，死因的前三位分别是恶性肿瘤、脑血管病和心脏病，这些疾病与生活习惯和不良卫生行为有密切关联。健康相关行为是指个体或团体与健康、疾病有关的行为。一般分为两大类，促进健康行为和危害健康行为。

### 一、促进健康行为

促进健康行为是个体或群体表现出的客观上有利于自身和他人健康的一组行为。

1. 日常健康行为

日常健康行为包括合理营养、平衡膳食、睡眠适量、积极锻炼、有规律作息等。

2. 保健行为

保健行为包括定期体检、预防接种等。

3. 避免有害环境

有害环境既包含环境污染因素，也包括紧张的生活环境因素。

4. 戒除不良的嗜好

戒烟，不酗酒，不滥用药物。

5. 求医行为

觉察自己有某些疾病时，寻求科学、可靠的医疗帮助，如主动求医。要真实提供病史和症状，积极配合医疗护理，保持乐观向上的情绪。

6. 遵医行为

遵医行为是指在已知自己确有疾病后，积极配合医生，服从治疗的行为。

### 二、危害健康行为

危害健康行为是个人或群体在偏离个人、他人、社会期望方向上表现的一组行为。

1. 日常危害健康行为

日常危害健康行为包括吸烟、酗酒、滥用药物（吸毒）、不洁性行为等。

2. 不良生活习惯

不良生活习惯包括饮食过度、偏食、挑食、嗜好含致癌物质的食品（烟熏、火烤、长时间高温加热的食品、腌制品）、不良进食习惯（过热、过凉、过硬、过辣、过酸食品）等。

3. 不良疾病行为

不良疾病行为包括求医时隐瞒病情行为、恐惧行为、自暴自弃行为，以及悲观绝望行为或求神的迷信行为。

同时，世界卫生组织指出，在人类40%的致死疾病中，有1/3以上的病因与以下几种影响健康的危害因素有关：体重不足；不安全性行为；高血压；吸烟；饮酒；不洁饮水；缺乏公共卫生条件；铁缺乏；固体染料所致室内污染（室内、车内）；高胆固醇致肥胖。

## 三、吸烟的危害

吸烟会给机体带来诸多危害，包括对呼吸道的损害、对心血管的损害、对脑的损害及其他损害。

1. 烟草与尼古丁

烟草中的尼古丁是导致吸烟成瘾的生物碱，但是尼古丁不是烟草中特有的化学成分（马铃薯、花椰菜、茄子、番茄等也含有）。尼古丁非致癌物质，天然态为液体，由燃烧的烟草蒸馏而来，在焦油的微滴中携带。

卷烟是传输尼古丁的最有效装置，吸入动脉血峰浓度是静脉的2～4倍。

2. 尼古丁的危害

尼古丁是一种兴奋剂，可以使吸烟者产生轻松愉快的感觉，尼古丁最大的危害在于它的成瘾性，且作用极为迅速。尼古丁还是一种抗焦虑药物，过量吸入有抑制或麻痹作用。长期吸烟可使人体对烟碱产生依赖性，机体活力下降，记忆力减退，工作效率低下，以及造成多种器官受累的综合病变（图2-4）。

3. 烟草成瘾与戒烟

尼古丁是所有烟草中的基本成分，也是人们吸食烟草的基本原因。吸入尼古丁使人们产生欣快感，长期吸食尼古丁能够导致依赖。当减少尼古丁的吸入量或者停止吸入尼古丁时，会产生生理上的不适，这种不适被称为“戒断症状”。尼古丁的戒断症状常常在1～2周内达到高峰，往往持续3～4周。

尼古丁戒断症状有以下表现：渴望、易怒、挫败感或者愤怒、焦虑、难以集中精力、心律减慢、睡眠紊乱、食欲增加或者体重增加等。

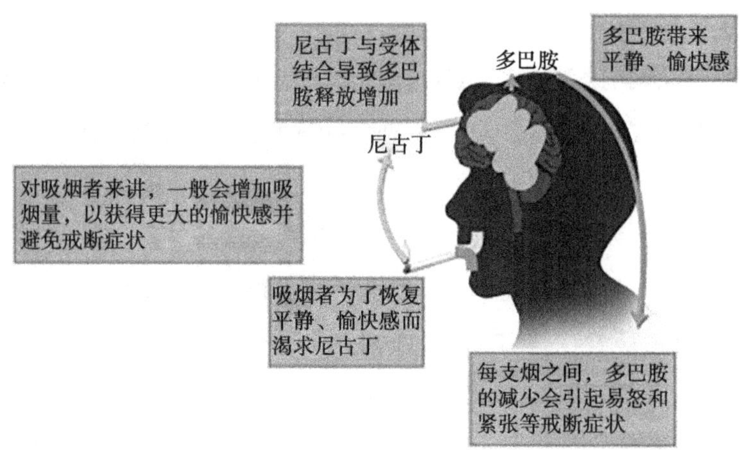


图 2–4　尼古丁成瘾环

## 四、酗酒的危害

酗酒是指无节制地过量饮酒。主要危害包括酒精对肝脏的损害、酒精对神经系统的损害、酒精对人体其他系统的损害以及酗酒对社会的危害。

## 五、吸毒的危害

毒品是指鸦片、吗啡、大麻、可卡因、冰毒、摇头丸等使人成瘾的麻醉药品与精神药品。毒品是世界性公害，目前全世界吸毒人数在 1 000 万以上。毒品对人体最大的危害就是其药理作用所引起的强烈的依赖性和严重的并发症，一旦染上毒瘾，人体就会对毒品产生强烈的依赖，如果停止吸毒 8 ~ 14 h，就会出现胸闷、呕吐、意识障碍、大小便失禁、浑身打战等症状，严重者会失去理智和自制力。

## 六、大学生应保持生活、饮食规律

大学生应注意以下要点。

①参加各项活动要有规律。

②保持健康的生活方式、卫生习惯。

③按时作息，按时就餐。

④每天学习不超过 10 h。

⑤每天保证 8 h 左右的睡眠；每天至少参加 1 h 户外活动。学习过程中注意劳逸结合，合理用脑，掌握有效的学习方法。

⑥科学合理摄入（三餐热量分配应早、晚餐各占 30%，午餐占 40%）营养，注意

饮食卫生。

⑦提高防病治病意识等。

## 第五节 心理行为因素

以往人们说心理与健康，多是指心理与“不健康”，即心理与疾病的关系。其实，心理因素不仅与疾病有关，也与疾病的对立面——健康有关。心理如何影响健康，哪些心理与健康有关，通过什么途径，影响哪些健康问题，如何调节影响健康的心理，都是人们所关注的内容。

### 一、心理和行为影响健康的三个主要途径

1. 心理—生理—健康途径

某些心理现象可以通过中枢神经系统和内脏器官之间的生理生化渠道，直接影响躯体健康。例如，长期的精神过度紧张，可以导致肾上腺素分泌持续增高，而肾上腺皮质和髓质分泌的激素可以影响广泛的躯体功能，并导致肾上腺代偿性增大。人在情绪紧张时的心跳加速，血压上升等内脏功能变化，便是一个实例。

正常情况下，这些内脏功能有一个正常的稳态范围，暂时的变化不超出这个范围，而剧烈、长时间的功能亢进，会导致产生内分泌激素的器官代偿性增生，如此形成恶性循环，就会影响激素靶器官的功能。

精神紧张是一个心理（情绪）现象，它有相应的情绪中枢，这些中枢同时又调节控制各种内脏器官的神经中枢，因此它的活动就形成了一个心理与内脏功能之间的调制器，这可以归结为心理—生理—健康途径。

2. 心理—行为—健康途径

心理因素可以导致一些与健康有关的行为变化，这些行为间接地影响躯体健康，典型的例子是吸烟、吸毒，以及一些追求感官刺激的危害行为，吸烟的起始原因可以是青少年社会圈子的心理压力，或者某种精神状态，这些心理压力或精神状态不一定直接影响身体功能，但由此引起的吸烟行为，会对健康产生影响，这类健康行为有很多。例如，各种精神压力导致生活节奏的紊乱，如睡眠、饮食、卫生等，这是一个心理—行为—健康途径，健康“高危因素”大多属于此类范畴。

3. 心理—求医行为—健康途径

某些心理因素可以影响人的求医行为，这些求医行为间接影响疾病和健康的过程。

例如，对医嘱的服从程度，便是一个典型的心理影响求医行为的例子。另外，青少年，特别是男性青少年求医频率特别低，这并不能用青少年少生病，或者他们没有能力去求医来解释，一个主要原因是这个群体对疾病的认识及其冒险心理不同于其他群体。这个途径可以概括为心理—求医行为—健康途径。

需要说明的是，这三种途径并不一定是互相排斥的，在一定条件下可以互相作用，影响身体健康。例如，过度焦虑不仅可以直接导致相应内分泌功能极度激活，也可导致吸烟、酗酒等行为，还可以干扰求医行为。

## 二、心理影响健康对疾病进程不同阶段的作用

疾病可以分为起源、病程（治疗）、康复、预后等方面。

1. 有些心理因素导致或参与某些疾病的起源

如 A 型性格（非 A 型血）在冠心病起源中的作用，是一个并发因素，或者诱发因素，同其他病因共同作用，导致相应的疾病。又如吸烟与癌症的关系。吸烟本身是一个与心理因素密切相关的个体行为，但烟草中的毒素本身有成瘾和致癌作用，还可导致其他肺部疾病。因此导致吸烟的心理因素和吸烟的行为，也可以说具有间接的致病作用。

2. 有些心理因素可以在很大程度上影响疾病的治疗效果

如癌症术后的化疗，往往带有很强的心理和生理副作用，这些心理、生理副作用，又会反过来影响患者接受治疗的选择和效果。手术本身也会受某种心理因素的影响。如乳腺癌的治疗，在手术全切除和局部切除加放化疗之间的选择，便受年龄、婚姻状况、对女性形象的关注等文化心理因素的影响，年轻患者更多考虑保存乳腺和维护正常功能，而年龄较大的患者多考虑更安全的治疗方式。

3. 疾病康复中的心理因素

康复心理学是一个专门的领域，心理因素还可以直接导致心理健康问题，如过度精神紧张可以导致焦虑或抑郁症，甚至可以引发各种神经类、精神类疾病。

反思：
工作太忙、压力太大、应酬太多
运动太少、饮食太差、睡眠不足

# 第三章　生活方式与生活方式病

健康是与个人、家庭、社会密切相关的重大问题，诸多因素又左右和影响着健康。金钱、知识、家庭、健康，哪一项排在第一位呢？不同的个体有不同的答案，但是现在大多数人都会把健康排在第一位。所以，如何选择健康的生活方式，过高质量的幸福生活，是我们需要面对的课题。

## 第一节　生活方式与生活方式病的概念

生活方式不仅与人们的生活状态息息相关，而且与人们的身心健康更是密不可分，因此，有必要关注生活方式以及与生活方式有关的疾病。

### 一、生活方式

首先要清楚，什么是生活方式。所谓生活方式实际是指人们日常生活的习惯行为，包括饮食、衣着、运动、作息、交流、爱好等方面。每个人都有自己独特的生活方式，但是，在一个人群里，生活方式也会相互影响，尤其在大众传媒和传播技术高度发达的今天，生活方式还会通过大众媒体得以传播。

### 二、生活方式病

有龋齿健康吗？有头皮屑是否健康？生活中通常出现很多错误的生活观念：饿了才吃，渴了才喝，困了才睡，累了才歇，急了才排，胖了才减，病了才治，老了才养。

1. 关于生活方式病的两种观点

（1）观点 1

尽管某人的生活方式不利于躯体性健康，如酗酒、吸烟、暴饮暴食等，但他自己却心甘情愿，并可从中感到心情愉快，得到精神上的满足。因此，这本身也是一种健康。

我们认为：

第一，这种观点片面地解读了健康的内涵。

第二，这种精神、心理性健康是一种畸形的健康方式，是以牺牲躯体性健康为代价的。

第三，这种方式完全从个人利益出发，忽视了他人利益和社会利益。

（2）观点2

每个人都有自己的生活方式，生活方式纯粹是个人的私事，他人无权干涉。同样，健康也纯粹是个人的私事，他人也无权干涉。

我们认为：

第一，它不了解健康道德的意义。

第二，它违背了“人人健康，人人参与”的健康道德原则。

第三，它忽视了健康既是一个人的权利，也是一个人的义务，是权利与义务的统一。

第四，它忽视了健康与社会、环境的关系。

第五，它忽视了健康道德的作用，容易产生消极影响。

2. 生活方式病的含义及病因

其实，一个人的生活方式与他的健康状况有着极为密切的联系，与生活方式有明确因果关系的疾病称为“生活方式病”。不健康的生活方式不仅与性病、艾滋病（获得性免疫缺陷综合征）、甲型肝炎等传染病有着直接的关系，还会直接或间接地引起各种慢性疾病，如高血压、冠心病、糖尿病、恶性肿瘤等。现代人所感染的疾病中有45%左右与生活方式有关，而死亡因素中有60%左右与生活方式有关。

目前，城市人群的不健康生活方式包括吸烟、过量饮酒、高糖高脂高胆固醇饮食、食物过细、缺乏运动、精神紧张及不健康的夜生活等。在农村，过去的不健康行为没有得到完全纠正，又增加了新的不健康生活方式的问题，如膳食不平衡，食物由多粗粮改为多细粮，吸烟、过量饮酒。随之而来的便是动脉硬化、高血压、冠心病、糖尿病等疾病的发病率增高，发病年龄提前。

另外，不健康的生活方式还会传播疾病，例如，随地吐痰可以传播呼吸道疾病，如流感、肺炎、白喉、肺结核、脑膜炎等，随地大小便可污染水源，传播消化道传染病，如痢疾、霍乱、肝炎等。不洁性行为以及多个性伴侣、共用针头注射毒品还会传播性病、艾滋病和肝炎等。

总之，不健康的生活方式不仅危害自身健康，还会殃及他人，所以，不健康的生活方式是健康的大敌。

# 第二节　生活方式病的内容及特点

前面说过什么是生活方式病，其实，生活方式病这一概念是近年由医学界提出来的。医学工作者认为，不合理的饮食习惯（如高盐、高脂、饱食等）、运动习惯（运动方式不科学）、生活习惯（熬夜、计较得失、精神压力过大）及吸烟、饮酒是生活方式病的主要致病因素。

## 一、生活方式病所包含的内容

生活方式病一般包括糖尿病、高脂血症、高血压、肥胖、骨质疏松、脑血管意外、缺血性心脏病、癌症等。

生活方式病主要由长期的不良生活习惯引发，许多生活方式病在形成和发展过程中，通常没有明显的症状，甚至完全没有异常的自我感觉，以至于有些已经患上晚期癌症的人，在检查结果披露之前被认为是无病的健康人。对生活方式病如果放任不管，其发展后果是十分令人担忧的，有时甚至是致命的。

## 二、生活方式病的特点

生活方式病主要有以下特点。

①由多重因素长期刺激效应的积累造成，主要是人体新陈代谢失调的结果。

②发病隐匿，大多数人毫无知觉，个别人仅有短时间不适，很快就恢复正常，通常是在常规体检时发现并确诊。

③发病率高，且持续上升，并有低龄化趋势，据世界卫生组织预测，近年生活方式病已经成为人类的头号杀手。

④发病率城区高于郊区，经济发达地区高于经济欠发达地区，男性高于女性。

⑤发病者处于亚健康状态，在他们被确诊出生活方式病之前，常处于一种易疲劳、缺乏活力、情绪不稳定、失眠的状态，在生活方面表现为失眠、头痛、困倦、疲劳、懈怠、心悸、性功能减退等，在心理方面则表现为情绪低落、精神萎靡、记忆力减退、焦虑烦躁、神经质等，在情感方面主要表现为冷漠、无望、无助、孤独、空虚、轻率等。常规检查时，并没有器质性改变等发现，仅可能显示患者的血脂偏高，人体处于生理功能、免疫机能低下状态，而一旦机体遭受诱因袭击，就会发生疾病。

⑥早期发现，早期干预，及时治疗，可以治愈。及时预防可以避免或延缓发病过程。

# 第三节　生活方式病的临床表现

实际上，社会、政治、经济、思想文化等方面的因素对人体生理功能和心理的影响，不同的人有不同表现，生活、工作在不同的地域、行业，经济条件、兴趣爱好、生活方式各异的人，会有复杂多样的表现。

## 一、不健康生活方式的表现

生活、工作在不同地域、行业，经济条件和兴趣爱好千差万别的人群，不健康生活方式的表现也各不相同。

1. 吸烟

吸烟与肺、口腔、咽、食管等器官的疾病甚至癌症有关，尤其是每天吸烟20支以上者，患慢性病的危险迅速增加。

2. 饮食习惯不健康

膳食结构不合理，摄入过多的能量或爱好加工类食品者，易患高血脂、肥胖症等。

3. 饮酒过量，运动缺乏

饮酒过量，运动缺乏可导致心肺耐力下降，肌肉强度减弱和肌内脂肪含量增加。

4. 工作压力大

工作超负荷运转，过度劳累，且又缺乏休息，失眠或睡眠少于7 h，易出现心绞痛症状。

5. 情绪异常

精神紧张，烦恼，情绪异常，焦虑，忧郁，亢奋，人际关系不和谐，长期处于应激状态，易造成精神衰竭。

6. 不良用药习惯等行为

对某些药物有依赖或药物成瘾，不遵医嘱服药，例如，高血压患者不按时服药；社会行为适应不良，例如，易暴怒的冲动行为、迷信行为、赌博行为等。

## 二、生活方式病的表现

不健康的生活方式对不同地区、行业、经济条件、兴趣爱好的人，具有不同的影响，会引起各种各样的疾病表现，具有多样性。

1. 久坐综合征

长期久坐伏案工作，会使气血运行不畅，易出现便秘、高血压、骨质疏松、抑郁和焦虑等症状。

2. 高强度疲劳

现代社会无论“蓝领”还是“白领”，均长期处于激烈的竞争环境中，工作压力大、生活不规律、精神紧张、疲惫不堪，主要表现为面色苍白、缺乏活力、腰酸背痛，以及身心疲惫等状况。

3. 颈椎、腰椎病

由于身体长时间前屈，使肌肉、韧带、筋膜、关节囊等软组织处于紧张状态，颈部、腰部肌肉的收缩超出自我调节的限度，引起无菌性炎症，就会在肌肉筋膜里面产生水肿，使得椎间盘退化，骨质增生，椎间盘压迫神经，引起腰痛。

4. 果汁饮料综合征

纯果汁是一种低热量饮料，含有多种维生素、矿物质和有机酸等营养成分，有预防疾病、保健、美容护肤等作用。而果汁饮料多含有人工色素、香精、防腐剂等，过多饮用果汁饮料，其代谢产物会导致情绪低落、神经过敏、肌肉僵直、便秘和腰酸背痛，其含有的果糖影响人体对铁和铜的吸收，易致人体出现缺铁性贫血和含铜蛋白质的合成障碍。其含有的人工色素可引起肿瘤、哮喘、鼻炎、荨麻疹、皮肤瘙痒、神经性头痛和行为紊乱等多种问题。

5. 癌症

不健康的生活方式，如膳食不合理、吸烟、酗酒、心理过度紧张和压力过大、缺乏运动等引起人体代谢失调，内分泌紊乱，人体免疫功能下降，机体细胞突变，甚至导致癌症。

## 第四节 生活方式病的发病原因

近年来，有不少大家喜爱的名人因突发疾病或身患绝症而离去，他们正值事业如日中天之时，却英年早逝，让人扼腕叹息。我们应该深刻反思，是否由工作太忙、压力太大、应酬太多、运动太少、饮食太“差”等导致的。实际上，生活方式病的种类众多，影响因素是多方面的，而且影响因素之间又互相关联、互相影响、互相累积叠加。

## 一、工作压力大

现代社会竞争无处不在，日趋激烈，人们用心、用脑过多，紧张的脑力劳动可致神经调节失常，各主要器官长期处于超负荷状态，导致脂类代谢紊乱，血胆固醇升高，表现为人体经常处于活力不足、精力不振、神经适应能力降低等亚健康状态。

## 二、生活不规律

在一个高度竞争的社会中生活的人，经常加班，出差，吃饭不规律，早餐常常不吃，长时间伏案工作，缺少体力活动，甚至忙得连抬一下头的时间都没有，这些都会直接影响人体消化酶、消化液的规律性分泌。

## 三、营养不平衡

现代人长期摄入高糖、高脂肪、高蛋白质、高盐饮食，食物里的纤维素不足，易致肠蠕动减慢，导致食欲不振、脾胃虚弱、体弱多汗、便秘，甚至免疫力下降、反复感冒等。

## 四、人际关系错综复杂

激烈的社会竞争导致人们相互之间的“张力”增加，似乎每个人都认识很多人，但真正可以交流谈心的人却少之又少。

## 五、睡眠不足

人们由于工作压力大、干扰因素多，常常不能在规定的时间入睡，甚至在睡眠时考虑问题，用脑过度，日积月累，这会慢慢侵蚀身体的功能储备。

## 六、目标与现实之间的差距

人们的自我期待在现实中无法满足时就会产生沮丧情绪，这种情绪如果无法及时合理地宣泄就会积累，时间越久对身体危害越大。

## 七、环境污染

工业的发展虽然促进了社会文明和交通运输的进步，但也产生了工业废物。工业废物、废水污染土壤和水，交通运输业的发展又产生噪声等，均会影响人体心血管系统和神经系统的功能，直接影响组织细胞的生理功能和人体健康。

## 第五节　生活方式病的诊断要点

生活方式病的诊断和临床其他疾病的诊断相比，在方式方法上有其共性，又有其特殊性。

### 一、详细询问患者的生活状况

详细询问患者的生活状况，以判断其整体健康情况。询问内容应包括：生活是否规律，对周围事物是否感兴趣，每周是否有时间运动，有无吸烟，饮酒习惯如何，睡眠时间是否充足，饮食是否规律，营养是否均衡，每日是否吃早餐，有无喝咖啡等特殊嗜好，每日劳动时间是否过长，对自己生活是否满足，是否每天感觉到有可察觉的各种刺激，是否吃零食以及是否控制食盐摄入量，等等。

### 二、询问病史

推测患者患各种疾病的概率，如生活不规律的人患消化性疾病的可能性提高了3倍，如每周1次运动都不参加的人，与经常参加运动的人相比，患肝病的危险提高了2～3倍。吸烟者较不吸烟者患消化性溃疡的可能性高4倍以上，患心血管疾病的可能性高5倍以上。不吃早餐的人较吃早餐的人患糖尿病的可能性高3倍以上，经常遭受精神刺激的人较不受精神刺激的人患消化性溃疡疾病的可能性高4倍，患心血管疾病的可能性高2倍。每天无限制摄取食盐的人较限制摄取食盐的人患心血管疾病的可能性高4倍。

### 三、针对性的检查

根据患病概率，进行有针对性的化验及相关检查，有利于明确诊断。

## 第六节　生活方式病的预防与治疗原则

目前，人们对健康持有三种不同的态度：第一种是懂得健康知识，并按健康知识规律生活；第二种是相信宿命论，不相信健康有规律可循，认为人的命由天定，生活不必太顾忌；第三种是相信健康之道，却不懂健康之窍。相对来说，持第三种态度者最多。根据这一现实，摒弃不正确的心态和行为方式，科学地维护健康非常必要。

了解生命才能掌握生命，在人的生命中许多因素是交织在一起的，而且相互作用，相互渗透，相互促进，延长或缩短人的生命。那么我们怎样激活体内的生命因子，提高自身的健康素质呢？可以从以下三个方面着手：

知识是前提。人们大多不是死于疾病，而是死于无知。对于健康知识，早学早健康，早学早受益。生活方式病其实没有什么可怕的，我们可以通过科学方法，有效控制得病的概率。

观念是根本。我们要树立"健康第一"的观念，其实有很多人是死于"知之"而不是"治之"，明知道不良生活方式给人体带来的危害，但为了贪图享乐，而不顾自己的健康。

培养科学的生活方式。现在很多人把烟酒当成朋友，大碗大碗喝酒，大把大把抽烟。殊不知，过量烟酒是人体内的两颗不定时"炸弹"。

所以，对待生活方式病的态度应当如下：

第一，积极采取健康的生活方式，从根本上预防其发生，这也是疾病的第一级预防。

第二，积极定期体检，以便早发现、早治疗，这是第二级预防。

第三，如果患了一类疾病，就应当接受医师的规范治疗。同时，应当改变不良的生活方式，不断接受医生指导，阻止疾病的发展，预防更为危害人体的并发症。这是第三级预防。

我们已经知道，在影响一个人健康的诸多因素中，个人的生活方式、生活行为是主要因素。换一个角度来说，生活方式病的本质是人体新陈代谢失调，这种失调超过了千百年来形成的人类基因的调控能力，因此，要采取综合措施予以预防。

## 一、合理膳食

饮食营养要均衡，注意低脂、低盐、低糖、高蛋白，不但要多吃谷物和粗粮，还要多吃新鲜水果和蔬菜，控制食量，适量吃动物脂肪、动物内脏，避免肥胖。

1. 少吃多动，营养均衡

少吃一两口，多动十五分；粮食七八两，油脂减两成；蔬菜八两好，奶豆天天有；持之以恒做，健康体重得。

2. "红黄绿黑白"和"一二三四五"

(1) "红黄绿黑白"

红指番茄、辣椒；黄指胡萝卜、甘薯、玉米、南瓜等黄色的蔬菜；绿指绿叶蔬菜；

黑指黑木耳；白指燕麦粉、燕麦片。

（2）“一二三四五”

一是一袋牛奶；二是 250 g 碳水化合物；三是三份高蛋白，鱼类蛋白最好，植物蛋白首选黄豆；四是四句话，即有粗有细，不甜不咸，三四顿饭，七八分饱；五是 500 g 蔬菜和水果。

## 二、戒烟限酒

吸烟有害健康，烟雾中的有害物质达 600 多种，其中致癌物质有 40 多种。吸烟可以引起多种慢性疾病，如老年性慢性支气管炎、肺气肿、肺心病、肺脑综合征等。饮酒会使人兴奋，有一定的促进血液循环的作用。但过量饮酒伤肝、损脑，可引起酒精性脂肪肝、肝炎。

## 三、适当运动

各种简单的运动，如打球、慢跑、做操，其他如唱歌、画画、练字，只要长期坚持，都可以放松身心，强健身体。要注意形式、时间、运动量、注意事项、体重指数（BMI）等。

## 四、心态平衡

时刻以平和的心态对待周围的人和事，牢记“己所不欲，勿施于人”，凡事积极进取，相信办法总比困难多。做事光明磊落，心胸坦荡，就可以时刻保持心理健康、情绪健康、道德健康，达到心态平衡。应做到“三个快乐、三个正确、三个平衡”。

三个快乐：助人为乐、知足常乐、自得其乐。

三个正确：正确对待自己、正确对待他人、正确对待社会。

三个平衡：奉献社会与品味人生，事业追求与平常生活，专业技能与业余爱好。

## 五、适当参加文娱活动

音乐是一种创造性的活动，可以愉悦身心，缓解心理压力，帮助人们放松，所以要经常听音乐、唱歌，陶冶情操。

## 六、寻求成功，树立自信心

激烈的社会竞争使得人们容易遭受失败和挫折，如果学会从不同角度看待问题，注意寻找自己富于创造性的一面，提高自己的自信心，就会提高做事的效率，感受到成功的喜悦。

## 七、充足的睡眠

成年人每天保证 8 h 左右的睡眠至关重要，充足的睡眠可以帮助人们恢复体能，缓解疲劳，释放压力。现代人虽然不能坚持日出而作、日落而息，但也要尽量坚持午休，保证充足睡眠。

## 八、及时进行身体检查

无论男女，都应定期检查身体，了解自己的身体状况，发现异常可以及时治疗。适当进行自我保健，以及规范的医学治疗。具体治疗方法包括以下几种：饮食治疗、加强锻炼、心理疏导、行为调整、合理用药。

## 九、预防、控制慢性生活方式病是一个综合的过程

预防、控制慢性生活方式病要注意防控结合，流程如图 3–1 所示。

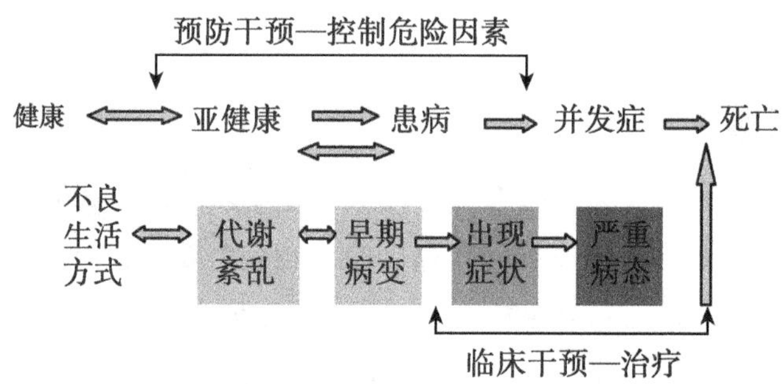


图 3–1　预防、控制慢性生活方式病

## 十、健康生活方式的“六大基石”

健康生活方式是以促进健康和延长寿命为目标的生活方式，是一个复杂多维的行为模式，包括认知、情感或情绪、行为或活动等。其“六大基石”包括：生活规律、合理膳食、戒烟限酒、心理平衡、适量运动、保健治疗。

## 十一、全民健康生活方式倡议

为提高全民健康意识和健康生活方式行为能力，倡议如下：

①追求健康，把健康作为最大回报，将“我行动、我健康、我快乐”作为行为准则。

②改变不良生活习惯，不吸烟、不酗酒，公共场所不喧哗，保持公共秩序，礼貌谦让，塑造并保持良好的心理状态，自信乐观，喜怒有度，静心处世，诚信待人。

③合理搭配膳食，规律用餐，保证营养平衡，维持健康体重。

④加强运动，适度量力，不拘形式，贵在坚持。

⑤我国把每年9月1日作为全民健康生活方式日，以不断强化全民健康意识，帮助人们长期保持健康的生活方式。

⑥营造绿色家园，创造整洁、宁静、美好、健康的生活环境。

⑦以科学的态度和精神，传播科学的健康知识，反对、抵制不科学和伪科学信息。

⑧树立积极健康、乐观向上的公民形象。

聪明人投资健康
普通人忽视健康
糊涂人透支健康

# 第四章　营养与健康

人们的各种生活方式和生活习惯，如用科学的眼光加以审视，有些符合科学道理，有些则违背科学知识。不良的生活方式会使一些人踏入生活的误区，导致各种疾病的发生。

生活方式是人们长期逐渐形成的行为倾向，一种生活方式在日常生活中可以是“小事一件”，无足轻重，但持续下去，就可成为影响健康长寿的“大事一宗”。

随着人们生活水平的提高，健康意识的增加和科学技术的发展，人们的养生观念也有了很大的变化。人们清醒地认识到健康长寿是“藏”在日常生活方式和习惯之中的，也就是说生活方式决定一个人生命健康与否。

生活方式的固定化便是生活习惯，习惯比一般生活方式对人的健康影响更深，更长久，所以有“好习惯是健康的银行，坏习惯是健康的监狱”之说。

每个人都应坚决地摒弃不良的生活方式和生活习惯，建立良好的科学的生活方式，这对人的健康长寿至关重要。

“民以食为天”，食物不仅是生命存续的物质基础，也是健康的物质保证。只有遵循营养学基本原理，合理营养，科学膳食才能有健康的体魄。近年来，随着营养学、生命科学、食品科学的飞速发展，对有害健康的食物成分及饮食与疾病相互关系的研究不断深入，通过改善饮食结构和发挥食物本身的生理调节功能，培养和建立健康的生活方式以提高健康水平已日益成为人们的共识。

## 第一节　营养与健康的关系

健康和长寿是人们的美好愿望，但每个个体要想永远健康也是不现实的。我们必须尊重科学，关注涉及健康的诸多因素，首要一点就是重视营养与健康的关系。

### 一、合理的营养可促进健康

关注健康，首先从关注饮食开始。科学的饮食，并不需要花很多的金钱，但需要正确的知识。多学一些营养保健知识，对人的一生会有巨大的帮助。“民以食为天，健以食为先”，食物是维持生命和保证健康的物质基础，合理的营养使人精力充沛、工作效率高、体格健壮，可增强人体免疫力，培养良好的饮食习惯是最好的健康投资。

机体摄取、消化、吸收和利用食物中的养料，以维持生命活动的整个过程称为营养。摄取食物是人和动物的本能，而正确合理地摄取和利用食物则是一门科学。饮食对人体健康有决定性影响，不仅影响机体各器官的功能状态，还会影响人体的结构。例如，日本人现在的平均身高比半个世纪前增加了 15 cm，专家认为这主要是由饮食结构改变造成的，其膳食中增加了蛋白质和矿物质的摄入。中国儿童的肥胖倾向、早熟趋势也与营养不均衡有关。

### 二、营养失调会危害健康

营养失调，即营养过剩或不足，会给机体带来不同程度的损害。饮食无度，营养过剩，可导致肥胖、糖尿病、胆石症、动脉粥样硬化、高血压等。还可能成为肿瘤和其他疾病的诱因。

营养不足会使人体质虚弱、精神不振、易于疲劳、工作效率低、免疫力低，甚至出现多种营养缺乏症，如消瘦、早衰、痴呆、贫血、坏血病、佝偻病、夜盲症、干眼病、皮肤病、痔疮等。

处于不同年龄段、从事不同性质的工作的人群有不同的营养需求，调整好各个时期的膳食平衡是健康长寿的关键。合理的膳食营养可以使儿童正常发育，聪明伶俐；可以使成人体格健壮，精力充沛；可以使老年人精神焕发，益寿延年；可以使疾病患者消除疾病，早日康复。

要善待身体，不要透支，不要虐待，要给予身体营养滋润和科学的调理，保证健康的体魄和旺盛的精力，以应对学习、工作和生活的压力。

## 第二节　营养物质代谢

我们知道，不管制造什么东西都要使用材料，制作衣服用布，制作机器用金属，制作家具用木料等。而构成人体的物质有：水（55% ~ 67%）、蛋白质（15% ~ 18%）、脂类（10%～15%）、碳水化合物（1%～2%）、无机盐（5%～6%）等。

### 一、营养素

人类为维持生命活动必须从外界摄取食物。食物中能维持人体正常生理功能、促进生长发育的物质，称为营养素。根据其化学物质和生理功能，人体所需要的营养素可分为蛋白质、碳水化合物（糖类）、脂类、维生素、无机盐和水六大类。各种营养素都具有各自独特的功能，但在人体中又相互关联。

### 二、新陈代谢

生命体不断地与外界环境进行物质交换，需要不断摄取食物和排泄废物，这些过程统称为物质代谢或新陈代谢。新陈代谢的定义在于，营养物质在体内经过一系列变化，一部分变成机体自身成分，使衰老组织更新；一部分物质分解产生能量供机体利用，同时将代谢废物排出体外。

### 三、物质代谢过程的三个阶段

1. 消化吸收

食物的营养成分必须被消化分解成较简单的物质才能被身体吸收。在消化过程中，食物中的大分子物质如多糖、脂肪、蛋白质经过各种消化酶的水解作用，变成小分子物质如单糖、甘油、脂肪酸、氨基酸，才能被机体吸收利用。吸收是小分子物质通过消化道壁渗透入血液循环的过程。

2. 中间代谢

食物经消化后，小分子物质由血液和淋巴液运送到各组织参加代谢转变。中间代谢是非常复杂的化学变化和能量转化过程。

3. 排泄

物质经中间代谢过程产生很多代谢产物，可经肺、肠、肝、肾等器官排出体外。如糖类、脂类、蛋白质代谢终产物 $CO_2$、$H_2O$ 和含氮有机物（如尿素、肌酐、有机胺类），随尿、粪便、呼吸等排出体外。

## 第三节　自觉自律平衡膳食

在国家卫生健康委员会的组织领导下，《中国居民膳食指南（2022）》于 2022 年

4月发布。

《中国居民膳食指南（2022）》是根据营养科学原则和人体营养需求，结合当地食物生产供应情况及人群生活实践，提出的关于食物选择和身体活动的指导意见，是健康中国行动和国民营养计划的重要组成部分，致力于适应居民新时期的营养健康需求和国家粮食安全要求，将有效帮助居民科学选择食物，合理搭配膳食，预防和减少慢性疾病，切实提升人民群众健康水平。我们都应自觉自律，践行“每个人都是自己健康第一责任人”的理念，树立营养健康的良好饮食风尚，从而提高我国居民整体健康素质。

## 一、食物多样，合理搭配

平衡膳食模式是保障人体营养和健康的基本准则，食物多样是平衡膳食的基础，合理搭配是平衡膳食的保障。不同类别的食物中含有的营养素及其他有益成分在种类和数量上有所不同。除喂养6月龄内婴儿的母乳，没有任何一种天然食物可以满足人体所需要的能量及全部营养素。只有经过合理搭配的膳食，才能满足人体对能量和各种营养素的需要。

合理搭配是指食物种类和数量在一日三餐中的合理化分配。中国居民平衡膳食宝塔用五层结构把食物种类和摄入量表现出来，谷类为主是平衡膳食模式的重要特征。谷类食物含有丰富的碳水化合物，是人体所需能量最经济和最重要的食物来源，也是B族维生素、矿物质、膳食纤维和蛋白质的重要食物来源，在保障儿童生长发育、维持人体健康方面发挥着重要作用。近年来，我国居民的膳食模式已经发生变化，谷类食物的消费量逐年下降，动物性食物和油脂摄入量逐年增多；谷类过度加工引起的B族维生素、矿物质和膳食纤维流失而导致营养素摄入量失衡。研究证据表明，膳食不平衡、全谷物减少，与膳食相关慢性疾病发生风险增加密切相关。坚持谷类为主，保证全谷物及杂豆摄入，有利于降低超重/肥胖、2型糖尿病、心血管疾病、结肠直肠癌等疾病的发生风险。

平衡膳食应做到食物多样，平均每天摄入12种以上食物，每周摄入25种以上，合理搭配一日三餐。成年人每天摄入谷类200～300 g，其中，全谷物和杂豆类50～150 g；每天摄入薯类50～100 g。平衡膳食模式能最大限度地满足人体正常生长发育及各种生理活动的需要，提高机体免疫力，降低膳食相关疾病的发生风险。

良好的膳食模式是保障营养充足的条件，人类需要的基本食物包括五大类，即谷薯类、蔬菜和水果、畜禽鱼蛋奶、大豆类和坚果、油脂及盐。不同食物中含有的维持人体生命与健康所必需的能量和营养素不同。因此，从人体营养素需要和食物营养特征考虑，必须由多种食物组成平衡膳食模式。

在食物多样的基础上，坚持谷类为主，合理搭配，不仅体现了我国传统膳食结构的特点，也能满足平衡膳食的要求。谷类是主食，含有丰富的碳水化合物，是最经济的膳食能量来源（应占总能量的50%～65%），也是B族维生素、矿物质、蛋白质和膳食纤维的重要来源。与精制米面相比，全谷物和杂豆可提供更多的B族维生素、矿物质、膳食纤维等营养成分，对降低肥胖、2型糖尿病、心血管疾病、肿瘤等膳食相关疾病的发生风险具有重要作用。薯类含有丰富的淀粉、膳食纤维、维生素和矿物质。因此，每天宜摄入一定量的全谷物、杂豆类及薯类食物。

另外，营养素不仅在免疫细胞的发育、代谢和保持最佳功能等方面发挥着关键作用，也可以通过调节肠道微生物群维护机体免疫功能，提高机体免疫力。蛋白质是免疫的基础，氨基酸是合成免疫球蛋白等免疫物质不可缺少的营养素，并通过多种途径影响免疫功能；矿物质和维生素通过刺激免疫细胞增殖和促进抗体形成来维持机体免疫力。平衡膳食为机体免疫力提供重要物质保障。由此可以看出，食物多样、合理搭配的重要性和意义所在。

## 二、吃动平衡，健康体重

食物摄入量和身体活动量是保持能量平衡、维持健康体重的两个关键因素。长期能量摄入量大于能量消耗量可导致体重增加，甚至造成超重和肥胖；反之则导致体重过轻或消瘦。体重过重和过轻都是不健康的表现，易患多种疾病，缩短寿命。成人健康体重的体重指数应保持在18.5～23.9 $kg/m^2$。

目前，我国大多数居民身体活动量不足，成年人超重和肥胖率达50.7%。充足的身体活动不仅有助于保持健康体重，还能够增强体质，降低全因死亡风险和心血管疾病、癌症等慢性疾病发生风险；同时也有助于调节心理平衡，缓解抑郁和焦虑，改善认知、睡眠和生活质量。

各个年龄段人群都应该天天进行体育活动，保持能量平衡和健康体重。推荐成人积极进行日常活动和运动，每周至少进行5天中等强度的身体活动，累计150 min以上；每天进行主动身体活动6 000步，鼓励适当进行高强度有氧运动，加强抗阻运动，多动多受益。减少久坐时间，每小时起来动一动。多动会吃，保持健康体重。

体重是客观评价人体营养和健康状况的重要指标，各年龄段人群都应该天天进行身体活动，保持健康体重。体重过轻一般反映能量摄入相对不足和营养不良，可导致机体免疫功能下降，增加疾病的发生风险。体重过重反映能量摄入相对过多或身体活动不足，易导致超重和肥胖，可显著增加2型糖尿病、心血管疾病、某些癌症等的发生风险。

能量是人体维持新陈代谢、生长发育、从事身体活动等生命活动的基础，不同人群需要的能量不同。成年人主要需要维持生命活动所需的能量即基础代谢所需的能量、进行身体活动所需的能量和进食时消化吸收食物所需的能量，儿童青少年还需要满足生长发育所需的能量。不同性别、年龄和体重的人，能量需要量也不同。目前，我国18岁及以上成年人超重和肥胖率达50.7%，6～17岁儿童青少年超重和肥胖率为19.0%，6岁以下儿童超重和肥胖率为10.4%。因此，增加身体活动，保持能量摄入和能量消耗平衡，维持健康体重，至关重要。

## 三、多吃蔬果、奶类、全谷物、大豆

蔬菜水果、全谷物、奶类、大豆及豆制品，是平衡膳食的重要组成部分，坚果是平衡膳食的有益补充。蔬菜水果是维生素、矿物质、膳食纤维和植物化学物的重要来源，对提高膳食微量营养素和植物化学物的摄入量起到关键作用。循证研究发现，保证每天丰富的蔬菜水果摄入，可维持机体健康，改善肥胖，有效降低心血管疾病和肺癌的发病风险，对预防食管癌、胃癌、结肠癌等主要消化道癌症具有显著作用。全谷物食物是膳食纤维和B族维生素的重要来源，适量摄入可降低2型糖尿病的发病风险，也可以保证肠道健康。奶类富含钙和优质蛋白质，增加奶制品摄入对增加儿童骨密度有一定作用；酸奶可以缓解便秘和乳糖不耐症。大豆、坚果富含优质蛋白质、脂肪酸及多种植物化学物。多吃大豆及其制品可以降低绝经后女性骨质疏松、乳腺癌等的发病风险。适量食用坚果有助于降低血脂水平。

近年来，我国居民蔬菜摄入量逐渐下降，水果、奶类、全谷物和大豆摄入量仍处于较低水平。基于其营养价值和健康意义，建议增加蔬菜水果、奶类、全谷物和大豆及其制品的摄入。推荐成人每天摄入蔬菜不少于300 g，其中新鲜绿色蔬菜应占1/2；水果200～350 g；全谷物及杂豆50～150 g；饮奶300 mL以上或相当量的奶制品；平均每天摄入大豆和坚果25～35 g。坚持餐餐有蔬菜，天天有水果，把全谷物、牛奶、大豆作为膳食重要组成部分，不仅有益延年益寿，更有利于预防多种慢性疾病。

## 四、适量吃鱼、禽、蛋和瘦肉

鱼、禽、蛋和瘦肉均属于动物性食物，富含优质蛋白质、脂类、脂溶性维生素、B

族维生素和矿物质等，是平衡膳食的重要组成部分。该类食物蛋白质的含量普遍较高，其氨基酸组成更适合人体需要，利用率高，但有些含有较多的饱和脂肪酸和胆固醇，摄入过多可增加肥胖和心血管疾病的发病风险，应适量摄入。

鱼虾等水产类食物脂肪含量相对较低，且含有较多的不饱和脂肪酸，对预防血脂异常和脑卒中等疾病有一定作用，每周最好吃鱼 2 次。禽类脂肪含量也相对较低，其脂肪酸组成也优于畜类脂肪。蛋类食物的各种营养成分比较齐全，营养价值高，胆固醇含量也高，对一般人群而言，每天吃一个鸡蛋不会增加心血管疾病的发病风险。畜肉类脂肪含量较多，吃畜肉应当选瘦肉，每人每周畜肉摄入不宜超过 500 g。烟熏和腌制肉类在加工过程中易产生一些致癌物质，过多食用可增加肿瘤发生的风险，应当少吃或不吃。

目前我国多数居民摄入畜肉较多，鱼等水产类较少，需要调整比例。建议成年人平均每天摄入动物性食物 120 ~ 200 g，相当于每周吃鱼 2 次或 300 ~ 500 g，蛋类 300 ~ 350 g，畜禽肉类 300 ~ 500 g。应将这些食物分散在每天各餐中，避免集中食用，最好每餐有肉，每天有蛋，以便更好地提供优质蛋白质，发挥蛋白质互补作用。

食谱定量设计，能有效控制动物性食物的摄入量。建议家庭、学校、幼儿园和单位职工食堂，都应该科学定制食谱，一周内鱼和禽畜肉、蛋可以互换，但是不可以用畜肉全部取代其他，每天最好不应少于 3 类动物性食物。只有这样，才能真正做到膳食平衡，有利于维护身体健康和预防疾病的发生。

## 五、少盐少油，控糖限酒

食盐是食物烹饪或食品加工过程中的主要调味品。我国居民的饮食习惯中，食盐的摄入量较高，而过多的盐摄入与高血压、脑卒中、胃癌有关，因此，要降低食盐摄入量，培养清淡口味，逐渐做到量化用盐，推荐每天食盐摄入量不超过 5 g。

烹调油包括植物油和动物油，是人体必需脂肪酸和维生素 E 的重要来源。目前我国居民烹调油摄入量较多，烹调油的过量使用会增加脂肪的摄入，导致膳食中脂肪供能比超过适宜范围。过多摄入反式脂肪酸还会增加心血管疾病的发生风险。应减少烹调油和动物脂肪用量。推荐每天的烹调油摄入量为 25 ~ 30 g，成年人脂肪提供的能量应占总能量的 30% 以下。

过多摄入添加糖 / 含糖饮料，会增加龋齿、超重和肥胖等的发生风险。建议每天摄入添加糖提供的能量不超过总能量的 10%，最好不超过总能量的 5%。对于儿童和青少年来说，含糖饮料是添加糖的主要来源，建议不喝或少喝，少食用高糖食品。

过量饮酒与多种疾病相关，会增加肝脏损伤、胎儿酒精综合征、痛风、心血管疾病和某些癌症的发生风险。因此应避免过量饮酒，如若饮酒，成年人一天饮用的酒精量不超过 15 g，儿童、青少年、孕妇、哺乳期妇女、慢性病患者等特殊人群不应饮酒。为了自己的健康和家庭的幸福，要养成少盐少油、控糖限酒的良好习惯。

## 六、规律进餐，足量饮水

规律进餐是实现平衡膳食、合理营养的前提。一日三餐、定时定量、饮食有度，是健康生活方式的重要组成部分。不仅可以保障营养素全面、充足摄入，还有益健康。饮食不规律、暴饮暴食、不合理节食等不健康的饮食行为会影响机体健康。应规律进食，每天吃早餐，合理安排一日三餐。早餐提供的能量应占全天总能量的 25% ~ 30%，午餐占 30% ~ 40%，晚餐占 30% ~ 35%。

水是构成人体的重要物质，并发挥着重要的生理作用。水的摄入和排出要平衡，以维持正常的状态和生理功能。足量饮水是机体健康的基本保障，有助于维持身体活动和认知能力。在温和气候条件下，成年男性每天应喝水 1 700 mL，成年女性每天应喝水 1 500 mL。应主动、足量喝水，少量多饮，推荐喝白开水或茶水，不用饮料代替白开水。含糖饮料摄入过多会增加龋齿、肥胖的发生危险，应少喝或不喝含糖饮料。

## 七、会烹会选，会看标签

食物是人类获取营养、赖以生存和发展的物质基础，认识并会挑选食物，容易满足营养需求。在生命的各个阶段都应该做好健康饮食规划，保障充足的营养素供应，满足个人和家庭对健康美好生活的追求。

不同类别食物中含有的营养素及有益成分的种类和数量不同，每人或每个家庭均应有每天的健康膳食设计和规划，按需选购备餐，按类挑选富含优质蛋白质、营养密度高的食物；优选当地、当季新鲜食物，按照营养素和美味搭配组合。烹调是膳食计划的重要组成部分，学习烹饪，做好一日三餐，既可以最大化地保留食物营养价值，控制食品安全风险，又可尽享食物天然风味，实现膳食平衡。在家烹饪、吃饭有助于我国传统文化的传承，选用新时代烹调工具则容易达到目标。

加工食品在膳食中的比例日渐增大，学会读懂包装食品标签和营养标签，了解原料组成、能量和核心营养成分含量水平，慎选高盐、高油、高糖食品，做出健康明智的选择。对于外卖食品或在外就餐的菜品选择，应根据就餐人数确定适宜分量，做到荤素搭配，并主动提出健康诉求。

## 八、公筷分餐，杜绝浪费

保障饮食卫生安全，是人们为了通过饮食获得足够的营养、增强体质、防止食物中毒和其他食源性疾病而采取的重要措施，与现代文明同步相随。个人和家庭日常生活应首先注意选择当地的、新鲜卫生的食物，不食用野生动物。在食物制备过程中，注意生熟分开、储存得当，多人同桌使用公筷、公勺，或采取分餐或份餐等卫生措施，避免食源性疾病的发生和传播。

勤俭节约是中华民族的传统美德，食物资源宝贵，来之不易。但食物浪费现象仍存在于各个环节，人人都应尊重食物、珍惜食物，在家、在外按需备餐，不铺张、不浪费。社会餐饮应多措并举，倡导文明用餐方式。从每个家庭做起，传承健康生活方式，树立饮食文化文明新风，促进公共健康和食物系统可持续发展。

由此可见，营养不仅与生命相关，更与健康和疾病密切关联。我们必须行动起来，关爱自己和家人，从平衡膳食开始，坚持以健康为中心，相信在不久的将来，我们就可以理直气壮地说：我很健康，我能让别人健康，我正在传播健康的路上。

# 第五章　人体健康的能源物质——碳水化合物

在六大营养成分中，我们平时吃得最多的就是碳水化合物，又称糖类。通常我们吃的主食如馒头、米饭等的主要营养成分都是碳水化合物。碳水化合物是自然界中最丰富的有机物质，主要存在于植物中，占植物干重的 50% ~ 80%，储量丰富。植物叶绿素可利用太阳能通过光合作用把大气中 $CO_2$ 和 $H_2O$ 转变成糖。

可以认为，生成的糖类把太阳的光能转变成化学能储存在化学键里，成为人类或动物生命活动的“燃料”。碳水化合物在体内氧化释放能量或转变成其他物质。

碳水化合物是人体能量的主要来源。1 g 葡萄糖在体内完全氧化成 $CO_2$ 和 $H_2O$，可释放出 16.8 kJ 的能量。通常人体所需总能量的 50% ~ 65% 是由碳水化合物供给的。所以，一个体重 60 ~ 70 kg 的成年人，每餐都需要摄入 1 ~ 1.5 碗（份）米饭或者 1 ~ 2 个（份）馒头。

## 第一节　碳水化合物的分类和性质

碳水化合物广泛存在于生物界，所有生物体内都含有碳水化合物。植物所含有的碳水化合物最多，如植物细胞壁的纤维素、粮食中的淀粉、水果中的果糖等；动物的血液中含有葡萄糖，肝脏和肌肉中含有糖原；微生物中的碳水化合物占菌体干重的 10% ~ 30%，如细菌细胞壁的肽聚糖。

碳水化合物是地球上数量最多的一类有机化合物，地球生物干重的 50% 以上是由葡萄糖的聚合物构成的。地球上碳水化合物的根本来源是绿色植物进行的光合作用。

### 一、概念及分类

1．概念

碳水化合物指由碳、氢、氧三种元素组成的一类化合物，它是人类最廉价的能量来源，也是人类生存的物质基础和食物来源。

2. 分类

根据单糖的聚合度，碳水化合物可以分为三类：单糖、寡糖和多糖。单糖（葡萄糖、果糖等）是不能再继续水解的简单糖；寡糖（低聚糖，包括蔗糖、乳糖等）是单糖聚合度不大于10的复合糖；多糖（高聚糖，包括淀粉、糊精、糖原、纤维素等）是单糖聚合度大于10的复合糖。

根据人体的利用情况碳水化合物又可分为如下三类：

有效碳水化合物——人体能消化利用的单糖、寡糖、多糖中的淀粉。

无效碳水化合物——多糖中的纤维素、半纤维素、果胶等不能被人体消化利用的物质。这些无效碳水化合物能促进肠道蠕动，改善消化系统功能，对维持人体健康有重要作用，是人们膳食中不可缺少的成分。

膳食纤维——指人们的消化系统或者消化系统中的酶不能消化、分解、吸收的物质，但是消化系统中的微生物能分解利用其中的一部分。

## 二、单糖

自然界中含量最丰富的单糖是戊糖和已糖。戊糖为五碳糖，如在机体生理代谢中起主要作用的D-核糖；己糖为六碳糖，具有重要意义的己糖有葡萄糖、半乳糖和果糖。半乳糖和果糖在体内都能转化为葡萄糖，葡萄糖是机体吸收利用最直接的单糖。

葡萄糖是生命活动可以直接利用的主要能源。食物中碳水化合物经消化系统水解变成葡萄糖后才能被人体吸收。血液中葡萄糖又称为血糖。由血液循环把葡萄糖输送到各组织器官进行代谢产能，有些器官组织完全依赖葡萄糖供能，如大脑、肺组织、红细胞等。

## 三、寡糖

寡糖主要有三种：蔗糖、麦芽糖和乳糖。

1. 蔗糖（葡萄糖＋果糖）

我们通常食用的白糖、红糖都是蔗糖。它可由人体肠道中蔗糖酶水解成单糖后被利用。水解成单糖后，才能直接参与人体的化学反应，产生能量。

2. 麦芽糖（葡萄糖＋葡萄糖）

在各类种子发出的芽中含量较多，尤以麦芽含量最多，因而得名。实际上，麦芽糖由淀粉酶水解淀粉而得。人的唾液淀粉酶可以将淀粉水解成麦芽糖。所以慢慢咀嚼馒头时就会有甜味，我们平时吃的饴糖主要是麦芽糖。

3. 乳糖（半乳糖 + 葡萄糖）

乳糖主要存在于动物的乳汁中，其甜味是蔗糖的 1/6。人乳中乳糖含量为 7%；牛乳中乳糖含量略低，为 5%。

乳糖可以在小肠乳糖酶的作用下水解成葡萄糖和半乳糖，被人体吸收利用。如果体内缺乏乳糖酶，在摄入牛奶或奶制品后，乳糖不能消化而滞留在肠腔内，使肠道内容物渗透压增高，体积增加，肠排空加快，将乳糖排到大肠并在大肠吸收水分，就会引起渗透性腹泻。另外，乳糖受细菌的作用发酵产气，可使人出现腹胀、肠鸣、腹痛等症状。这是婴幼儿和不习惯饮奶者肠胃功能失调的重要原因，称为乳糖不耐受症。

## 四、多糖

多糖是由许多单糖分子脱水缩合而成的。多糖是高分子化合物。高分子一般指相对分子质量高达几千到几百万的分子。主要的多糖是葡聚糖，即多葡萄糖脱水缩合而成的多糖。

1. 淀粉

淀粉是人类食物中最主要的碳水化合物，是构成膳食的基础。谷物、马铃薯、甘薯、豆类（红豆、绿豆、豇豆等）和一些蔬菜中含有大量淀粉。淀粉可水解成小分子多糖，最后水解成葡萄糖，被人体利用。

淀粉多糖：根据结构和特点又有直链淀粉、支链淀粉、改性淀粉、抗性淀粉之分。所谓改性淀粉就是利用化学、物理甚至基因工程的方法改变天然淀粉的理化性质，用以满足食品加工需要，具有一定功能特性的一类淀粉。抗性淀粉即天然存在的，在健康人小肠中不被消化、吸收的淀粉。

非淀粉多糖：除淀粉以外的多糖，包含纤维素、半纤维素、果胶等。

2. 糊精

糊精是淀粉水解的中间产物，发面制品（酵母作用下）可使部分淀粉水解成小分子多糖（糊精），改变了面食的味道。淀粉在消化道进行消化分解，最终变为葡萄糖供人体吸收利用。

一种非常好的婴幼儿食品是糊精 + 麦芽糖 + 牛奶，这种食品既易消化，味道又好，还能防止牛奶在胃中形成难消化的乳块（奶遇胃酸而凝聚）。

3. 糖原

糖原是人和动物体内葡萄糖的储存形式。糖原主要储存在肝脏和肌肉中，分别称为肝糖原和肌糖原。糖原被称为动物淀粉，因为其结构类似支链淀粉。

糖原在维持人体血糖平衡方面起着十分重要的作用。人体内糖原合成与分解与体内血糖浓度密切相关。血糖对体内糖原合成与分解起着重要的调节作用。当饭后血糖浓度升高时，胰岛素分泌增加，体内糖原合成加速。而饥饿时肝糖原迅速分解，补充血糖，因此正常人血糖浓度总保持在恒定水平。

青年学生脑组织活动旺盛，消耗能量很大，而脑中没有糖原储备，要不断地从血液中摄取葡萄糖来维持能量的需要。所以早餐一定要吃好，以保证血糖的供应，否则易发生低血糖，严重时会造成低血糖性休克。根据中国营养学会推荐，人体每天摄取的糖类化合物不能低于 100 g，提示糖类化合物的摄入量并非越低越好。

4. 纤维素

纤维素是自然界中分布最广泛的多糖，主要存在于植物中。由于纤维素成链方式与淀粉和糖原不同，因此纤维素较淀粉水解困难，必须在高温高压下才能被酸水解成葡萄糖。

人体中的消化酶不能使纤维素水解成葡萄糖，所以人不能消化纤维素。食物中的纤维素经消化道后变成残渣随粪便排出体外。食草动物的肠道寄生菌可以分泌纤维素酶，因此，食草动物可将草中的纤维素分解成葡萄糖后供机体利用。

因为人体不能消化纤维素，人们曾对纤维素产生过误解，认为纤维素是食物中的粗糙部分，而忽略了纤维素在人体中的作用。近年来，被人们误解的纤维素又引起了科学界和营养学界的重视，原因是学者观察到膳食纤维对治疗某些疾病具有临床效果，对胃肠健康也具有不可忽视的重要作用。

（1）提高结肠功能，预防结肠癌

有一种病叫“结肠综合征”，表现为消化不良、腹胀痛、恶心、胃灼热、排气多、大便次数多而排不净。曾有医生建议，患者应多吃精细食物，减少粗纤维对结肠的刺激，但患者偏偏久治不愈。后来发现，正是这种少渣食品造成胃肠蠕动不足而致病。多摄入高纤维食品可使病情缓解。

结肠癌是由于某些毒素（如亚硝胺、霉菌毒素、环芳烃等）、刺激物在结肠停留时间过长，造成肠壁慢性损伤而引起的。而膳食纤维可以促进肠蠕动，使毒素在肠内停留时间缩短，减轻肠壁的损伤。另外，纤维成分可使粪便量增大，起到稀释毒素的作用。国际癌症研究机构调查发现，以肉食（纤维少）为主食的地区，结肠癌发病率要高于以高纤维食物和奶制品为主食的地区。

（2）防治糖尿病

实验证明，食用高纤维食物时，咀嚼过程较长，通过中枢刺激胰岛素的分泌，可起到降低血糖的作用。

（3）降低血浆胆固醇

血液中胆固醇含量过高，会使胆固醇沉积在动脉血管内壁上，引起心脏病和高血压，这种情况就是动脉粥样硬化症（沉积物使血管壁堵塞）。若胆固醇沉积在胆囊壁上，会造成胆石症。

膳食纤维可在消化道吸附胆汁酸，使胆汁酸随大便排出体外，体内胆汁酸减少，可促使肝脏利用胆固醇合成胆汁酸，故可减少体内胆固醇含量，预防心血管病和高血压。

（4）预防肥胖

纤维素体积大，无直接营养，可产生饱腹感。食后发出“已经饱了”的信号，从而抑制人再吃更多食物的欲望。多食高纤维的食品（水果、蔬菜），可防止营养过剩所造成的肥胖。

（5）治疗便秘，预防痔疮

纤维素有净化肠道、促进肠蠕动的作用，膳食纤维的来源，除蔬菜、水果外，主要是粗粮。粮食加工越粗，膳食纤维总量越多。所以在保证营养的前提下，适当增加膳食纤维的摄入对人体是有利的。

由于膳食纤维在人体中具有如此重要的调节功能，有些学者将其列为“第七类营养素”。

## 第二节　碳水化合物的消化、吸收和代谢

营养素的消化、吸收是在消化系统中完成。消化是指食物的大分子变成小分子的过程，如淀粉变成葡萄糖。吸收是指经消化的食物被分解成小分子后，由肠道进入各组织细胞的过程（图 5-1）。

### 一、消化与吸收

碳水化合物的消化过程，在口腔中就开始了，通过消化道各种淀粉酶把大分子多糖变成小分子寡糖，最终变成葡萄糖被小肠吸收并进入血液，随后被送到各组织器官进一步代谢。

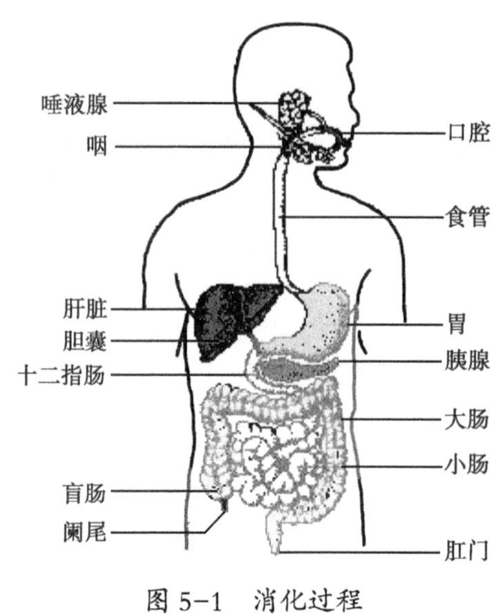


图 5-1　消化过程

## 二、代谢

葡萄糖在组织中代谢的过程非常复杂，主要是通过合成代谢变成糖原储备，通过分解代谢产生能量。分解代谢主要包括有氧氧化和糖酵解，有氧氧化即葡萄糖在有氧的情况下彻底氧化成二氧化碳和水，糖酵解即葡萄糖在缺氧的情况下分解成乳酸。糖酵解过程是机体缺氧时补充能量的一种有效方式。例如，激烈运动时急需大量能量，此时糖的有氧氧化加快，需要消耗大量氧，机体通过加快呼吸和血液循环供氧，但氧仍然不能满足需要。这时肌肉处于相对缺氧状态，只能加强无氧酵解以供能量急需。剧烈运动后积聚在肌肉中的乳酸可由血液循环至肝转变为葡萄糖（乳酸循环）。在病理情况下，呼吸和循环机能可能会发生障碍（失血、休克、肺心病、心功能不全等）。因为供氧不足，糖酵解会加强，严重者由于呼吸衰竭，组织缺氧，导致糖酵解过度，乳酸堆积，而造成代谢性酸中毒，成为致死原因之一。

总之，体内血液葡萄糖浓度保持恒定是维持机体正常生理功能的基本保证。血糖来源和去路保持动态的平衡。

# 第三节　碳水化合物的主要功能

当前，人们的审美观念不断更新，无论男女老幼，经常谈论的一个话题就是“减肥”。但是人们却往往忽略了碳水化合物的重要作用，缺少碳水化合物，人就会生病，甚至死亡。

## 一、供给能量

碳水化合物占人体体重的2%。每日膳食中热能供给量的50%～65%来自碳水化合物。每克碳水化合物可氧化产能16.7 kJ。碳水化合物提供的能量几乎能为所有的组织所利用，特别对于骨骼肌、心肌和大脑组织更为重要。碳水化合物在供能时有许多优点，比脂肪和蛋白质更易消化吸收，产能快，耗氧少，氧化终产物为水和二氧化碳，无毒无害，而且在缺氧条件下仍能进行糖酵解供给部分能量，这有利于高强度的运动和某些缺氧的病理状态下产能。

## 二、构成细胞的组成成分

碳水化合物存在于一切细胞中，含量为2%～10%。如构成细胞膜的糖蛋白，构成神经组织和细胞膜的糖脂，构成结缔组织（广泛存在于器官组织之间，起联络固定作用，如韧带、软骨、肌腱、眼球膜等）的糖蛋白，此外，核糖还可构成基因成分中的RNA和DNA。

## 三、节省蛋白质的作用

碳水化合物有利于机体蛋白质的节省，人体内碳水化合物充足时，可以避免动用蛋白质作为能源，从而保证蛋白质用于修补机体组织的需要。膳食蛋白以氨基酸的形式被人体吸收，并在体内合成组织蛋白或其他代谢物，这个过程需要能量，若摄入蛋白质的同时摄入碳水化合物，可增加腺苷三磷酸（ATP）的形成，有利于氨基酸的活化以及合成机体蛋白质。

## 四、抗生酮作用

酮体是人体以脂肪作为能源时形成的必然产物，对机体有一定的毒性。机体在正常的情况下酮体很少，且可以被迅速处理掉。在某些特殊情况或病理状态下（饥饿或疾病时），人体内缺糖，脂肪就会分解代谢产能，同时会产生大量酮体（$\beta$–羟丁酸和乙酰乙酸），若机体无能力处理，酮体就会在体内堆积，达到一定浓度时就会发生酮症酸中毒。

## 五、解毒保肝作用

肝糖原储备较充足时，可产生葡萄糖醛酸，此物质对某些化学毒物（如四氯化碳、乙醇、砷等）以及各种致病微生物感染引起的毒血症有较强的解毒作用。因此，保证糖的供给，就可以保证肝脏中有充足的糖原，以保持肝脏正常的解毒功能，使肝脏和其他组织器官免受毒素的侵害。

### 六、对中枢神经的保护作用

体内糖含量充足而且稳定是中枢神经系统正常工作的必要条件。大脑没有糖原储备，所以能量来源主要是血液中的葡萄糖。经常性低血糖可对大脑造成不可逆损害，影响思维能力和神经系统的功能。

### 七、提供膳食纤维

膳食纤维也是多糖，虽然不能变成可供吸收的葡萄糖，但它可促进胃肠道蠕动，吸收肠道中的胆汁酸使之随粪便排出。胆汁酸是合成胆固醇的原料，胆汁酸的排出有利于降低血液中的胆固醇浓度，减少胆固醇在血管壁的沉积，防止动脉硬化。另外，膳食纤维可使糖尿病患者的血糖含量降低，有利于改善症状。

## 第四节　碳水化合物的来源及供给量

碳水化合物在自然界分布很广，人类所需的碳水化合物主要由植物性食品如米面、薯类、蔬菜、水果等供给。单糖与双糖类除部分来自天然食物外，大部分以食用糖的形式（如葡萄糖与蔗糖）直接被摄取。食用糖因为更容易被消化吸收，所以称为精制糖，动物性食品中糖的含量很少。

碳水化合物的供给量没有严格的标准，一般认为应占食物总量的50%～65%，也可以根据饮食习惯和生活水平，在保证能量平衡的前提下做适当调整。每人每天最少需要摄入可消化的碳水化合物80 g，否则会引起脂肪和组织蛋白分解过多，造成对健康的影响。

### 一、食物来源

一般说来，对碳水化合物的摄入没有特定的饮食要求。人们主要应该从碳水化合物中获得合理比例的热量摄入。一个人每天应至少摄入80 g可消化的碳水化合物，以预防碳水化合物缺乏症。

碳水化合物的主要食物来源有糖、谷物（如水稻、小麦、玉米、大麦等）、水果（如甘蔗、甜瓜、西瓜等）、干果类、干豆类、根茎蔬菜类（如胡萝卜、甘薯等）。

## 二、获得方式

营养专家普遍认为，人们每天摄入的50%～65%的热量应来自碳水化合物。由于碳水化合物种类很多，应慎重进行饮食搭配。

对于简单碳水化合物的摄入，饮用牛奶和果汁，食用适量的水果是十分重要的。但食用糖和其他甜味剂会提供大量人体不需要的热量，对健康有害。

对于复杂碳水化合物的摄入，应避免仅仅食用低纤维碳水化合物、淀粉（如马铃薯）和精加工的谷物（如白米饭、通心粉和白面包）。这些食品中的碳水化合物会被身体迅速转化为单糖。相反，应尽量多食用含大量纤维的碳水化合物，特别是豆类和全麦类食品，对人体健康有益。按照专家推荐的水果和蔬菜的食用量，可以对碳水化合物进行合理搭配，健康地摄入。

摄取含更多碳水化合物食品的简单方法：食用风干的水果，食用包含豆类且丰盛的汤，改吃全麦面包，食用黄色稻米而非白米（或在白米中混入糙米）。

## 三、摄取过量

膳食中碳水化合物的主要来源是植物性食物，如谷类、薯类、根茎类蔬菜和豆类，另外是食用糖。碳水化合物只有经过消化分解成葡萄糖、果糖和半乳糖才能被人体吸收，而果糖和半乳糖又经肝脏转换成葡萄糖。血液中的葡萄糖简称为血糖，少部分血糖直接被组织细胞利用，与氧气反应生成二氧化碳和水，释放热量供身体需要，大部分血糖则储存在人体细胞中。如果细胞中储存的葡萄糖已饱和，多余的葡萄糖就会以脂肪形式储存起来。多吃碳水化合物易引起发胖就是这个道理。

### 1. 多吃的危害

有研究显示，某些碳水化合物含量丰富的食物会使人体血糖含量急增，刺激胰岛素分泌，从而引起肥胖，甚至导致糖尿病和心脏病，原因是这些碳水化合物食物的血糖负载很高。临床试验表明，低碳水化合物饮食和低脂饮食一样能有效促进快速减肥，并能预防糖尿病和心脏病等疾病。

100多年前，一位名叫威廉·班廷的肥胖英国男子用低碳水化合物的饮食方法成功减肥。随后，他写了一本名为《给肥胖人士的信》的书，在民众中掀起热潮，但却遭到了医学界的嘲笑。一个多世纪以后的今天，班廷的理论终于被证明是科学而有效的。20世纪70年代，心脏病专家罗伯特·阿特金斯博士证明碳水化合物含量高的食物会刺激胃口、增大食欲、使人发胖，还会诱发2型糖尿病。阿特金斯博士的实验还证明低碳水化合物饮食可以在短时间内促使体重下降。如今，许多人都热衷于采用“阿特金斯饮食法”。

50多年前，阿特金斯提出的面包、马铃薯和其他面食对人类健康无益的理论被当时的营养学家斥为谬论，他们认为只有脂肪是破坏人类健康的罪魁祸首。然而，越来越多的专家认为阿特金斯的理论是有一定科学道理的，摄取过量碳水化合物的确对人体健康有害。

2. 选择健康的碳水化合物食品

既然有一部分碳水化合物食品能引起肥胖和疾病，那么要想避免这种问题的发生，就应该选择健康的碳水化合物食品，也就是血糖负载低的碳水化合物。

当膳食中碳水化合物过多时，就会转化成脂肪储存于身体内，使人过于肥胖而导致各类疾病，如高脂血症、糖尿病等。

## 四、缺乏表现

1. 营养流失

膳食中碳水化合物过少，可造成蛋白质浪费、组织蛋白质和脂肪分解增强以及阳离子的丢失等。

2. 引发疾病

膳食中缺乏碳水化合物将导致全身无力，疲乏，血糖含量降低，使人产生头晕、心悸、脑功能障碍等症状。严重者会导致低血糖昏迷。

## 五、碳水化合物的计算

食品营养标签中的碳水化合物是指每克产生能量为 17 kJ 的部分，数值可由减法或加法获得。

减法：食品总质量分别减去蛋白质、脂肪、水分、灰分和膳食纤维的质量，即为碳水化合物的质量。

加法：淀粉和糖的总和即为碳水化合物。

总碳水化合物指碳水化合物（含膳食纤维）的总和。

可以看出，碳水化合物是重要的营养成分，既不能多多益善，也不能越少越好，合理摄入才是最佳状态。

# 第六章　人体健康不可或缺的营养物质——脂类

脂类是人体需要的重要营养素之一，供给机体所需的能量、提供机体所必需的脂肪酸，是人体细胞组织的组成成分。人体每天需摄取一定量的脂类物质，但摄入过多可导致高脂血症、动脉粥样硬化等疾病的发生和发展。

按脂类的化学组成及其对机体的营养作用，可将其分为脂肪和类脂两类（图6-1）。我们通常吃的油脂如豆油、花生油、菜籽油、香油、猪油、牛油等属于脂肪类。类脂的性质类似于脂肪，在营养学上比较重要的类脂是磷脂和胆固醇。

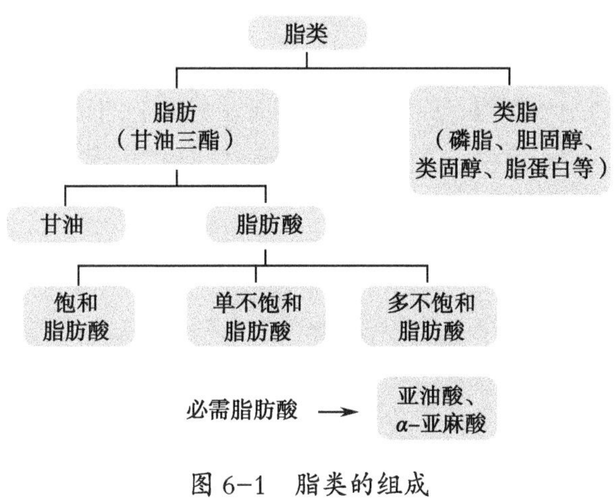


图6-1　脂类的组成

## 第一节　脂　肪

脂肪包括脂和油。固态的叫脂，液态的叫油。

油和脂都是不溶于水而溶于有机溶剂的一类化合物。食物中的脂肪与人体内的脂肪一样，都是由碳、氢、氧三种元素组成的。一提起脂肪，不少人就“谈脂色变”，爱美人士更是视脂肪为洪水猛兽。其实，脂肪不仅是人体的重要组成部分，也是人体必需的营养素。脂肪是产能最高的营养素，是构成人体组织的成分，是热的不良导体，皮下脂肪能防寒、减震、防止体热散失，有助于维持体温的恒定，固定并保护体内的重要脏器。食物中的脂肪还是脂溶性维生素的良好溶剂，可以促进它们的吸收利用。另外，食物中的脂肪能够提高食物的外观性状，用适量油烹调食物可以增加食物的色、香、味，进而刺激食欲。肥胖者大多体内富含脂肪，但是并不仅仅只有食用脂肪才会导致肥胖，食物中的脂肪也不是人体内脂肪的唯一来源。引起肥胖的饮食原因主要是食物中的总热量过多，既包括来自脂肪的热量，也包括来自碳水化合物和蛋白质的热量。食物总热量超过需要，才导致肥胖。因此，不必为了减肥放弃脂肪的摄入，否则也会导致营养不良。

脂肪是由一个分子甘油和三个分子脂肪酸脱水缩合而成的。

## 一、脂肪的性质

从化学结构式中可知，饱和脂肪酸烃链没有双键，不饱和脂肪酸烃链有双键。脂肪按来源可分为动物脂肪和植物脂肪。一般动物脂肪熔点较高，常温为固体，称为脂。植物脂肪熔点较低，常温为液体，称为油。

油脂中，脂肪酸的链越短，双键越多，熔点就越低。因此，动物脂肪中含饱和脂肪酸多，而植物脂肪中含不饱和脂肪酸多。另外，脂肪的消化也与其熔点有密切关系。熔点越低，脂肪酸消化率越高。因此，植物脂肪的消化率要高于动物脂肪的消化率。

## 二、必需脂肪酸

不饱和脂肪酸中有三种人体自身不能合成，必须从食物中摄取，因此，称其为必需脂肪酸（EFA），分别是亚油酸、亚麻酸、花生四烯酸。

必需脂肪酸有以下几种生理作用。

1. 对血管和皮肤的作用

增加毛细血管壁和皮肤的强度，增加通透性，防止皮肤及黏膜受损。必需脂肪酸缺乏时会出现鳞屑样皮炎、湿疹等。EFA 对 X 射线引起的皮肤损害还有恢复作用。

2. 对胆固醇的影响

可与胆固醇结合形成胆固醇酯，还可以生成磷脂，可有效降低血液中游离胆固醇的含量。如果缺乏必需脂肪酸，胆固醇的转化受阻，就易在血管壁上沉积，造成血管硬化和堵塞。

3. 对生殖功能的影响

EFA是人类精子形成、妊娠、泌乳等生理过程所必需的，如果膳食中长期缺乏EFA，就会造成不孕症、泌乳困难等。

4. 其他作用

EFA可以转化为体内许多生理活性物质。例如，前列腺素对人体生理功能起着重要调节作用，可扩张血管、降低血液黏稠度、促进肠蠕动等。

EFA最好的来源是植物油，尤其是棉籽油、豆油、玉米油、芝麻油等。这三种必需脂肪酸一般正常进食都不会缺乏。缺乏症状主要是皮肤湿疹和皮肤炎症，可用亚麻油治疗。久病靠静脉营养时，患皮肤病的原因之一也是缺乏必需脂肪酸。

脂肪中EFA的含量越高，其营养价值就越高。一般植物油中的EFA高于动物脂肪，所以其营养价值也高于动物脂肪。

## 三、脂肪的供给量与食物来源

人类膳食中的脂肪主要来源于动物的脂肪组织、肉类以及植物的种子。动物脂肪含饱和脂肪酸和单不饱和脂肪酸较多，含多不饱和脂肪酸较少。植物油主要含不饱和脂肪酸，必需脂肪酸在植物油和鱼、贝类中含量较多。

关于膳食脂肪的供给量，各国皆以膳食总热量的比例为标准。世界卫生组织提出脂肪摄入不宜超过膳食的30%。我国推荐的供给量为成人每日脂肪摄入量应占总热量的20%～30%，在寒冷条件下可增加摄入量，在炎热条件下可适当减少。重体力劳动和少年儿童适当增加。

脂肪的供给量不仅要考虑到量，还要考虑到质，即不饱和脂肪酸应多些，饱和脂肪酸应少些。但是不饱和脂肪的摄入量也不是越多越好，一般认为饮食中不饱和脂肪酸与饱和脂肪酸之比（P/S）为（1.25～1.5）：1。这需要在膳食中多用植物油，少用动物油，适当调整P/S。一般膳食中植物油的比例应占总脂肪的2/3。随着年龄的增大，动物油的摄入量应逐步减少，因为动物脂肪中的饱和脂肪酸和胆固醇是诱发冠心病的因素。

近年来，随着我国人民生活水平的提高，脂肪的摄入量也随之升高。在某些地区或家庭中，人们摄入的脂肪量已达到或超过世界卫生组织建议的30%的界限，脂肪在一天中总热量的比值过高、产能过剩，会造成肥胖，还会增加患某些疾病的风险，如高脂血症、动脉粥样硬化、冠心病、糖尿病等。

根据流行病学调查资料显示，膳食脂肪摄入量与冠心病的发病率呈明显正相关，高脂膳食会逐步使脂肪在肝脏中积存而形成脂肪肝。

### 四、脂肪的功能

正常人脂肪占体重的10%～20%。人体脂肪组织主要位于皮肤下方和内脏周围，是体内过剩能量的一种储存方式。脂肪因营养状况和机体活动等的影响而增减，被称为可变脂。

脂肪所能产生的能量是葡萄糖和蛋白质的2倍。1 g脂肪在体内氧化可产生37.6 kJ的能量。所以生活在寒冷地区的人们体内通常富含脂肪。体脂可称为绝热体，可有效阻止热量通过皮肤散失，有助于保持体温，抵抗寒冷，所以胖人一般比瘦人耐冷。

另外，体内脂肪环绕脏器，像软垫一样固定着脏器，缓冲机械冲击，可有效保护内脏。瘦人易得胃下垂、肾下垂等疾病，与脏器内脂肪少有一定关系。

人体内储存的脂肪像一个浓缩的能量储备库，当人体需要的时候可被动员出来（与糖原类似）。但是如果储存过多就会使人发胖，加重心脏负担，引起心脏损伤。而储存过少就会使人消瘦，使机体承受能力降低，一旦生病，因体内可用于消耗的脂肪少，瘦人通常不如胖人能抗病。

脂肪的具体功能如下。

①供给能量，是人体主要能量来源和能量储备。动物冬眠主要靠体脂维持生命。

②增加饱腹感，胃的排空速度减慢。

③供给人体必需脂肪酸。

④促进脂溶性维生素的吸收。

⑤维持体温，保护脏器。

⑥改善膳食的感官性状，增进食物的色、香、味，促进食欲。

## 第二节　类　脂

类脂是类似油脂的物质，但与其化学结构没有什么必然的联系。在细胞的生命功能上能发挥作用。类脂在人体内相当稳定，约占总脂量的5%。因不受营养状况和机体活动的影响而增减，所以类脂又称为固定脂。类脂主要有磷脂、糖脂、类固醇及固醇和脂蛋白类等。本节我们重点介绍磷脂和胆固醇。

### 一、磷脂

磷脂为含磷酸的复合脂，广泛分布于脑、神经组织，以及动物、微生物、植物的种子和果实中，特别是分布于动物的脑、骨髓、神经组织，以及心脏、肝脏、肾脏等器官内。根据所含醇的不同，磷脂可分为甘油磷脂和鞘磷脂。磷脂存在于绝大多数细胞膜中，是细胞膜的主要成分。磷酸甘油酯主要是卵磷脂和脑磷脂。

卵磷脂又叫卵黄素，因在蛋黄中含量多而得名。大豆、玉米、葵花籽中含量也较高。脑磷脂分子中含有甘油、脂肪酸、磷酸和脂胺。脑磷脂与卵磷脂的区别在于：卵磷脂是胆碱，脑磷脂是胆胺。

1. 作用及功能

磷脂具有乳化剂的分子特性，可与油水互溶。把油滴分散在水中可形成乳状液。

（1）构成细胞膜

磷脂分子的极性头和非极性尾双层定向排列，就像夹心面包一样，以适应生物体内的油水环境。

（2）脂类物质的运输

磷脂是血浆脂蛋白（脂类运输媒介）的成分。多食用含磷脂的食物，可增加脂类物质在血液中的流动性，防止血液黏滞、脂类堆积所造成的血管疾病。

（3）防治脂肪肝

脂肪肝是由于肝中脂肪过多所致，脂肪在肝脏细胞中堆积，占据一定的空间，影响了肝细胞的功能。长时间的脂类物质堆积造成结缔组织增生而形成肝硬化。要防止脂肪肝的形成，一方面要减少脂肪摄入量，另一方面要增加磷脂的摄入。这样可以增加脂蛋白的量，有利于把肝中脂肪运走。卵磷脂是合成脂蛋白的主要原料，多吃富含卵磷脂的食品可以防治脂肪肝。

当然，如果肝功能不好，肝脏合成和释放脂蛋白的能力下降，同时摄入油脂过多，易造成肝中脂肪堆积而引起肝硬化。所以，肝脏患者一方面要积极治疗原发病，另一方面应适当限制膳食中的脂肪摄入量。一般肝脏病患者的饮食应高糖，促进糖原合成，保护肝脏；适量蛋白质，这样既能增加血浆脂蛋白，还不会因蛋白过量造成氨的毒害；低脂肪，防止脂肪性肝硬变。所以，肝功能不好者应适当多食精制糖、鸡蛋、瘦肉、鱼、蔬菜、水果等。

2. 食物来源

磷脂存在于所有动、植物的细胞内。在植物中主要分布在种子、坚果及谷物中。蛋黄和大豆中含有丰富的磷脂。其他植物如玉米、棉籽、菜籽、花生、葵花籽中也含有一定量磷脂。

## 二、胆固醇

胆固醇是人类生命活动中不可缺少的主要物质。人体内每千克体重约含胆固醇 2 g。健康人体内约含 140 g 胆固醇。胆固醇在人体内有着广泛的生理学作用，但当其过量时会导致高胆固醇血症，对机体产生不利的影响。

1. 来源

胆固醇一部分来自食物，一部分由自身合成。食物来源主要包括动物脑、内脏、蛋黄、奶油及肉类等。自身合成部分主要由肝脏合成。除肝脏以外，小肠等器官和组织也会合成少量胆固醇。

2. 功与过

（1）胆固醇是生物膜的主要成分

生物膜是生命体的主要组成部分。胆固醇主要以分子的形式存在其中，在细胞质膜中胆固醇含量较高，内质网和其他细胞器中较少。胆固醇是两性分子，疏水的一端对控制生物膜的流动性具有主要作用，还可阻止生物膜中膜磷脂在低温时变成结晶状态，从而保证低温状态时生物膜的流动性和正常功能。

（2）胆固醇是合成活性物质的原料

胆固醇又是合成胆汁酸、类固醇激素及维生素 D 等生理活性物质的原料。胆固醇在肝脏转化为胆汁酸并随胆汁排入消化道，参与脂类物质的消化吸收。肾上腺皮质激素、雄性激素和雌性激素均是人体内重要的激素，它们均以胆固醇为原料在相应的内分泌腺中合成。皮肤中的 7- 脱氢胆固醇在紫外线照射下，可转变为维生素 $D_3$，后者在肝或肾转化后生成活性的维生素 D，参与体内的钙磷代谢，从而保证骨骼的正常生长发育和骨代谢平衡。

有资料显示，胆固醇过低易患癌症，胆固醇过低的男性，癌症发病率是正常人的 3 倍。原因在于，有一种吞噬癌细胞的白细胞叫“噬异变细胞白细胞”，这种细胞靠胆固醇生存，如果胆固醇过低，会使这种细胞减少，癌细胞就可乘机繁殖。

（3）胆固醇是血栓和结石的主要成分

血液中的胆固醇过高会沉积在血管壁上，造成动脉粥样硬化，严重的还会产生血栓，导致脑梗或心肌梗死，另外还可形成结石。

3. 需要量

既然胆固醇具备维持生命和导致疾病的双重性，我们就应学会将血浆胆固醇含量控制在适当的范围内。既保证生命活动所必需的胆固醇，又防止过量而危害人体。

一般情况下，正常人每天应通过膳食摄入胆固醇 300 ~ 500 mg，主要来自动物内脏、蛋黄、奶油及肉类等食品。有资料表明，低胆固醇人群的胆固醇摄入量为每天 200 mg 左右，胆固醇水平过低会影响正常生理功能。因此，胆固醇每日摄入量不得低于每日 300 mg。具体到每日需食用多少相关食品才能满足胆固醇的需求量，可参考食品营养价值和饮食调整方法。

在决定每日的胆固醇摄入量时，还应考虑年龄、性别等因素。一般情况下，儿童生长发育所需要的胆固醇比成人要多，青壮年需要的胆固醇比老年人要多。对于健康男性成年人，每天食物中胆固醇增加 100 mg，可使血浆胆固醇水平增加 1.47 mg/100 mL，而健康女性成年人，每天饮食胆固醇摄入增加 100 mg，则血浆胆固醇水平上升 2.81 mg/100 mL。由此可见，饮食中胆固醇摄入量对女性影响比男性更明显。因此，在决定每日胆固醇摄入量时必须要考虑到上述因素。

如果血浆胆固醇含量高于正常水平，胆固醇每日摄入量就应适当减少，以使血浆胆固醇水平降至正常范围之内。

## 第三节　血脂的含义

血脂为血浆脂类物质的总称，包括甘油三酯、磷脂、胆固醇、胆固醇脂。因为甘油三酯和总胆固醇（胆固醇 + 胆固醇脂）与心血管疾病关系密切，所以，血脂检验时会关心这两项指标。

甘油三酯：正常值小于 1.71 mmol/L，若检测值大于等于 1.72 mmol/L 则为异常。

总胆固醇：3.10 ~ 5.95 mmol/L 为正常，若检测值大于等于 5.96 mmol/L 则为异常。

如果这两项指标增高，就要控制饮食成分或者进行辅助治疗。

有人认为，血液胆固醇的沉积量与食用饱和脂肪的量有关，所以将饱和脂肪和胆固醇视为心血管病的罪魁祸首。在这种思想指导下，一些人为了限制血脂升高，严格控制自己的饮食。根据少胆固醇、绝对素食原则来制订自己的食谱。但是，禁食脂肪、蛋黄（胆固醇含量高，但也富含卵磷脂，可起到降低血液黏稠度的作用）、动物内脏等食品，同时也影响了一些必需营养素的摄入，因而是不可取的。

空腹时血脂含量超出正常上限并且持续升高的症状，称高脂血症，长时间高血脂可引起动脉粥样硬化。正常成年人空腹时血脂含量见表 6–1。

表 6–1　正常成年人空腹时主要的血脂含量

| 名称 | 含量 / ( mmol/L ) |
| --- | --- |
| 甘油三酯 | <1.71 |
| 总胆固醇 | 3.10 ~ 5.95 |
| 高密度脂蛋白 | 0.83 ~ 1.96 |
| 低密度脂蛋白 | 2.07 ~ 3.10 |

## 第四节　脂类的消化、吸收和代谢

脂类的消化、吸收在小肠内进行。对脂肪起消化作用的主要是胰腺分泌的脂肪酶。由于脂肪不溶于水，因此必须在消化道进行乳化。由肝脏分泌的胆汁对脂肪乳化起着至关重要的作用，它把脂肪分散成小微滴，使脂肪酶更易接近脂肪并将脂肪分解成甘油和脂肪酸，促进其吸收利用。

机体内的脂类通过血液由三种类型的脂蛋白与之结合并进行转化。所以，血浆中脂类的含量可以反映机体内脂类物质的浓度。

极低密度脂蛋白（VLDL）：主要作用是将甘油三酯（脂肪分子）转运到脂肪及全身各组织。所以，血浆中 VLDL 水平反映甘油三酯的浓度，正常人空腹时含量较低。

低密度脂蛋白（LDL）：主要作用是将胆固醇从肝脏转运到全身各组织。低密度脂蛋白是正常人空腹血浆中的主要脂蛋白，约占脂蛋白总量的 2/3，血浆 LDL 增高易诱发动脉粥样硬化。

高密度脂蛋白（HDL）：主要作用是从肝外组织将胆固醇运到肝中代谢，这种转运过程称为胆固醇的逆向转运。正常人空腹血浆中 HDL 含量较稳定，约占脂蛋白总量的 1/3。血浆 HDL 增高的人，动脉粥样硬化发病倾向较少。

动脉粥样硬化是心血管系统最常见的疾病之一。经化学分析证实，动脉粥样硬化主要是由血浆胆固醇增高而沉积在大、中动脉内膜上所致。如果同时伴有动脉壁损伤或胆固醇转运障碍，则易在动脉内膜形成脂斑层，继续发展即可造成动脉管腔狭窄。

这些情况如发生在冠状动脉，易引起心肌缺血，进而发生心肌梗死。多数研究者认为，低密度脂蛋白和极低密度脂蛋白的增多具有促进动脉粥样硬化形成的作用。而高密度脂蛋白则具有抵抗动脉粥样硬化形成的作用。人体内脂蛋白水平与饮食结构、运动量及先天因素有关。

实际上，机体内的代谢过程是一个完整统一的过程。碳水化合物、脂类和蛋白质在代谢过程中既相互联系，又相互制约，还可以相互转化。当摄入的食物所含热量超过人体所需能量时，过量养分就以脂肪形式储存在脂肪组织中形成体脂，不论哪种食物过量，都会以脂肪的形式储存，特别是碳水化合物，极易转变为脂肪，因此，摄入过多的碳水化合物（主食），且体力活动又少的人容易发胖。

在一般生理情况下，人体所需的能量主要由碳水化合物的氧化供给。在禁食期间，体内能源是由蛋白质分解产生的氨基酸通过糖异生作用转变成葡萄糖供应。较长时间禁食会使糖异生所占比例下降，脂肪分解产生能量所占比例增高。一直主要利用葡萄糖供能的脑组织也要依靠酮体（脂肪分解产生的必然产物）供应能量。所以，人们膳食中摄入的营养素一定要科学合理，才能拥有健康的体魄。

# 第七章　人体健康的主要保障物质——蛋白质

蛋白质是生命的物质基础，是组成一切细胞和组织结构的基本材料。蛋白质与各种生命活动密切相关，没有蛋白质就没有生命。蛋白质的组成元素主要是碳（C）、氢（H）、氧（O）和氮（N），另外还有一些硫（S）、磷（P）及金属元素。

## 第一节　组成蛋白质的基本单元——氨基酸

人体蛋白质的种类很多，初步统计在10万种以上，在生命活动中发挥主要作用。实际上，这么多蛋白质都是由20多种氨基酸排列组合而成的，这些氨基酸是蛋白质的基本构件。膳食蛋白经消化系统分解为氨基酸后才能被机体吸收，然后在体内合成自身的组织材料和活性物质。

### 一、氨基酸的种类

组成蛋白质的20多种氨基酸中，有一部分能够在体内合成，称为非必需氨基酸。有8种氨基酸在人体内不能合成，必须由食物供给，称为必需氨基酸（EAA），包括赖氨酸、色氨酸、苯丙氨酸、甲硫氨酸、苏氨酸、异亮氨酸、缬氨酸和亮氨酸。对于婴幼儿来说，组氨酸也是必需氨基酸。

### 二、食物中的氨基酸

人体在不同时期每日所需必需氨基酸的量是不同的。不同食物蛋白所含氨基酸的种类和数量不尽相同。食物蛋白的氨基酸模式越接近人体的需要，其营养价值越高。鸡蛋和人乳蛋白中必需氨基酸的构成很接近人体的需要量，故营养学中常把它们作为参考蛋白。将任何一种食物蛋白的必需氨基酸逐一与参考蛋白的必需氨基酸构成相互比较，所得商的百分比即为食物蛋白的氨基酸评分（AAS）。

## 第二节　蛋白质的生理功能

蛋白质结构复杂，种类繁多，在体内表现出的生理功能多种多样，主要有以下几个方面。

### 一、构成人体组织，促进生长发育

蛋白质是构成人体一切组织和细胞的基本物质，神经、内脏、肌肉、骨骼、上皮、指甲、头发等组织中没有一处不含有蛋白质。蛋白质占人体重量的16% ~ 20%，相当于人体干重的42% ~ 45%。

人体生长发育、衰老组织更新、损伤后组织修复等都离不开蛋白质。体内各种组织平均每天约有3%的蛋白质被更新。因此人体每天都必须摄取一定量的蛋白质作为构成和修复组织的“建筑材料”。

神经系统的功能与摄入蛋白质的质和量有密切关系，可明显影响大脑皮层的兴奋和抑制过程，在婴幼儿大脑发育期间，如蛋白质供给不足，会致脑细胞数量减少，影响智力发育。成人的记忆过程也与脑内蛋白质的合成有关。所以人们每天都要补充一定量的蛋白质，特别是脑力劳动者。

### 二、构成酶和激素成分，调节生理功能

蛋白质在体内构成许多功能物质，具有各种生理功能。酶本身就是蛋白质，它是生物催化剂。人体的各种生命活动，如肌肉收缩、血液循环、呼吸、消化、神经传导、感觉、能量转化、信息传递、生长发育等过程，都伴随着成千上万个生物化学反应。这些反应非常复杂，要依靠各种各样具有特异功能的酶来催化实现。没有酶，生命活动就无法进行。有些激素也是蛋白质，如胰岛素（降血糖激素）等，可以调节人体生理功能。

### 三、构成抗体，增强机体的抗病能力

血液中有一种叫抗体的物质，可以保护机体免受细菌和病毒等的侵害。抗体由蛋白质组成，称抗体蛋白。抗体与侵入人体的各种细菌、毒素结合，使病原体无法繁殖、生存，使其致病能力减弱。有一种叫作干扰素的抗体是糖和蛋白质的复合物。这种干扰素被誉为抑制病毒的法宝和抗癌生力军，在机体中发挥着重要作用。

### 四、调节渗透压

正常人血液与组织之间的液体在不停地进行转移，但却始终动态保持平衡。这种平衡依赖于血浆中电解质总量和蛋白质胶体的浓度。当血浆与组织液浓度相等时，两者水分分布取决于蛋白质的浓度。若膳食中长期缺乏蛋白质，血浆蛋白的含量降低（血液稀释），则血液内水分渗入周围组织而形成营养不良性水肿。

### 五、供给部分能量

蛋白质的主要功能不是供给能量，而是修补和更新组织。但一些陈旧的组织、细胞蛋白质分解也可释放能量。另外，通过食物摄入的蛋白质有些不符合机体所需氨基酸的比例，也会氧化分解产能。每克蛋白质在体内氧化可产生 16.7 kJ 的能量。正常人体产能有 10% ~ 15% 来自蛋白质的分解。

### 六、维护皮肤的弹性

胶原蛋白广泛分布在人体内，尤其是在肌肉连接的肌腱、关节连接的软骨组织和结缔组织、皮肤的真皮层中，也就是说，人体每个细胞的连接都需要胶原蛋白。胶原蛋白可起到构成人体支架、保证人体活动、使皮肤和肌肉保持弹性的作用。胶原蛋白既有连接与营养功能，又有支持、保护功能。因此，胶原蛋白对于维持人体正常生理功能、保持生命活动、延缓衰老具有重要意义。在人的皮肤中，胶原蛋白高达 71.9%，如长期缺乏蛋白质会导致皮肤的生理功能减退，使皮肤失去光泽，出现皱纹，弹性降低。

### 七、运输作用

机体新陈代谢过程中所需的氧和生成的二氧化碳，是通过血液中的血红蛋白进行运输的。此外，载脂蛋白可运输脂类，运铁蛋白可运输铁，甲状腺素结合蛋白可运输甲状腺素等。

## 第三节　蛋白质的消化、吸收和代谢

蛋白质是生命的物质基础，没有蛋白质就没有生命，这是不争的事实。因此，它是与生命及各种形式的生命活动紧密联系在一起的物质。机体中的每一个细胞和所有重要组成部分都有蛋白质参与构成。蛋白质占人体重量的 16% ~ 20%，即一个体重 60 kg 的成年人，其体内有蛋白质 9.6 ~ 12.0 kg。人体内蛋白质的种类很多，性质、功能各异，但都是由 20 多种氨基酸按不同比例组合而成的，并在体内不断进行代谢与更新。

蛋白质在胃里开始分解，在胃蛋白酶的作用下，分解成小肽，然后在胰蛋白酶和肠肽酶的作用下最终分解为各种氨基酸，通过小肠吸收进入血液后被利用。

被吸收的氨基酸主要用于合成机体自身蛋白质，与此同时，原有组织蛋白也会不断分解，机体通过这些过程进行更新。多余的氨基酸可以分解释放能量，最终分解产物除了二氧化碳和水以外，还有尿素，通过肾脏排出体外。氨基酸分解过程中可产生氨，对人体有毒性，但通常情况下氨可以在肝中合成尿素后排出，而不至于对人造成伤害，所以肝具有很强的解毒功能。当肝功能衰竭时，肝的解毒功能随之削弱或丧失，致使体内氨蓄积，造成中毒，严重时使人昏迷，称肝昏迷。因此，肝功能不好的人要适当限制蛋白质的摄入。

## 第四节　蛋白质的食物来源和供给量

自然界中蛋白质的含量极为丰富，动物、植物食品中都含有大量的蛋白质，但是，人们要尽量通过膳食摄入优质蛋白质。

### 一、蛋白质的食物来源

人体所需蛋白质来自动物性食物和植物性食物。按蛋白质营养价值将其分为完全蛋白（优质蛋白）和不完全蛋白。完全蛋白含有人体所有必需氨基酸，而且含量和比例与人体蛋白质必需氨基酸的比例接近，营养价值高。优质蛋白主要存在于动物性食品中，如蛋、奶、鱼、瘦肉、动物内脏等。鸡蛋和人乳蛋白是营养价值最高的优质蛋白。植物优质蛋白主要是大豆及其制品。不完全蛋白指必需氨基酸的种类不全或某种必需氨基酸的比例过低，营养价值较低。大多数植物性食物如大米、玉米、小麦、高粱、杂豆等所含蛋白质的量较少，并缺乏一些必需氨基酸，营养价值较低。

我国人民膳食蛋白主要来自粮食类，近年来随着国民经济的发展，人民生活水平不断提高，动物性食物的摄入量比过去有所增加，人均寿命大大延长，从 1949 年的 35 岁，到 2022 年的 78.2 岁，已经达到中等发达国家的水平（寿命的延长除了营养因素外，还有保健、医疗水平等因素的影响），这说明中国人的生活质量越来越高。

## 二、供给量

我国推荐的每日膳食中蛋白质最低供给量为：成年人 40 g（随劳动强度增加而增加）；儿童与少年按年龄分组供给 35 ~ 70 g；1 岁以内婴儿以千克体重计，2 ~ 4 g/kg。我国营养学会提出成人最好每日摄入 80 g 蛋白质。合理科学的每日膳食蛋白质的组成见表 7–1。

**表 7–1　每日膳食蛋白质的组成**

| 食品名称 | 摄入量 | 蛋白质含量 |
| --- | --- | --- |
| 牛奶 | 250 mL | 6 g |
| 鸡蛋 | 1 个 | 7 g |
| 豆制品 | 50 g | 16 g |
| 瘦肉 | 50 g | 8 g |
| 粮食 | 50 g | 4 g |

注：200 g 粮食 +250 mL 牛奶 +2 个鸡蛋 +100 g 豆制品 +100 g 瘦肉 ≈ 84 g 蛋白质。

蛋白质的供给量，成年人应占总产能的 10% ~ 15%，可以确保维持正常的生理功能，儿童、青少年为 15% 以上，以保证膳食中有充足的蛋白质供给满足生长发育的需要。

在日常生活中，经济条件和科学的膳食有关，但是关系不大，我们比较一下燕窝与鸡蛋、豆腐及银耳的蛋白质含量，就容易理解了。这几种食物的营养成分比较如图 7–1 所示。

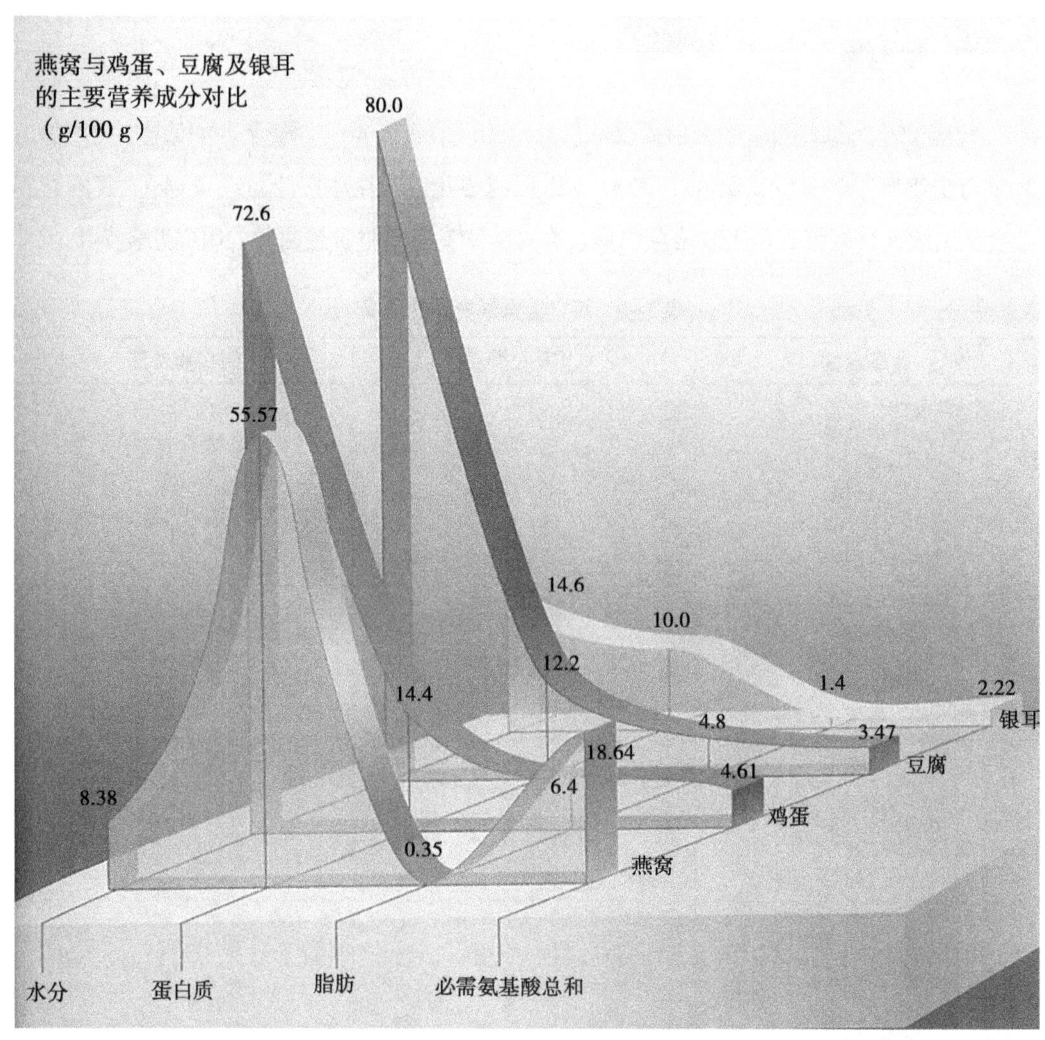


图 7-1　燕窝与鸡蛋、豆腐及银耳的主要营养成分比较

注：1. 根据实验室对燕窝的初步鉴定，大多数研究者都已经认可纯燕窝主要包含水溶性蛋白质、脂肪、8 种必需氨基酸，以及钠、碘等元素。与鸡蛋、豆腐及银耳比较起来，燕窝所含的蛋白质、8 种必需氨基酸以及其他元素的含量确实都要高出不少。

2. 图中银耳的必需氨基酸总和中只包含 6 种必需氨基酸，因为银耳缺乏异亮氨酸和亮氨酸。鸡蛋的营养成分含量以蛋白质含量最高的土鸡蛋为例。

# 第八章　人体健康的关键营养物质——维生素

维生素是维持人体正常代谢和功能所必需的一类营养素。除了三大营养素（碳水化合物、脂类、蛋白质）之外，维生素也是人体必需的营养物质。在体内主要作为辅酶参与机体的代谢过程。生命过程由多种代谢反应所维持。这些反应依赖酶的催化作用，而许多酶的活性依赖辅酶的参与。若酶的活性异常，则生命体代谢异常，此时表现为疾病。若代谢停止，则生命即告终结。如果我们把人的机体想象为汽车的引擎，酶系统就像活塞的点火装置。

与三大营养素相比，维生素的需求量很少，而且既不能为机体提供能量，也不是机体的构成物质。虽然维生素在机体中含量甚微，但维生素功能十分重要，长期缺乏任何一种维生素，都会危及健康甚至生命。缺乏维生素会引起代谢紊乱以致出现相应的病理症状，称为维生素缺乏症。人体所需的维生素大多数不能在体内合成，必须从食物中获得。

维生素的种类繁多，结构各异，理化性质和生理功能也各不相同。所以无法按化学结构和生理功能进行分类。通常根据溶解性质将维生素分为脂溶性维生素和水溶性维生素两大类。脂溶性维生素可溶解于有机溶剂而难溶于水，有维生素 A、维生素 D、维生素 E、维生素 K 等。水溶性维生素有 B 族维生素（维生素 $B_1$、维生素 $B_2$、维生素 $B_6$、维生素 $B_{12}$、维生素 PP、泛酸、生物素、叶酸等）和维生素 C，它们都易溶于水，所以在食物的清洗、加工、烹调过程中处理不当易造成流失，在体内有少量储存，易排出体外。

## 第一节　脂溶性维生素

脂溶性维生素主要是指维生素 A、维生素 D、维生素 E 和维生素 K，前三种大家比较熟知，每种维生素都有各自的特点和功能。

## 一、维生素 A

1. 性质

维生素 A 又名视黄醇，性质活泼，易被氧化，易被紫外线照射而破坏。天然维生素 A 只存在于动物性食物中。有些植物性食物会有 $\beta$- 胡萝卜素，进入机体可转化为维生素 A。因此，$\beta$- 胡萝卜素又称为维生素 A 原，在人体内可发挥维生素 A 的作用。

2. 生理功能及缺乏症

（1）维持视觉功能

维生素 A 在机体内可以合成视紫红质（由维生素 A 和视蛋白结合而成）。视紫红质对弱光敏感，与暗视觉有关，能使人在暗处看清物体。所以维生素 A 缺乏会造成视紫红质合成不足，对弱光的敏感度降低，从而引发夜盲症（古代称其为“雀目”）。

（2）维持上皮细胞的完整和健康

维生素 A 与磷酸构成的脂类是合成蛋白质所需寡糖基的载体，而糖蛋白能参与上皮细胞的正常形成和黏液分泌，是维持上皮细胞生理完整性的重要因素。缺乏维生素 A 时，上皮细胞分泌黏液的动力丧失，会造成上皮干燥、增生和角化（死皮）、掉屑，尤其以眼、呼吸道、消化道、尿道等上皮组织最为明显。由于上皮组织不健全，机体抵抗微生物侵袭的能力降低，易感染疾病。如果泪腺上皮受破坏，导致泪液分泌减少，会造成干眼症。严重时角膜上皮角质化导致角膜感染，白细胞浸润导致角膜污浊、损坏而穿孔失明。因为肿瘤多发生在上皮细胞，所以上皮组织健康与否与肿瘤发生有密切关系。

（3）促进生长发育

维生素 A 具有类固醇激素的作用，能影响细胞的分化，促进生长发育。维生素 A 能维持成骨细胞与破骨细胞之间的平衡，维持骨的正常生长，缺乏时，可引起生长停顿、发育不良、骨质向外增生，并干扰邻近器官及神经组织等。孕妇缺乏维生素 A 可导致胚胎发育不全或流产。

（4）抗氧化和抗癌作用

维生素 A 和 $\beta$- 胡萝卜素能捕捉自由基，所以具有较强的抗氧化作用。近年的研究表明，维生素 A 与视黄醇类物质还能抑制肿瘤细胞的生长与分化，可起到防癌、抗癌的作用。此外，维生素 A 还与抗疲劳有关。

3. 食物来源

维生素 A 只存在于动物性食物中，尤其是动物肝、鱼肝油、鱼卵、全奶、蛋黄。

植物中不存在维生素A，但有各种胡萝卜素，其中$\beta$-胡萝卜素最为重要。其主要在小肠黏膜处与$\beta$-胡萝卜素加氧酶作用，加氧断裂，生成2分子视黄醇。有色蔬菜和水果是胡萝卜素的良好来源，如菠菜、豌豆苗、胡萝卜、南瓜、西瓜、杏、柿子、杧果等。

4. 供给量

我国成年人维生素A的推荐摄入量为每日800 μg视黄醇活性当量，供给量中至少有1/3来自维生素A，其余2/3来自胡萝卜素。对视力要求高，在夜间及弱光下工作，皮肤、黏膜经常受刺激者，需要量更多。摄入维生素A制剂过量，可发生中毒。急性症状表现为恶心、呕吐、嗜睡，慢性症状表现为毛发干枯易脱、皮肤干燥瘙痒、烦躁、厌食、肝脏大等，多见于婴幼儿（过量摄入鱼肝油引起）。

## 二、维生素D

1. 生理功能及缺乏症

维生素D主要功能是调节体内钙、磷代谢，促进骨对钙、磷的吸收和利用，有利于健全骨骼和牙齿。如维生素D缺乏，会引起钙磷代谢紊乱，血中钙磷水平降低，造成骨钙化障碍，使成人发生骨软化症和骨质疏松，多见于孕妇、哺乳期妇女及老年人。

婴幼儿因骨骼发育快，极易因缺乏维生素D导致缺钙而患佝偻病。发病初，患儿烦躁、爱哭、睡眠不安、食欲不振、睡后颈部多汗、头经常在枕头上摩擦而出现枕秃现象。其坐、立、走都比正常幼儿开始得晚。6个月以下的婴儿前囟门闭合晚，有的甚至推迟到3岁。头部边缘骨软化，按起来像乒乓球，头颅呈方形；骨骼的软骨连接处增大；鸡胸；腿部因承受不住躯干的压力而弯曲，形成O形腿或X形腿。

2. 食物来源

维生素D主要存在于动物性食物中，如动物肝脏、鱼肝油、奶、禽蛋等。维生素D是7-脱氢胆固醇和麦角固醇经紫外线照射后的产物。人体皮肤及脂肪内都含有7-脱氢胆固醇，经日光紫外线照射后可转变为维生素$D_3$，是人体维生素$D_3$的主要来源。北方孩子易患佝偻病，主要是因日光照射不足。有时肠道疾病造成吸收障碍，直接影响维生素D与钙的吸收，也会造成缺乏症。多进行户外活动和适当的日光浴，食用富含维生素D的食物，对婴幼儿和经常在地下工作的人员特别重要。

3. 供给量

儿童、青年人和孕妇每天供给量均为10 μg，《中国居民膳食指南（2022）》中规定一般成年人也为10 μg，进行适当户外日光照射，正常膳食者体内维生素D即可满足需要。只有特殊情况（如长期夜班工作）才需另外补充。维生素D过量可引起中毒，表现为厌食、恶心、呕吐、腹泻、头痛、嗜睡、多尿、烦躁等。血液中钙、磷含量升高，可引起软组织钙化，还易造成结石症。

## 三、维生素E（生育酚）

维生素E极易被氧化，并易被碱、铁、盐破坏，对酸、热较稳定。长期高温高盐特别是油脂酸败时，其活性明显降低。

1. 生理功能

（1）抗氧化作用

机体在代谢过程中不断产生自由基，自由基是具有一个或多个未配对电子的原子或分子，具有强氧化性，易损坏生物膜和生理活性物质，并促使细胞衰老，使脂质过氧化出现脂褐素（老年斑）。维生素E本身结构中有一个羟基容易被氧化，因而可以以自身为代价保护细胞膜和细胞器的完整性和稳定性，有效地减少各组织细胞内脂褐素的产生，延缓衰老过程。

维生素E的抗氧化性可以防止维生素A、维生素C和ATP的氧化，保证这些重要物质的生理功能。维生素E还能提高免疫反应，从而起到预防肿瘤的作用。日常还可用于改善冠状动脉的循环，作为心脏血管硬化症和肝炎的辅助用药。另外，一些化妆品也含有维生素E。

（2）维持正常的生殖功能

通过大量实验，发现维生素E与动物生殖功能有关，故临床上常用于辅助治疗不育、习惯性流产、早产等。

2. 食物来源

植物油（特别是麦胚油）中常含有维生素E，另外，植物的胚芽、绿色蔬菜、大豆、肉、奶、蛋等也富含维生素E。

3. 供给量

正常情况下，维生素E的儿童推荐摄入量为每日3 ~ 9 mg，少年与成人为13 ~ 14 mg，孕妇和老人为14 mg，哺乳期妇女为17 mg。维生素E需要量多受膳食其他成分的影响，如饮酒及口服避孕药、阿司匹林等都需增加摄入量。

## 四、维生素K

目前所知，维生素K的唯一功能是促进凝血，缺乏时凝血时间延长。维生素K存在于各种食品中，并可由小肠和结肠中的细菌合成，成人很少有缺乏维生素 K 的情况。对新生儿来说，体内维生素 K 很少，而且新生儿的肠道是无菌的。在出生后的第三或第四天之前，肠内正常菌群未发展，维生素 K 的供应不够充足，血液中活性凝血酶原很低，易发生出血，但在三四天后即恢复正常。

由于正常人的肠道细菌能够合成维生素 K，而且食物来源多，因此，一般情况下，不会缺乏维生素 K，但患肠道病、腹泻、脂类消化不良或长期服用广谱抗生素抑制了肠道细菌生长时，易引起维生素 K 缺乏，需及时补充。

## 第二节　水溶性维生素

水溶性维生素是维持机体健康的重要成分，而且来源丰富，在蔬菜和水果中含量较多。

### 一、维生素 $B_1$

维生素 $B_1$ 又称硫胺素或抗神经炎素，在酸性溶液中稳定，耐热，但在碱性条件下加热易被氧化破坏，并易受紫外线影响而被破坏。故烹调时加碱或食物储存不当会造成维生素 $B_1$ 的损失。

1. 生理功能及缺乏症

（1）促进碳水化合物的新陈代谢，维护心脏和神经健康

维生素 $B_1$ 主要是脱羧酸的辅酶（在糖代谢过程中，用于氧化脱羧生成 $CO_2$）。若没有维生素 $B_1$，代谢受阻。一方面，会导致神经组织的供能不足；另一方面，糖代谢过程中产生的丙酮酸和乳酸在血、尿和组织中堆积，从而引起多发性神经炎，并影响心肌的代谢及功能。患者易怒、健忘、失眠、食欲不振、手足麻木（有蚂蚁爬行感等）、皮肤粗糙、肌肉酸痛萎缩，严重时可产生手足腕下垂、下肢水肿和心力衰竭，临床上称为脚气病。

维生素 $B_1$ 缺乏症多因膳食处理不合理（如主食以精米为主，米清洗过度，面粉加工过细等），烹调不当（如捞饭时弃掉米汤，煮粥时加碱等）均可造成维生素 $B_1$ 摄入过少，长期发热或患消耗性疾病，也可导致维生素 $B_1$ 缺乏，我国早在隋唐时便已使用富含维生素 $B_1$ 的“谷皮”来治疗脚气病。

（2）增进食欲与消化功能

维生素 $B_1$ 可抑制胆碱酯酶的活性，使重要的神经递质——乙酰胆碱不被破坏，从

而保持神经的正常兴奋程度。当维生素 $B_1$ 缺乏时，由于胆碱酯酶活性增强，乙酰胆碱水解加速，神经传导受到影响，会导致胃肠蠕动慢、消化液分泌不足，引起食欲不振、消化不良等症状。

2. 食物来源

富含维生素 $B_1$ 的食品有米糠、麦麸、豆类、干果和硬壳果类、动物内脏、瘦肉及蛋类，绿叶蔬菜中维生素 $B_1$ 含量也较高，如芹菜叶、莴笋叶，应当充分利用。谷类的胚芽和麦皮含维生素 $B_1$ 最丰富，是维生素 $B_1$ 的主要来源。所以长期吃精米，反而易患脚气病。另外，烹调不当，如熬粥加碱等，也会造成维生素 $B_1$ 的损失。

3. 供给量

由于维生素 $B_1$ 参与糖代谢，其需要量与机体热量总摄入量成正比，故维生素 $B_1$ 的供给以每 4.2 MJ 热能供多少来表示。据此，我国维生素 $B_1$ 推荐摄入量为 0.5 mg/4.2 MJ，一般为每日 1.2 ~ 1.4 mg。从事高度脑力劳动、高温、缺氧作业的人需要量增加。运动员的需要量较多，特别是耐力项目应适当补充。

## 二、维生素 $B_2$

维生素 $B_2$ 又称核黄素，在酸性溶液中稳定，但易被光（特别是紫外线）和碱破坏。因此，要避光保存，膳食烹调中不能加碱。

1. 生理功能和缺乏症

维生素 $B_2$ 可转化为黄素辅酶黄素单核苷酸（FMN）和黄素腺嘌呤二核苷酸（FAD），在生物氧化过程中起逆氢作用，与热能代谢直接相关。若维生素 $B_2$ 不足，体内物质和能量代谢将出现紊乱，机体缺乏维生素 $B_2$ 常表现为外生殖器、舌、唇、口角部位的炎症。据我国两次营养调查显示，居民平均摄入量只有推荐量标准的 1/2。

2. 食物来源

鳝鱼、蘑菇、动物脏器、奶类、蛋类、绿色蔬菜和豆类中维生素 $B_2$ 含量均较高，谷物和一般蔬菜含量较少。

维生素 $B_2$ 在谷物加工时极易损失，部分是由于热烫处理而溶于水中，部分是由于光照损失，所以维生素 $B_2$ 较丰富的食品不宜久存。

3. 供给量

维生素 $B_2$ 与机体能量代谢及蛋白质的摄入量均有关系，机体热量需要量增大，处于生长加速期、创伤恢复期、孕期和哺乳期的人群供给量都要增加，我国推荐摄入量标准与维生素 $B_1$ 相同，为每日 1.2 ~ 1.4 mg。

## 三、维生素 $B_{12}$

维生素 $B_{12}$ 又称钴胺素，是以钴离子为中心的复杂多元环化合物，是唯一含金属元素的维生素。在中性或弱酸条件下稳定，强酸或强碱条件下易分解，在阳光照射下易被破坏，但耐热性较好，故其在一般烹调方法中不易被破坏。

1. 生理功能和缺乏症

维生素 $B_{12}$ 可以促进红细胞的发育和成熟，维持机体正常的造血机能，维生素 $B_{12}$ 是转甲基的辅酶，可以提高四氢叶酸的利用率。当维生素 $B_{12}$ 缺乏时，会造成巨幼红细胞性贫血。

2. 食物来源及供给量

维生素 $B_{12}$ 的食物来源是动物性食品，动物肝肾、奶、肉、蛋、海鱼、虾等含量较多。肠道细菌也可合成一部分。其需要量很少，一般成人每日推荐摄入 2.4 μg，正常人一般不会缺维生素 $B_{12}$。但胃功能失调患者不能吸收此种维生素，这可能会造成缺乏症。

## 四、维生素 C

维生素 C 又称抗坏血酸，具有很强的还原性，很容易被氧化。在干燥及无光线条件下较稳定。加热或暴露于空气中、碱性溶液及金属离子（$Cu^{2+}$、$Fe^{3+}$）都会加速其氧化。

1. 生理功能和缺乏症

（1）参与氧化还原反应

维生素 C 参与氧化还原作用，保护含巯基酸的活性，避免维生素 A、维生素 E 以及必需脂肪酸被氧化。消除自由基和某些化学物质对机体的毒害，还可以将三价铁还原成二价铁，有利于铁的吸收和利用。

（2）促进胶原蛋白合成

胶原是骨、结缔组织、血管的主要成分。胶原交联成胶原纤维才能构成组织结构成分。维生素 C 作为还原剂，可促进蛋白中某些氨基酸羟化后交联成胶原纤维。若维生素 C 缺乏，会造成毛细血管破裂（皮肤出现淤血点与瘀斑）、出血、牙齿松动、骨骼易折断、伤口不易愈合等，严重缺乏时导致坏血病（坏血病主要症状为牙龈出血损坏、掉牙、腿疼等）。

（3）提高应激能力

应激状态下，人的全身处于高度紧张状态，出现相应的生理反应，如心跳加剧、血压升高、出汗、肌肉紧张等。此时机体处于充分动员状态，代谢水平加快，活动量增加，以适应紧急情况。人体内各种激素，如肾上腺素、肾上腺皮质激素以及胰高血糖素的增加，有利于保持体内主要器官葡萄糖的供应，保证能量来源。人面对紧急状态一般有两种表现：一种是对突如其来的情况目瞪口呆、无能为力，陷入混乱之中；另一种是急中生智、头脑清醒、当机立断、随机应变、动作准确、行动有力，及时摆脱困境。应激能力是一种包括心理、生理等因素的综合能力。

维生素 C 可参与甲状腺激素、肾上腺皮质激素和 5– 羟色胺（一种神经递质）等物质的合成与释放，提高人的应激能力和对寒冷的耐受能力。

（4）降低血胆固醇水平

维生素 C 参与肝中胆固醇羟化过程以转变成胆汁酸（帮助消化），从而降低血浆胆固醇水平，预防心脑血管硬化。

（5）增强机体抵抗力和抗癌能力

维生素 C 能刺激机体产生干扰素，增强抗病毒能力，预防感冒，还可以保护心脏，改善心肌功能。维生素 C 还能阻止一些致癌物的形成，如阻断致癌物亚硝胺的形成，所以对预防癌症有效。

2. 食物来源及需要量

维生素 C 主要来源于新鲜蔬菜和水果，如青菜、韭菜、青椒、芥蓝、菜花、苦瓜、柑橘、鲜枣、草莓、山楂、猕猴桃、鲜荔枝等。干的豆类及种子一般不含维生素 C，但当豆类种子发芽后则可产生维生素 C。新鲜蔬菜储存过久会使维生素 C 遭到破坏，应合理保存和烹调蔬菜，做到不久存、少水烫、烹制不过火，提倡生食新鲜蔬菜和水果，以更好地保护和利用维生素 C。

维生素 C 的推荐摄入量较大，成人一般每天为 100 mg。

# 第九章　人体健康必需的营养物质——无机盐

人体作为一个整体，需要在各种营养物质的参与下才能维持正常的生命活动。前面介绍的营养物质主要是有机化合物（碳氢化合物）。除碳氢化合物以外的元素和化合物统称为无机盐（矿物质），占人体总量的5% ~ 6%。无机盐也是人体的主要组成部分，虽然需要量不像三大营养素那样多，但也是维持机体正常生理功能不可缺少的营养物质。

人体需要的20余种无机盐可以根据其在有机体内含量所占比例大致分为两类，一类在有机体内含量占体重的0.01%以上，如钙、镁、钾、钠、磷、硫、氯等，称为常量元素。另一类在有机体内含量低于体重的0.01%，称为微量元素。人体内必需微量元素有14种，包括铁、锌、碘、硒、氟、铜、钼、锰、铬、镍、钒、硅、钴和锡（一些最新的研究表明，锶、硼、镓、砷、锗等元素在人体中也发挥一定的生理作用）。微量元素在人体内含量甚微，总量不足体重的0.05%，但在体内发挥着重要的生理作用。随着科学技术的发展，人们的认识不断深化，新微量元素的功能还会被发现，微量元素的种类还可能增加。

## 第一节　无机盐的主要生理功能

无机盐作为机体营养成分之一，参与机体诸多重要的生理功能。

### 一、构成机体组织的主要材料

钙、镁、磷是骨骼和牙齿的主要成分，磷还是能量分子ATP和磷脂的主要成分，铁参与血红蛋白、肌红蛋白和细胞色素的组成等。

## 二、维持机体的酸碱平衡和渗透压

正常人体组织中细胞内外液的 pH 变化范围很小，改变 0.1 个 pH 单位甚至会引起酸蛋白的变性，造成生理功能失调。因此，体液缓冲系统如 $H_2PO_4^-$/ $HPO_4^{2-}$ 、$H_2CO_3$/$HCO_3^-$ 等缓冲对，在维持酸碱平衡方面发挥了重要作用。另外，体液电解质主要是 $Na^+$、$Cl^-$、$K^+$、$H_2PO_4^-$、$HPO_4^{2-}$、$HCO_3^-$ 等离子，$Na^+$、$Cl^-$ 是维持细胞外渗透压的主要离子，$K^+$、$H_2PO_4^-$ 是维持细胞内渗透压的主要离子。细胞内外液的渗透压平衡主要由以上离子的浓度决定。

## 三、维持神经肌肉的应激性

一些无机离子对神经肌肉兴奋性有不同的影响。有的可增强其兴奋性，有的可抑制其兴奋性。实验证明，神经肌肉的兴奋性与下列离子浓度和比例有关。

已知 $Na^+$、$K^+$ 浓度升高，可增强肌肉组织的兴奋性，$Ca^{2+}$、$Mg^{2+}$ 浓度升高，可降低神经肌肉组织的兴奋性。由此可见，缺钙严重的婴幼儿常出现手足抽搐，是肌肉组织的应激性升高所致。

心肌的应激性也与上述离子有关，但效应有所不同。$K^+$ 对心肌的影响非常大，血钾过高对心肌有抑制作用，心脏舒张期延长，心率减慢，严重时甚至可致心跳停止于舒张期；血钾过低常出现心律失常，使心跳停止于收缩期。$Na^+$ 和 $Ca^{2+}$ 可拮抗 $K^+$ 对心肌的不利作用，维持心肌的正常应激状态，保证其功能。

酶的组成成分和激活剂：不少无机离子常作为酶的辅酶或激活剂，影响酶的活性。如：呼吸链中细胞色素体系含铁；碳酸酐酶含锌；细胞色素氧化酶含铜；ATP 酶需要一定浓度的 $Na^+$、$K^+$ 、$Ca^{2+}$ 或 $Mg^{2+}$ 存在才表现活性；$Cl^-$ 是淀粉酶的激活剂，可提高淀粉酶对淀粉的消化能力；等等。

# 第二节　钙

钙是人们了解最多的矿物质之一，在日常生活中人们也普遍关注钙的营养价值，但缺乏从医学营养学的角度认识钙的能力。

## 一、含量与分布

钙是人体内常量元素中含量最多的元素，成年人体内含量可达 1 200 g，其中 99%

以羟磷灰石的形式沉积于骨骼和牙齿中，使得骨骼和牙齿变得极为坚固。其余的 1% 则存在于体液和软组织中，虽然这部分钙不多，却具有非常重要的生理功能。血液中钙的浓度的正常值是 2.45 mmol/L 左右。

## 二、生理功能

1. 构成骨骼和牙齿

骨骼是骨盐（主要是羟磷灰石）和胶原蛋白沉积而形成的。这种沉积过程称为成骨作用。骨骼中胶原蛋白提供韧性和弹性，羟磷灰石提供硬度和刚性。这种紧致的复合体，在体内起支撑作用。成骨作用的逆过程称为破骨作用，即骨盐溶解、胶原水解过程。骨骼在成骨和破骨过程中得到更新。

牙齿的主要部分由牙质组成。牙质的成分类似于骨骼，只是比骨骼结构更致密，钙盐含量更多，所以更紧致。牙釉质（牙齿外层）比牙质还坚硬。

口腔中的细菌和酶使残留在口腔中的碳水化合物发酵产生酸性物质，酸性物质使牙齿的无机盐溶解，破坏牙釉质，久而久之造成龋齿。

牙齿中的钙与骨骼中的不一样，不能被置换，因此牙齿不能自己更新。预防龋齿的办法就是晚上睡觉前不吃甜食而且睡前刷牙。另外，含氟牙膏可起到预防龋齿的作用。氟磷灰石较羟磷灰石的溶解度小，更坚硬，更耐酸腐蚀。

2. 维持神经肌肉的正常兴奋性

肌肉的兴奋、神经冲动的传导和心脏的正常搏动都需要钙。当血浆中钙离子明显减少时，可引起手足抽搐甚至惊厥。原因是缺钙导致神经组织应激性升高。通常小孩和老人容易缺钙，且常出现手足抽搐等症状。

3. 维持细胞膜和毛细血管正常功能

只有 $Ca^{2+}$ 与卵磷脂密切结合，才能维持毛细血管和细胞膜的正常通透性和功能。

4. 凝血因子和信使

$Ca^{2+}$ 可参与血液凝固过程，作为第二信使，调节机体的各种生理活动。

## 三、钙的吸收及其影响因素

钙的吸收量较低，通常成人对膳食中钙的吸收率为 20% ~ 30%；正处在生长期的儿童、孕妇和哺乳期妇女对钙的利用率较高，他们能吸收膳食中 40% 以上的钙；而长期缺钙的人对钙的吸收率高达 70%。钙主要在小肠吸收，影响钙吸收的因素很多，主要包括以下几个方面。

1. 膳食中的钙磷比例

在针对儿童的试验中发现，随着钙摄入量增加，吸收率相对下降，说明单纯增加钙摄入量并不能增加其吸收率。钙的吸收与体内磷元素有关，膳食中的钙磷比例为2∶1时，有利于钙的吸收。

2. 维生素D

1,25–二羟维生素 $D_3$ 可以诱导机体合成钙结合蛋白，这种蛋白有利于钙通过肠壁转运以增进钙的吸收，从而使血钙升高并促进骨骼中钙的沉积，因此，缺钙时还要补充维生素D。

3. 消化道的酸碱度

钙在酸性溶液中较易溶解，酸性溶液对钙的吸收率有利。

4. 食物因素

凡能与 $Ca^{2+}$ 形成可溶性复合物的食物成分，均有利于钙的吸收，而钙可与植酸、草酸形成难溶于水的植酸钙、草酸钙，从而抑制钙的吸收。脂肪与钙结合可形成不溶性钙，随粪便排出体外。因此，脂肪过多会造成钙的丢失，另外，钙在碱性介质中难溶解，利用率低。

5. 年龄因素

年龄也是影响钙吸收的主要因素。40岁以上人群钙吸收率明显下降，这是导致中老年骨质疏松的主要原因。

## 四、食物来源和供给量

1. 来源

钙最理想的来源是奶及奶制品，奶及奶制品不仅含钙丰富，而且吸收率高（乳糖钙有利于吸收）。动物性食品如蛋黄、鱼、贝类、虾皮等钙含量比较高。植物性食物中豆类含钙量丰富，此外，绿叶蔬菜也含有较丰富的钙，但是有些蔬菜像苋菜、菠菜含草酸较多，会影响钙的吸收。硬水含钙量高，所以一般不提倡完全喝纯净水。

2. 供给量

我国人群中钙缺乏率较高，一方面，膳食中含钙量不足；另一方面，也受生活习惯影响，因为钙的吸收率与很多其他因素有关。我国营养学会推荐成人每日膳食钙的供给量为800 mg，儿童、孕妇、哺乳期妇女和老年人的供给量应较普通成年人多，在1 000 mg左右，在儿童与青少年的膳食中加入骨粉、蛋黄粉也是补充膳食钙的有效措施。

# 第十章　人体健康之本——水

水是生命存在的基本条件，也是人体结构的基本成分。水占人体重量的 60% ~ 70%。正常情况下，人一旦失去 2% 的水分就会感到口渴，失去 10% 的水分就会因代谢功能衰竭而昏迷，失去 20% 的水分就会危及生命。

人们咀嚼食物需要唾液，消化食物需要胃液、肠液、胆汁等，这些消化液绝大部分都由水组成。人体在整个新陈代谢过程中，所产生的有害物质和废物需要排出体外，如大便、小便、汗液、打喷嚏、呼吸等，都需要有水才能进行。人体如果没有水，养分就无法吸收和输送，废物不能排除，血液不能循环，体温不能调节，体内各项生理活动无法进行。水参与了生物体内所有的生理生化过程，生物体内缺水达到一定程度，新陈代谢就无法进行。因此，水是生命之源，和阳光一样，是生命不可缺少的最基本的营养物质。

## 第一节　水在人体内的功能

人们对水极为熟悉，也知道水是人体的重要组成部分，但却往往忽略了水也是人体需要的营养成分之一，而且是含量最多的。

### 一、构成人体组织

水在人体内含量所占的比例随年龄、性别的不同而不同。年幼者水分所占比例高，随着年龄的增长，水分所占比例相应降低。成年人体的 1/3 由水组成，脑细胞大约含有 85% 的水，血液大约含有 90% 的水，肌肉、神经、内脏、结缔组织含水 60% ~ 80%。脂肪组织含水 30% 以下，看起来与水无关的骨骼也含有 20% 以上的水。

### 二、参与物质代谢

水是良好的溶剂，许多营养物质必须溶于水才能发生代谢反应，水的电解常数高，可促进电解质的解离。人体内许多物质只有解离成离子状态才能发挥生物学作用。水在体内还可直接参与一些代谢反应，如水解、氧化还原等；水还参与排泄废物（大小便，呼吸蒸发等）的过程。总之，水在体内参与的各种生理活动和代谢反应都是维持生命的主要过程，没有水，生命就无法存在。

### 三、运输载体

水有流动性，在消化、吸收、循环和排泄过程中充当载体，并有运输功能，如消化物的吸收和转运、血液循环、将废物排出体外等。

### 四、调节体温

水的比热容大，蒸发量也大，这一性质有利于人体在环境温度高时通过蒸发散热来维持正常的体温。由于水的比热容大，血液流经体表部位时，其温度不会因环境温度的差异而发生大的改变，有利于保持体温恒定。

### 五、滋润、润滑作用

机体内的水分能滋润皮肤，使人显得水灵。体内缺水不仅影响新陈代谢，皮肤也会失去光泽，使人显得干瘪和苍白。老年人的皮肤皱纹逐渐增多、加深的原因之一，就是老年性营养缺乏、失水、皮脂腺逐渐萎缩引起了皮肤干燥。一个体液正常的老人，皱纹及老年斑就相对较少，衰老过程也会缓慢很多。

水作为关节、肌肉和脏器的润滑剂，可维护其正常功能，例如，唾液有助于吞咽食物，泪液可防止眼球干燥，关节液可减少运动时关节之间的摩擦，等等。

## 第二节　水平衡

水和其他营养成分一样，在满足机体需要的同时，也必须保持动态的平衡。

### 一、水的平衡

人体在正常情况下每天通过皮肤汗腺、呼吸道、肠道和肾等排泄器官把体内一部分水分排出体外。同时通过摄取食物、饮料等方法补充机体损失的水分。当排出体外的水和摄入体内的水量平衡时称为“水平衡”。肾是排出水分的主要器官，肾在排水的同时对水还有重吸收作用。通过重吸收，也可以调节水平衡。正常人 24 h 内排出的水分受饮食状况、气候环境、劳动强度等多种因素的影响，一般为 2 500 mL 左右。

## 二、水的来源

要维持体内水的平衡，不断地补充水分是必要的。人体内水分主要有三个来源。

①代谢水，指碳水化合物、脂肪、蛋白质三大物质代谢过程中产生的水分。

②食物水，指食物中含有的水分。

③饮水，指每天喝的水。

其中饮水是机体补水的主要来源。代谢水和食物水的变动较小。所以饮水是调节水平衡的主要方式。饮水时以少量、多次、饮用至无口渴感为适量。一天饮水 6 ~ 7 杯（1 500 ~ 1 700 mL）。当然，饮水量与季节、活动量等造成排汗多少也有关系。

## 三、水的缺乏

水的摄入与排出应保持平衡，否则会因机体内水分过多或过少而引发疾病。水分摄入不足、大量出汗、腹泻等情况均可引起体内缺水。人体缺水或失水过多会使血液浓缩、黏滞度增高，不利于血液循环及营养物质的吸收，表现出口渴、黏膜干燥、消化腺分泌减少、食欲减退、精神不振、身体乏力等症状。体内缺水不仅会影响新陈代谢，还会影响容貌，使皮肤失去光泽。在缺水状态下，老年人还易形成血栓。

因此，人体每日必须摄入足量的水，以保证各种生命活动的正常进行。从某种程度上说，水比食物还重要。人不吃食物，大约可存活两周甚至更久，而要是没有水，生命维持不了几天。但是，如果水喝得太多、太急，也会造成电解质不平衡（钠离子、钾离子流失）、水溶性维生素（B 族维生素及维生素 C）流失、冲淡消化液等问题。

# 第十一章 合理烹调

“民以食为天”，这是中国百姓的一句俗语，也道出了吃饭对人类健康和生命的重要意义。中国的饮食文化博大精深，菜系众多，菜品色、香、味俱全。除了要有优良的食材，还需要科学的烹调技术。

## 第一节 烹调的作用

“烹”是加热，“调”是调味，膳食原料经烹调，才能制成色、香、味、形俱佳的美味佳肴。

### 一、烹的作用

把经过洗、切、搭配的生原料，通过加热变成熟食，就是“烹”，这一工序有以下几方面的作用。

1. 杀菌灭虫

消灭细菌和寄生虫。

2. 帮助消化吸收

促进营养成分分解，便于消化吸收。例如，使蛋白质变性凝固或溶解在汤汁中，碳水化合物分解成糊精和小分子糖，脂肪分散，纤维组织松散，植物细胞壁破坏，都更易于消化和吸收。

3. 提高色、香、味

提高色、香、味及性状，可促进食欲，通过蒸、煮、炖、炒、熘、炸、烙、烤等烹饪技术，可制造各种主食和菜肴。

## 二、调的作用

1. 去腥解膻

牛肉、羊肉、鱼类有较重的膻腥味，肉类较油腻，不合人们的口味，加入一些调味料，如盐、葱、姜、蒜、料酒、香辛料等烹制，不仅可去腥解腻，还可改善口感。

2. 增加菜肴的色彩

应用调味品，既可使菜肴滋味更佳，还可增加菜肴的色彩，例如，红烧肉加糖、酱、酱油等，可呈现棕红色；番茄酱、红腐乳汁可使菜肴呈现红色，咖喱可以让菜肴变为黄色等。

3. 确定菜肴的滋味

菜肴的滋味主要靠调味品。在同一原料中，加入不同的调味品，就会烹调出不同味道的菜肴，如排骨可以烹制出糖醋、椒盐、红烧或清炖等口味。

# 第二节　烹调过程中营养素的流失

膳食中营养成分和化学物质直接影响人的健康和生命。但在烹调菜肴的过程中，有时会增加某种物质，有时营养成分会被破坏或流失。

## 一、主食营养素的流失

1. 米中营养素

做饭时，人们一般会将米淘洗 2 ~ 3 次，甚至更多。米在淘洗过程中可损失维生素 $B_1$、维生素 $B_2$、维生素 $B_5$、可溶性无机盐。淘米时，淘洗次数越多，浸泡时间越长，可溶性营养素损失越多。另外，捞饭可致大量可溶性营养素溶解在米汤里，若去掉米汤，会造成营养损失，煮粥加碱可破坏维生素 $B_1$。

2. 面食中营养素

捞面条可损失可溶性营养素，炸油条可因为加碱、加矾将维生素破坏殆尽，而且含矾铝盐、高铝饮食（粉条、粉丝、膨化食品、铝锅遇酸等）可导致阿尔茨海默病。蒸馒头用纯碱或小苏打中和醋酸，也会损失维生素，而用酵母时损失较少。

## 二、副食营养素的流失

副食中的营养素主要在以下环节有所流失。

1. 存

新鲜蔬菜和牛奶等食物要避光，在阴冷环境中保存。因为维生素 $B_2$ 对光敏感，如牛奶在阳光下照射 2 h，维生素 $B_2$ 会损失一半以上。蔬菜最好买新鲜的，储存时间也不要太长，以免造成营养素损失。

2. 洗

蔬菜最好先洗后切，不要先切后洗，如豆角应先洗好后再焯和切，以免造成维生素的损失。另外，洗菜要用清水、流水，不要加洗洁精等，因为化学物质和表面活性剂对人体有害。

3. 切

蔬菜切好后，应尽量快炒，避免切断面暴露在空气中时间过长，使一些维生素如胡萝卜素、维生素 C 等被氧化流失。

4. 焯

烹制蔬菜时最好不要焯，对必须焯的涩味较重或含有草酸、硝酸盐等有害成分的蔬菜，要用沸水短时间焯，不要在温水中长时间泡，以减少可溶性维生素的损失。在焯绿叶蔬菜时，可在水中加少量食盐，可使菜叶色泽鲜艳。焯完后的蔬菜可控水但不要挤去汁液。

5. 炒

炒菜时要急火快炒，可以大大减少维生素的损失，不要过早放盐，否则菜不易熟，还会出现较多菜汁，溶出一些维生素和无机盐。炒鲜蘑菇等易出水的菜时可用淀粉勾芡，这样可使汤汁浓稠并减少可溶性营养素的损失。另外，胡萝卜素是脂溶性的，溶于油中容易被吸收，所以含胡萝卜素多的蔬菜适合炒食。

6. 蒸

蒸肉、鱼等菜既可保证其外形，又不破坏其风味，而且清淡爽口，但要注意等水开了再放食品，以免过多冷凝水溶解营养素。

7. 炸

挂糊油炸是保护营养素、增强滋味的一种好方法。挂糊是指炸前在原料表面裹上一层淀粉或面糊（冷水调，搅拌次数不要过多，以免发黏），面糊使原料避免与热油直接接触，可减少原料营养素的损失，原料所含汁液、鲜味不易外溢，使菜肴外焦里嫩，风味别致。

应尽量少食油炸食品，因为油脂反复高温加热后，其中的不饱和脂肪酸因高温加热产生的聚合物毒性较强，大部分油炸烤制食品，尤其是炸薯条中含有高浓度的丙烯酰胺，是可能致癌的物质。丙烯酰胺属中等毒类，对眼睛和皮肤有一定刺激作用，可经皮肤、呼吸道和消化道吸收，并在体内蓄积，主要影响神经系统，一次性大剂量摄入会影响中枢系统的功能。长期慢性摄入丙烯酰胺的人会出现嗜睡、精神不振、情绪波动、记忆衰退、幻觉和震颤等症状。丙烯酰胺中毒还可能伴随末梢神经病变（如出汗，肌肉抽动等）。神经末梢病有一定的潜伏期，这取决于剂量。大剂量接触，数周内就可发病，长时间低剂量接触，可数年后发病。

8. 熏烤

熏烤食品表面被烤成焦皮，香味独特，非常诱人。但是鱼、肉类食品经熏烤后，容易产生对人体有害的物质——苯并芘。苯并芘是强致癌物，可诱发胃癌、肠癌等。

9. 腌渍

腌渍类食品分为发酵性与非发酵性两类。非发酵性腌渍食品包括咸菜、酱菜，发酵性腌渍食品包括榨菜、泡菜。腌菜是我国居民长期食用的菜类。但是应限食，其原因在于其中过多的盐分以及不良加工方式可能产生有害物质，如亚硝酸盐等。特别是腌不透的菜中亚硝酸盐的含量很高，而亚硝酸盐是强致癌物质。

10. 酸和碱

蔬菜炒好即将出锅时，适当放一些醋，既可增加风味，又能防止食物中维生素被破坏。这类菜肴包括醋熘白菜、糖醋藕片、醋烹豆芽等，都能较好地保存其中的营养素。烹调动物性食品时，也可先放醋，如红烧鱼、糖醋排骨等。先放醋可将原料中的钙溶解得多一些，从而促进人体对钙吸收。碱会造成食物中维生素和无机盐的大量流失，特别是维生素 $B_{12}$ 几乎全部流失，维生素 $B_2$ 也会流失一半。因此，烹制各种食物时，尽量不要加碱。

以上讨论可见，食物的营养价值既取决于食物原料的营养成分，也取决于加工、储存过程中营养成分的保存率。因此，烹饪加工的方法是否科学、合理，将直接影响食品的质量和营养价值，在日常生活中我们要多加注意。

## 第三节　调味品种类

我国丰富的饮食文化中孕育出八大菜系，即川菜、粤菜、鲁菜、苏菜、浙菜、闽菜、徽菜、湘菜。各个菜系中的每一道菜，又都是厨师们精雕细琢的“工艺品”。在这些“工艺品”的加工过程中，调味品是必不可少的。

## 一、酱油

酱油色泽红褐，有独特酱香，滋味鲜美，有助于促进食欲，是中国传统的调味品。酱油的生产工艺有两种，一种是酿造，另一种是配制。酿造酱油是以大豆、小麦、麸皮为原料，经微生物发酵而成；配制酱油是以酿造酱油为主体，加入酸水解植物蛋白调味液、食品添加剂等配制而成。国家有关规定明确指出，配制酱油中酿造酱油的比例不得少于50%，而且不得添加非食品原料生产的氨基酸液。氨基酸态氮是酱油的特征和指标之一，它能体现出酱油中氨基酸含量的高低。氨基酸态氮含量越高，酱油质量就越好，鲜味也越浓。根据国家强制性规定，每 100 mL 酱油中，氨基酸态氮含量不得低于 0.4 g，这也是区分酱油等级的关键。

1. 分类

市场上的酱油有生抽和老抽之分，生抽是以优质的黄豆和面粉为原料，经发酵成熟后提取而成的，并按提取次数的多少分为一级、二级和三级；老抽是在生抽中加入焦糖，经特别工艺制成的浓色酱油，适合烹制肉类时增色用。相比之下，生抽的营养品质略胜老抽一筹。这样看来，并不是颜色越深的酱油就越好，要根据自己的口味和使用目的选择。另外，酱油商标上一般都标注佐餐用或供烹调用。两者的卫生指标是不同的，所含菌落数也是不同的。供佐餐用的酱油可直接入口，卫生指标较好，若是供烹调用的，则不可用于凉拌菜。

2. 烹调中酱油的添加方法

烹调食物时添加酱油时间的早晚，是根据需要而定的。例如：要让酱油起上色作用，可以早一点儿把它加进去；若是为了增加食物的鲜味或是增加酱油的味道，可以在出锅前加入酱油。

## 二、食醋

从生产方法上分类，食醋有酿造食醋和配制食醋两种。酿造食醋是指纯酿造工艺生产的食醋，不得添加食用冰醋酸；配制食醋是以酿造食醋为主体，添加食用冰醋酸等添加剂配制而成的食醋。酿造食醋的味道要好于配制食醋。另外，产地不同的食醋也有不同的风味和品种，如老陈醋、陈醋、香醋、米醋等。同种醋的质量也有高低之分，但品种之间的质量不好比较，这取决于个人爱好和调味对象。

## 三、料酒

所谓料酒，顾名思义，就是专门用于烹饪调味的酒。从理论上来说，啤酒、白酒、黄酒、葡萄酒、威士忌都能作为料酒，但人们经过品尝后发现，黄酒为烹饪最佳用酒。但现在市场上的料酒不是黄酒，而是专门制作的烹调用酒，其中黄酒占 30% ~ 50%。料酒和黄酒的最大区别就是，黄酒可以作为料酒用，但料酒却不能当作黄酒喝。料酒在烹饪中的主要功效为去腥臊、解油腻。烹调时加入料酒，能够使腥膻味的物质溶解于酒精中，随着酒精挥发，料酒的酯香、醇香同菜肴的香气十分和谐，用于烹饪不仅为菜肴增香，还可以渗透到食物组织内部，溶解微量的有机物质，从而令菜肴松软、可口。

## 四、食糖和糖精

烹调食糖多用蔗糖，包括红糖和白糖。白糖只能提供能量，缺乏其他营养素；红糖未经精制，含一些杂质和铁、铬等无机盐。

糖精并不是糖，更不是糖的精华，而是一种人工合成的甜味剂，是从煤焦油里提炼出的甲苯，经过一系列化学反应后制成的。糖精的化学名称是邻环酰苯酰亚胺，它比蔗糖甜 300 ~ 500 倍，可用于糕点、果酱、调味酱汁、饮料等的制作，代替部分蔗糖。糖精不易消化吸收，又对人体没有营养价值，大部分通过尿液排出，对身体有无毒害作用尚有争议，所以不要多吃。糖精溶液在煮沸或酸性条件下会逐渐分解生成苯甲酸，从而产生苦味，因此糖精不应在烹调加热或酸性食物中使用。

## 五、蜂蜜

蜂蜜中含有 70% 以上的转化糖（葡萄糖和果糖）、5% 以下的蔗糖、酶类、氨基酸、维生素和无机盐等。其营养价值比蔗糖高得多。经常食用蜂蜜，能帮助消化，增强记忆力，消除疲劳，增强耐力，延缓衰老，美容养颜，并加强人体代谢的能力，是天然营养品。

冲饮蜂蜜注意要用温水，水温不应超过 60 ℃。沸水可使蜂蜜中的营养成分受到不同程度的破坏，如淀粉酶发生分解，维生素 C 的破坏率为 20% ~ 50%，其他营养成分也会发生变化，使营养价值降低。

## 六、淀粉

烹调用淀粉有玉米或薯类淀粉，也有藕粉、荸荠粉等，都是纯碳水化合物，其他营养素含量较少，在食品工业中常作为增稠剂，如做火腿、焖子、炒菜勾芡等，粉条、粉皮等均由淀粉制成。

## 七、味精

味精的主要成分是谷氨酸钠。谷氨酸主要存在于植物蛋白中，尤其麦类的麸蛋白，味精多以麸类粮食为原料。味精是鲜味调料，在中性偏酸性时鲜味最佳（pH 为 5 ~ 6），在酸性和碱性条件下，鲜味都会减弱，在强碱条件下，转化为谷氨酸二钠盐，还有臭味。所以，酸碱性极强的食物不适合加味精。另外，做菜使用味精，应在起锅时加入，因为味精在高温下会分解为焦谷氨酸钠，不但没有鲜味，还会产生轻微的苦味，对人体有害。

使用味精时应掌握好用量，并不是多多益善，吃多了也会对身体有害。世界卫生组织建议，婴儿食品暂不用味精，成人每人每天味精摄入量不要超过 6 g。

## 八、鸡精

鸡精不是从鸡肉里提取的，而是在味精的基础上加入助鲜核苷酸制成的，由于核苷酸常有鸡肉的鲜味，故称鸡精。鸡精比味精的味更鲜，从卫生角度来讲，鸡精对人体无毒无害，但在烹调时加入过多鸡精，则会破坏菜肴原有味道。

## 九、咖啡

咖啡是由咖啡豆经烘焙磨碾而成的，含咖啡碱、鞣酸及大量钾盐，有使神经兴奋和利尿的作用，可乐型饮料因含咖啡因而有兴奋作用。

## 十、可可及巧克力

可可及巧克力均来自可可豆。可可豆先经过处理，磨碾成稠汁，凝成块状的可可豆脂，即为苦味巧克力。牛奶巧克力糖是在可可豆脂中加牛奶和蔗糖而制成的。巧克力含较多的脂肪、糖和少量蛋白质，为高热量食品。将处理过的可可豆磨碾成稠汁，在尚未凝固成块之前去掉约一半脂肪，再制成可可粉。可可粉作调味料时加在牛奶、点心、饮料中以增加香味。

通过前面的叙述，我们可以看出，美味佳肴的烹制离不开调味品。但是，使用方法和量的把握至关重要，要科学合理地使用调味品，使我们的美食更健康，发挥更大的营养价值。

# 第十二章　饮食常识

我们已经知道，平衡膳食是通过合理搭配食物品种，利用不同食物的互补作用提高营养水平，以便更科学、更合理地摄取营养物质。另外，我们在日常生活中还要了解一些饮食常识，补充健康饮食知识，这样在选择食物品种时才能更加科学、更加理性，从而保证生活质量。

## 第一节　饮食新风尚

随着人们生活水平的提高，一些“富贵病”也随之而来，在生活水平较高的地区，这一现象尤为明显。人们应在食物方面做些调整，树立一些新的饮食风尚。

### 一、吃“粗”

吃“粗”是指吃糙米、粗粮，糙米、粗粮等有助于防止糖尿病、脚气、便秘等疾病，并且还具有减肥作用。处理蔬菜时也不要切得过细，应可撕、可掰、可整食，这样有利于保持营养成分。

### 二、吃“生”

有些蔬菜可以像水果一样生吃，用这种方式，人们可以摄取更多维生素、无机盐、挥发油、酶类等营养成分，避免营养素在烹制过程中挥发和分解。可生吃的蔬菜包括萝卜、莴苣、黄瓜、葱、蒜、柿子椒、苦瓜、白菜心等。除了直接生吃，还可以凉拌，加一些醋、蒜杀菌，既助消化，又有营养。

### 三、吃“淡”

吃“淡”是指饮食清淡，炒菜油不要太多，也不要太咸，油、盐吃多了都容易引起心脑血管疾病，还会引起肾脏疾病和水肿。目前较富裕地区心脑血管病的发病人群明显年轻化，心脑血管疾病也已成为“头号杀手”。据有关报道，长期摄入过量盐分的人易衰老，平均寿命比清淡饮食的人要短得多。

## 四、吃“黑”

黑色食物大多是食疗、食养的佳品，如黑米、黑芝麻、黑豆、乌鸡、黑木耳、紫菜等，比对应浅色品种营养价值更高。黑米的蛋白质、脂肪及必需氨基酸要比白米高；黑芝麻含有 17 种氨基酸、14 种微量元素及多种维生素，含铁量也居植物之首；乌鸡是很好的营养品，有抵抗疾病、延缓衰老之功效；黑木耳含有丰富的蛋白质、脂肪、糖、铁、胡萝卜素、常量元素和微量元素、维生素 $B_1$、维生素 $B_2$、维生素 $B_5$、卵磷脂等，能降低血液黏稠度、补血、通便，其中含有的多糖类物质还可以激活免疫系统，增强人体的抵抗力。

## 五、吃“苦”

苦类食物中含有大量人体所需的氨基酸，专家曾测定 20 种氨基酸，其中有 70% 以上是苦味，特别是多数苦味物质还含有 B 族维生素，能抑制癌细胞。因此，苦瓜、苦杏仁、蘑菇等都是天然抗癌食物。香菇含有的一种杉碱可降低血清胆固醇，可有效防止肝硬化和血管变脆，并能降低血压，预防心血管疾病；苦瓜有降血糖的功能，可防治糖尿病。中医学认为，苦味食品大多有清热解毒、消渴利湿、清暑明目的作用。

## 六、吃“野”

吃“野”是指吃野菜、野果、野味食品，例如，野百合、野紫苏、野酸枣等野果和马齿苋、苦菜、荠菜、蕨菜等野菜，都含有丰富的维生素、无机盐和纤维素。因为在生产过程没有使用农药，所以这些野果、野菜是天然营养佳品。

## 七、吃“鲜”

力求吃最新鲜的蔬菜、水果以及其他食品。长期储存后，蔬菜、水果的营养成分会大大降低，维生素通常被氧化分解。此外，最好不要吃剩饭剩菜。剩饭剩菜不但营养成分降低，还容易沾染病菌，也属于不新鲜食物。

### 八、吃“杂”

目的是从多种食品中获得各种营养素，使营养均衡。日常饮食应遵循食物种类多、种属远、粗细搭配、有稀有干的原则，从中获得丰富的营养物质，通过食物搭配提高膳食的营养价值。

## 第二节　饭前保健与饭后禁忌

现代人在丰衣足食的条件下，更加注重养生保健，更加关注一日三餐的营养搭配及各种保健品的食用，却往往忽略了饭前、饭后的保健方法。

### 一、饭前喝汤

民间有“饭前喝汤，胜似药方”的说法，这的确有一定的科学道理。汤既可以湿润消化道，也可以滋养机体，还可以增加饱腹感，减少其他食物的摄入量，起到减肥作用。广东人非常讲究煲汤，各种营养靓汤非常养人，但汤一次不可喝太多，一顿一小碗即可。

### 二、饭前运动

运动是减肥的良方，饭后运动难以把体内的脂肪动员起来，而饭前运动时，人体所需的能量主要通过消耗体内脂肪来供应，所以饭前运动有利于减肥。

### 三、饭后不要放松裤带

饭后放松裤带会使腹腔内脏下降，承托消化器官的韧带负荷量增加，易引发肠扭转和胃下垂等消化系统疾病。

### 四、饭后不要立即喝茶

茶中的单宁酸进入肠道后，易与食物中的蛋白质结合，形成不易消化的凝块，影响蛋白质的消化吸收。另外，单宁酸还会影响铁的吸收。

### 五、饭后不要立即运动

吃饭后消化器官需要大量的血液供应，进行紧张的工作。若在这时运动，势必使许多血液分流至运动系统，结果造成消化系统缺血，不但使胃肠的蠕动减弱，而且消化液的分泌也会显著减少，引起消化不良。因此，饭后应休息一段时间，在 1～2 h 后进行跑步或其他体育锻炼。

另外，饭后马上洗澡、伏案工作、吃冷饮等，也会影响肠胃功能，是不可取的。

## 第三节　细嚼慢咽益处多

吃饭的方式方法也是养生保健不可或缺的重要内容之一。一般情况下，吃饭时应坐下，心态平和地慢慢吃，也就是平时百姓所说的细嚼慢咽，其益处很多。具体益处如下。

①有益于口腔：细嚼慢咽可增强面部肌肉的力量，有利于增强口腔、牙齿功能。粗嚼快咽则易弄伤舌头、腮部，有损口腔、牙齿和齿龈，甚至会引起口腔溃疡。

②有益于食道：在细嚼慢咽的情况下，由于食物嚼得细，通过食道时会比较顺畅，对食道有益处。

③有益于胃肠：细嚼慢咽可以使唾液分泌量增加，唾液里的蛋白质进入胃里以后，可以在胃里反应，生成一种保护膜，对胃起到保护作用。

④有益于心脏：进食过快易引起心律失常，而人在细嚼慢咽时，心动有节律，心情平静有益于心脏的功能正常。

⑤有益于减肥：进食过快，当大脑发出停止进食的信号时，往往已经吃了过多的食物，造成营养过剩，引起肥胖。而细嚼慢咽的过程中比较好调整食量，使进食量与体内需求相适应，有利于保持体重或减肥。

⑥有益于美容：细嚼慢咽可以使面部肌肉得到充分运动和锻炼，从而使面部饱满有光泽。

⑦有益于防病：细嚼慢咽能够促使体内胰岛素和消化液的分泌，有助于消化并调节体内糖的代谢，可以预防糖尿病及多种消化系统疾病。

⑧有益于营养吸收：细嚼慢咽时，可以将食物充分嚼碎，利于机体充分吸收营养。

⑨有益于品味和享受美食：饮食既是维持生命和健康所必需，又是人们享受生活的组成部分。细嚼慢咽有助于人们更好地享受美食。专家建议用餐时间以 20～30 min 为宜。

## 第四节　轻微饥饿有利于健康长寿

民间有“若要身体安，三分饥和寒”“欲要长生，肠中常清”的说法，是有科学道理的。美国洛杉矶大学的雷·沃尔福德教授曾经通过实验获得了“饥饿能使青春常驻”的科学证明。实验将老鼠分为三组：饥饿组、节食组和充足饮食组。通过观察发现，喂食很少的老鼠寿命比饮食充足的老鼠寿命长一倍。在实验中还发现，接受饥饿和节食实验的老鼠，体内血糖和胰岛素的浓度大大低于那些想吃就吃的老鼠。在实验即将结束时，科学家还对这三组老鼠同时注射了能够损害大脑细胞的毒素。通过大脑解剖结果分析，与节食和足量饮食的老鼠相比，接受饥饿实验的老鼠更能抵抗毒素对大脑细胞的侵袭。

## 一、过度饮食会影响健康

过度饮食会造成消化液分泌不足，如经常过量饮食造成胰腺长期受累，导致胰岛素分泌不足，形成糖尿病。饱食后为了消化，血液过多集中在肠胃，使心脏、大脑相应缺血。吃的太多，消耗不了，变成脂肪储存，造成肥胖。有关肥胖症的研究显示，同样身高的人体重越重，死亡率越高，寿命越短。

反过来讲，如果一个人膳食合理，适当运动，没有过剩热量转变为脂肪，通常就不会有肥胖的问题，体重较轻者心脏负担也轻。所以，每餐只需吃八分饱即可。沃尔福德认为，消化道负担越轻，身体就越健康，寿命也就越长，所以他主张每周禁食两次。轻微饥饿为何可使动物与人健康长寿呢？一种解释认为，细胞死亡是衰老的主要因素，轻微饥饿会激发人体潜能，使之拯救衰老细胞。

当然，“轻微饥饿”不同于长期处于半饥饿状态。后者会导致营养不良。轻微饥饿不是每天都节食，而是要吃的少而精。例如，应多吃低热量、高纤维、高营养的食物，特别是富含维生素的食物，食量可以减少，但是食物的品种要尽量多，每餐要吃蔬菜、水果、谷物和一点儿肉。这样，既能保证营养，又可以防止大脑早衰，保证血压、血糖、胰岛素和胆固醇等处于正常水平，还可以减肥，美容，提高睡眠质量，使人不易疲劳。

## 二、自测食量

怎样才能知道自己的食量是否合适呢？最可取的办法是自己做新陈代谢测验，根据每天需要的能量来决定吃多少。但此法太麻烦，成人可以通过监测体重来看自己是否营养过剩。此外，还有几种自己测试食量的简易方法。

1. 握拳法

每天早晨起床后，握握拳，如果握拳吃力，感觉发胀，那就表明前一天晚上吃多了，身体吸收了过剩的营养，没有完全消耗，才会有如此的感觉。

2. 通过口水多寡判断

如果未患咽喉疾病，但感觉口干、舌头运转不灵，也是吃多了的表现。由于血液中的营养增多，体内消化腺的分泌会自动减少，唾液也跟着减少，就有了上述表现。通常可以将以上现象看作胃肠负担过重的“抗议”。

睡觉时流口水有时也是因为吃得太多，胃肠蠕动加强，导致唾液分泌量增加。

## 第五节　有助于睡眠的几种食物

人们经常因为工作紧张、学业负担重而影响睡眠质量，轻则影响工作、学习，重则危及健康。不能轻易使用安眠药来维持睡眠，药物不仅会对身体有副作用，而且还会使人产生药物依赖。有些食物具有安神助眠的功效，在睡前食用可改善睡眠，不妨试一试。

### 一、牛奶

牛奶中的色氨酸能在脑细胞代谢中转化为血清素，血清素可以调节“甲肽”等，发挥麻醉作用，使全身产生舒服的感觉，有利于睡眠。通常一杯牛奶就能发挥效果，睡眠不佳者睡前可以喝一杯温牛奶。

### 二、小米

小米中含有丰富的色氨酸。色氨酸能促使大脑细胞分泌一种神经递质——5- 羟色胺，这一神经递质能使大脑活动受到暂时抑制，使人产生困倦感，常失眠者可用小米 30 g、半夏 5 g，煮粥每晚食用。

### 三、葵花籽

葵花籽含有亚油酸、多种氨基酸和维生素等营养物质，能调节人脑细胞的正常代谢，提高神经中枢的功能，每晚吃一把葵花籽可起到安眠的作用。

### 四、蜂蜜

蜂蜜具有补中益气、安五脏和百药之功效，对改善睡眠质量也有良好的效果。可用蜂蜜 3 茶匙，加适量温开水，每晚喝一次。

### 五、核桃

核桃可用于治疗神经衰弱、健忘、失眠、多梦等症。用核桃仁、黑芝麻、桑叶各50 g，捣碎成泥状，每晚服15 g，可改善睡眠。

### 六、大枣

大枣含有蛋白质、碳水化合物、维生素C、钙、磷、铁等营养物质，具有清肺安神的作用。晚饭后用大枣加水煎汁服用，能缩短入睡时间。

### 七、龙眼

龙眼又名桂圆，富含葡萄糖、蔗糖、植物蛋白、多种维生素和钙、磷、铁等无机盐，有益智宁心、养血安神的功效。睡前吃几枚，泡酒或煎汤均可，有助于睡眠。

另外，莲子、黄花菜、秫米等对失眠也有一定的食疗作用，这些食品交错食用，不仅有利于睡眠，还有补中、养血、强身的功效。

## 第六节　针对亚健康状态的饮食建议

每个人都并非生活在真空的环境中，可以不做任何工作，在生活和工作中难免会产生疲劳的感觉，甚至处于亚健康状态。在这种时候，我们就要对自身进行身心调理，饮食调理就是其中不可或缺的一个重要方面。

### 一、疲劳状态的饮食建议

1. 多吃含维生素C和B族维生素的食物

补充富含维生素C和B族维生素的食物，如鲜枣、柑橘、番茄、杂粮、全麦面包、动物内脏、瘦肉等。维生素C和B族维生素能帮助人体把疲劳时所积存的代谢产物处理掉，尽快恢复体力和精力。

2. 多吃含钙、镁的食物

补充富含钙、镁的食物，比如，奶制品、豆制品含钙较多，香蕉、种子类食物含镁较多。

3. 多吃含$\omega$-3脂肪酸的食物

补充一些富含$\omega$-3脂肪酸的食物，如海洋鱼类。$\omega$-3脂肪酸对脑神经传导细胞及视网膜组织有重要影响，不但具有补脑、预防视力退化的作用，还有助于降低胆固醇、预防心脑血管疾病、预防和抑制癌细胞等作用。

4. 多吃碱性食物

多吃碱性食物，如新鲜蔬菜和水果，可以平衡体内酸碱值，缓解疲劳，减轻压力。

5. 多吃含咖啡因食物

含咖啡因的饮食包括茶、咖啡、巧克力、可乐等。咖啡因能增加呼吸的频率和深度，促进肾上腺素的分泌，兴奋神经系统，抗疲劳。但需注意不要摄入过多。

## 二、便秘的调养建议

便秘与生活习惯、疾病和药物等因素有关。生活习惯因素主要包括以下几方面：没有养成定时排便的习惯，忽视正常的便意，排便反射受到抑制，往往引起便秘；饮食过于精细少渣，缺乏膳食纤维，使粪便体积减小、黏滞度增加，在肠内运动缓慢，水分被过多吸收而导致便秘；液体摄入不足、肠道干燥、久坐、肥胖、活动少等致胃肠蠕动慢，从而引起便秘。

治疗便秘应从日常生活习惯入手，要注意以下问题。

1. 养成良好的排便习惯，不要忽视便意

每天在一定时间排便，以此作为条件反射的信号，从而形成良好的排便规律。

2. 注意饮食习惯和饮食调整

不偏食、不挑食，多食纤维和胶质含量高的食物，改善肠道功能，是防治便秘的关键。玉米、海带、香蕉、苹果、洋葱、薯类、蜂蜜、韭菜、白菜、芹菜等都是防治便秘的最佳食品。

3. 多喝水

特别是早晨空腹喝温开水，对改善肠道功能有利。便秘较严重的可喝蜂蜜水，草决明代茶饮也可以改善便秘症状。

4. 合理安排生活和工作

做到劳逸结合，适当的文体活动特别是腹肌的锻炼有利于胃肠功能的改善，对于久坐少动和精神系统集中的脑力劳动者尤为重要。

5. 用药时的注意

在服用抗生素、利尿剂等药物时，为防治便秘要多喝水，多食富含纤维和胶质的食物，可以克服药物对胃肠的影响，保证正常的肠道功能。

# 第十三章 吃出健康 远离癌症

拥有健康、绽放美丽是人们的共同心愿。20世纪末，国际上围绕“医学目的”进行大讨论，最终认为，“医学不仅是关于疾病的科学，更应是关于健康的科学”，“好的医生应是使人不生病的医生，而不仅是把病治好的医生”。而中医“治未病”思想恰恰是对这一内容的最好诠释。

《素问·四气调神大论》曰：“圣人不治已病治未病，不治已乱治未乱，此之谓也。夫病已成而后药之，乱已成而后治之，譬犹渴而穿井，斗而铸锥，不亦晚乎！”并认为“上工治未病，中工治欲病，下工治已病”。这种中医“治未病”思想正是医学的目的，而中医“治未病”思想已有两千多年的历史了，在理论与实践上蕴藏着丰富的内容，它将人们的认识带入“无病世界”的最高境界，也体现了预防为主的真谛。

我国恶性肿瘤的发生率和死亡率在过去的二十年中呈现明显上升趋势，在我国的一些主要大城市中，恶性肿瘤已居死亡病因中的首位，已成为危害人民健康和生命的主要疾病。在全球范围内也一样，恶性肿瘤已成为人类的主要杀手。国内外对恶性肿瘤的研究投入了大量的人力、物力和财力，包括基础和临床研究两方面。近年来对恶性肿瘤的研究进展迅速，包括肿瘤的病因学、遗传基因、分子流行病学，以及临床方面对传统手术、放射治疗、化学治疗方法的改进，特别是多学科综合治疗概念的提出和应用，新治疗手段的发明和临床实践。然而在恶性肿瘤的预防、诊断和治疗方面，还没有出现革命性的进步，未知的领域和待解决的问题远远多于我们已获得的知识和已解决的问题，因此，对恶性肿瘤的研究具有极大的挑战性和艰巨性，同时又存在巨大的发展空间和成功机遇。

## 第一节 肿瘤相关知识

现代医学认为，肿瘤是机体中成熟的或发育中的正常细胞，在相关因素的长期作用下，呈过度增生或异常分化而形成的新生物。为了研究肿瘤的发生、演化和防治，人们建立了专门学科，称为肿瘤学。肿瘤学是现代医学科学中的一个重要分支，与许多基础、临床学科有着密切联系。由于对肿瘤采用的治疗手段不同，临床上肿瘤学又可分为外科肿瘤学、内科肿瘤学和放射肿瘤学等。

## 一、肿瘤流行病学的概念及研究范畴

1. 基本概念

肿瘤流行病学是研究肿瘤在一定人群中的发病动态和分布规律，并且为探索病因、开展预防工作以及验证预防效果提供依据的一门学科。肿瘤流行病学的主要研究内容是掌握癌症发病情况，探讨肿瘤的病因、预防肿瘤发生的措施以及考核肿瘤预防措施的效果。它的研究对象是人群，而不是单个的病例，其最终目的是预防肿瘤的发生和控制肿瘤的发展，以达到改善或促进人类健康的目的。

2. 研究范畴

肿瘤流行病学研究立足于总体，观察对象不仅限于临床的显性肿瘤患者和隐性患者，还包括处于癌前状态的患者。因此，只有通过流行病学的观察才能掌握肿瘤发展的全过程（即肿瘤的自然史）。流行病学的研究是通过"掌握肿瘤的特征"，弄清人群中肿瘤发生和蔓延的状况，也称为"流行病学诊断"，并从流行病学角度"阐明致癌因素"，从宿主、病因、环境各个环节弄清与肿瘤发生有直接或间接联系的各种因素，包括探讨因果关系，这种因素称为流行病学因素。通过对流行病学诊断和流行因素的探讨，可施行人群对策。

3. 研究任务

肿瘤流行病学的研究任务可以归纳为以下五个方面。

①阐明地区间差别以及影响上升、下降趋势的因素。

②研究不同社区间发病率与人们生活习惯和环境间的相互关系。

③比较患恶性肿瘤和不患恶性肿瘤人群间的异同。

④对致恶性肿瘤的可疑因素进行干预，并评估其效果。

⑤对发病的状况和疾病模型进行定性和定量的研究，阐明肿瘤发病的机制。

4. 研究方法

肿瘤流行病学的研究方法主要分为描述性流行病学研究、分析性流行病学研究和实验性流行病学研究。肿瘤流行病学研究的是人类发生的肿瘤，通常采用的是非实验性研究方法。肿瘤流行病学研究最基本的、也是最主要的方法是调查、研究和分析。即根据肿瘤流行病学设计收集事实、材料和数据，运用统计学方法加以整理、分析、对比，从中了解不同人群、时间、地点的发病率和死亡率，提出与发病率和死亡率有关的可疑致病因素，并以此为依据制定防治规划。

（1）描述性流行病学研究

描述性流行病学是研究肿瘤在不同地区、不同时期和具有不同特征（如性别、年龄、民族、社会经济状况和职业等）人群中的发生频率，是肿瘤流行病学研究的基础和重要组成部分，也是评价预防措施好坏的最终依据。由肿瘤描述性流行病学研究得到的一些描述性指标（如癌的新发病例数、死亡数、患病数、发病率和死亡率等），可用于测定肿瘤危害的严重程度，作为制订肿瘤防治计划的依据，也常用作病因假设产生的根据。如为了解释不同地区肿瘤发病率的差异，同一地区不同时间发病率的变化，提出某些环境因素与肿瘤发生有联系的假设。肿瘤发病登记是当今世界肿瘤描述性流行病学研究的最重要的方法。除了肿瘤发病登记以外，各地区全死因统计为另一重要的描述性流行病学研究的数据来源。

（2）分析性流行病学研究

分析性流行病学主要研究疾病的病因，根据描述性流行病学研究提出的假设，用回顾或前瞻性调查方式进行研究。发现和分析恶性肿瘤的危险因素是分析流行病学的主要研究目的。

病例—对照研究：属于回顾性调查，在肿瘤流行病学研究中，这类研究是最常用的，比数比（OR）是常用的指标之一。设病例组和对照组，在两组中回忆某因素的有和无、质和量，通过对比，找出肿瘤与假定因素的关系。

队列研究：属于前瞻性调查，从正常人群开始，为了研究某因素或某组因素是否与某肿瘤有关，将一定范围内的人口划为暴露于某因素组和非暴露于某因素组，随访暴露人群和非暴露人群的疾病发生和死亡情况。由于调查开始于发病之前，诸因素的暴露与否及暴露程度等信息的可靠性都明显优于回顾性调查，并可直接计算发病率和死亡率。本方法的缺点是需要时间长，开支大。队列研究的常用指标有相对危险度（RR）。

（3）实验性流行病学研究

实验性流行病学研究又叫干预性研究，是人为地改变一种、一组或多种因素，即被实验研究因素，而其他因素都必须进行严格的控制。最有效的研究是随机双盲现场对照试验。在以人群为研究对象的流行病学研究中，由于医学伦理道德问题，纯实验性研究甚少见。有时为了考核评价某项可能有效预防措施的效果，将措施用于一部分人，另一部分人不施行该措施或用安慰剂，然后对这两部分人群随访观察并比较随访结果，这类研究称为干预性研究。虽然设计起来比较困难，执行起来费钱、费时，但对研究病因、开展预防工作、寻找新的防治办法是必不可少的一个环节。实验性流行病学研究目前有三方面的研究工作，包括以化学预防为主的人群化学干预实验、行为干预实验和检验新药、新疗法的临床试验。

（4）理论性流行病学研究

理论性流行病学研究是将恶性肿瘤流行的许多现象提炼、概括、抽象，形成一些数学的符号，用数学符号来描述致癌过程中各种参数之间的关系。

## 二、肿瘤流行的环节

肿瘤的流行包括病因、宿主和环境三个环节。

1. 病因

病因分为传染因素、化学因素、物理因素和营养因素等。病因必须符合以下条件。

①联系的强度：危险因素与疾病的联系越强，越可能是病因性联系。如吸烟与肺癌，无论是病例一对照研究或队列研究，其相对危险度均在 10 以上。

②联系的恒定性：不同患者、不同地区、不同时间危险因素与疾病的关系是恒定的。

③联系的特异性：如果研究的危险因素只引起一种疾病，则病因的可能性较大，但是一般情况下危险因素可能作用于多种肿瘤，这时该危险因素主要作用于一种或几种肿瘤。

④剂量一效应关系：暴露于危险因素的不同剂量，造成的相对危险度是不同的。

⑤时间一效应关系：暴露于危险因素必须在发生肿瘤之前相当长的一段时间中，恶性肿瘤的潜伏期相当长，因此许多发病前短期内的作用不一定是该肿瘤的病因。

⑥生物学上的合理性：许多事物的联系即使经过统计学检验，也不一定有生物学上的意义。

2. 宿主

宿主的遗传易感性是发生恶性肿瘤的基础。另外，宿主的免疫、内分泌状态等亦与某些肿瘤的发生有关。

3. 环境

环境可分为生物学环境、理化环境和社会环境三大部分。生物学环境包括人们所处的生态环境、动植物环境。理化环境包括生活在不同纬度的人群，接受紫外线照射的不同，皮肤癌的发生率亦不一样；在不同职业、不同劳动条件下可能发生不同的职业性肿瘤。在不同的社会环境或社会经济环境中，恶性肿瘤的发病率也有不同。例如，子宫颈癌多发于经济水平低的人群。社会群体文化素质、风俗习惯、饮食起居、医疗服务和技术水平等也都对肿瘤有一定影响。

## 三、肿瘤的概念

恶性肿瘤是一种严重危害人类生命与健康的常见病，其发病率与死亡率呈逐年上升的趋势。肿瘤是一类多步骤发生的、多基因突变所致的细胞克隆性、进化性疾病。几乎所有肿瘤的最基本特征都是细胞的失控性生长。肿瘤细胞来自正常细胞，但两者在结构、功能和代谢等方面均有明显的区别。肿瘤细胞具有超过正常的增生能力，这种增生和机体不相协调。

1. 概念

肿瘤是人体组织细胞在内外各种有害因素的长期作用下，发生基因突变，表达紊乱，调节失控，产生过度增生及异常分化所形成的新生物或赘生物，临床上常以肿块形式出现（有的也无肿块）。这种新生物并非机体所需要，其不按正常规律生长或不可遏止地生长，已丧失正常组织细胞功能，并可破坏原来的器官组织结构，进而危及生命。

2. 肿瘤与肿块的关系

肿瘤无论是良性还是恶性，确实有的会形成大小不等的肿块，但是切记肿块不一定都是肿瘤，有的可能是纤维组织增生，有的可能是特殊的瘢痕形成，由于我们绝大多数人自己并不是医生，所以无法判断肿块的性质，必须请专业的医生帮助。无论是癌症还是肉瘤，都属于恶性肿瘤的范畴，而且这类病变绝大多数会形成程度不一的肿块，所以人们一旦发现机体的某一部位出现肿块，就会高度重视，这是正确的，也是正常的。起源于造血细胞组织的一类恶性肿瘤习惯称为“白血病”，这类疾病，虽然并不直接形成肿块，但其恶性程度比较高，是不可忽视的严重疾病，所以说肿瘤不等于肿块。

3. 肿瘤基本特征

（1）发育失分化性

肿瘤不同程度地失去了分化成熟能力，具有异常的形态、代谢和功能，甚至接近幼稚的胚胎细胞。

（2）生长持续性

肿瘤获得了不断增生的能力，表现为与整个机体呈不协调性的生长。

4. 肿瘤性增生与非肿瘤性增生的区别

（1）肿瘤性增生

肿瘤细胞所获得新的生长、代谢和结构特性能按照遗传法则不断地传递给子代细胞，且其性质越演越恶。分化越差，生长越旺盛，浸润力越强。

（2）非肿瘤性增生

非肿瘤性增生指生理状态下和炎症损伤、修复等病理状态下的组织细胞增生。其增生有一定的限度，并遵循组织生长的一般规律，即当病因消除或再生完成后常不再继续生长。

从表 13–1 中可以看出，肿瘤性增生与非肿瘤性增生有着本质的区别。

表 13–1　肿瘤性增生与非肿瘤性增生的区别

| 肿瘤性增生 | 非肿瘤性增生 |
| --- | --- |
| 异常增生 | 反应性增生 |
| 异常形态代谢和功能 | 为原组织形态结构代谢改变或纤维肉芽组织 |
| 良性或恶性 | 生理性、修复性、炎症性 |
| 机体不需要、有害 | 适应需要、有利 |
| 去除原因后继续增生 | 去除原因后不再增生 |
| 细胞基因突变、增殖分化障碍 | 细胞增殖的正常调节 |

5. 肿瘤分类

（1）良性肿瘤

良性肿瘤对机体的危害性较小，除非生长在重要部位，一般不会导致生命危险。

（2）恶性肿瘤

恶性肿瘤对机体的影响较严重，如任其发展，常可引起死亡。

图 13–1 是正常细胞演变成肿瘤细胞的情况，也是良性细胞与恶性增生细胞的比较和区别。

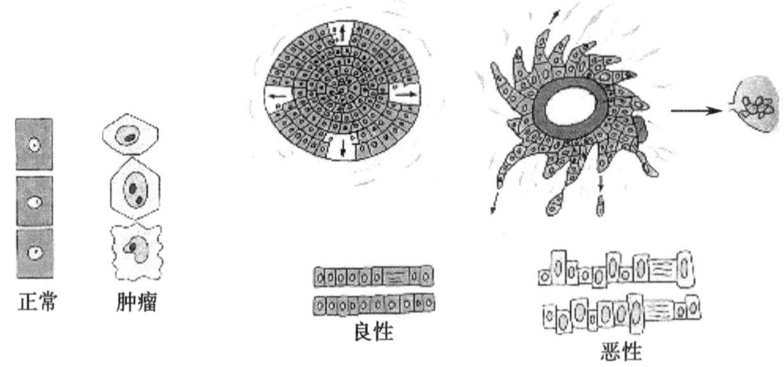


图 13–1　良性细胞与恶性增生细胞对照示意图

6. 肿瘤的一般形态

（1）形状

肿瘤的形状多样，有球形、扁圆形、梭形、分叶状、囊状（单房状，多房状）、息肉状、乳头状、蕈伞状、草莓状、隆突结节状、蟹足状、溃疡状、深穴状等，如图 13–2 所示。

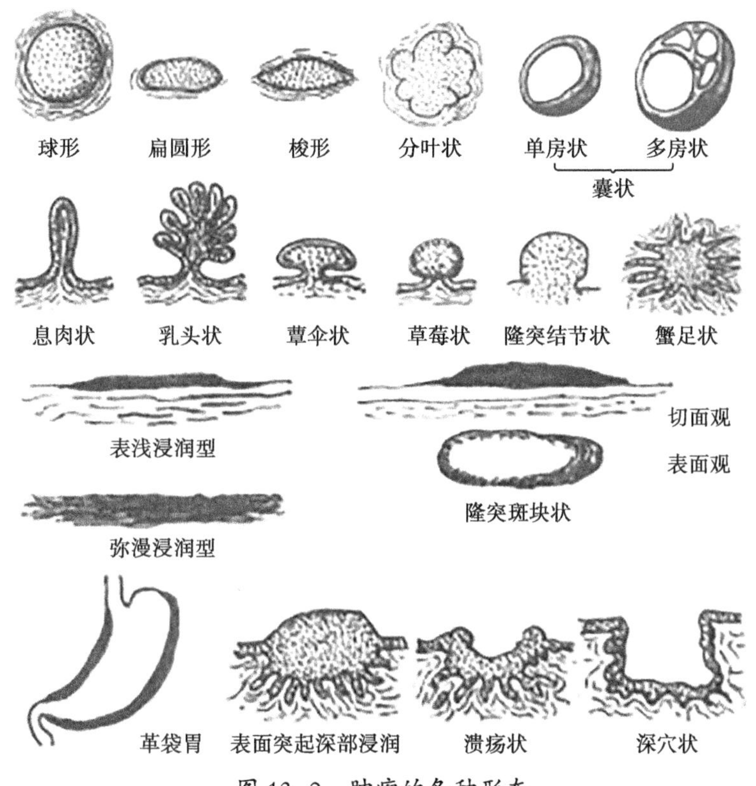


图 13-2 肿瘤的各种形态

（2）数目

肿瘤多为一个，也有两个以上。

（3）大小

肿瘤小可至肉眼见不到（早期），大可至数十千克。

（4）颜色

一般肿瘤切面多呈灰白色，毛细血管瘤呈暗红色，坏死呈灰黄色，黑色素瘤呈灰黑色，脂肪瘤呈黄色，绿色瘤呈绿色。

（5）硬度

脂肪瘤质软，骨瘤则很硬。通常有三种不同的质地形容方法。质硬如额头、质韧如鼻尖、质软如口唇。

（6）包膜

良性瘤多有包膜，恶性瘤没有包膜或包膜不完整。

7. 异型性概念及意义

（1）概念

异型性是指肿瘤的实质在组织结构和细胞形态上，与其起源的正常组织有不同程度的差异。

（2）意义

异型性是区别良、恶性肿瘤的主要形态学根据；还反映了肿瘤分化程度，即成熟程度、分化程度高，异型性小，与其起源正常组织相似，常为良性，如图 13–3、图 13–4 所示。

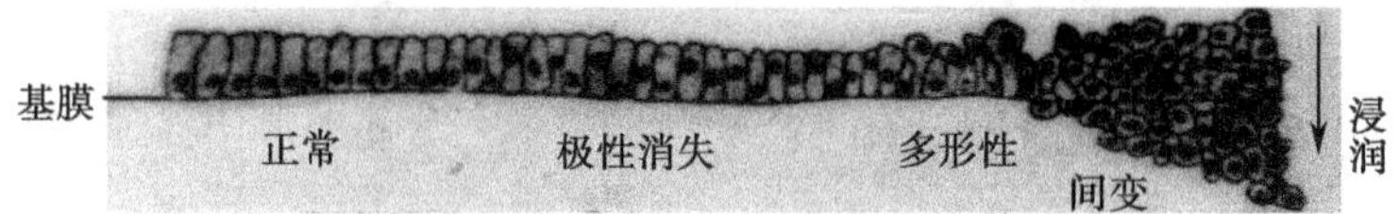


图 13–3　正常细胞向肿瘤细胞的演变

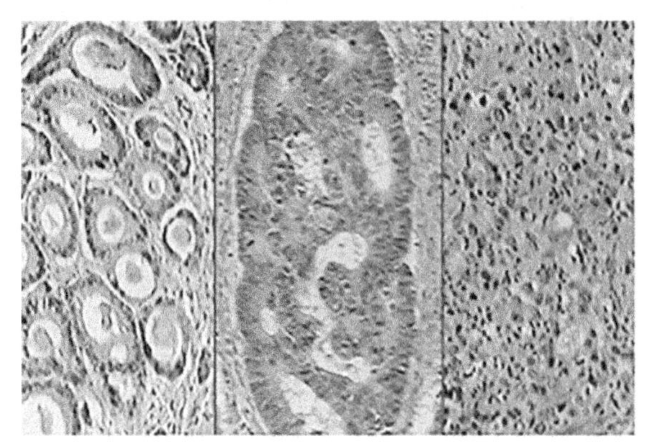

图 13–4　肿瘤细胞的不同分化形态

8. 肿瘤的生长方式与速度

（1）生长速度

生长速度取决于分化程度，分化程度越高，生长越慢；分化程度越低，则生长越快。良性肿瘤恶变表现为突然加速生长。此外，生长速度还与肿瘤的血供、激素水平等有关。

（2）局部浸润

良性肿瘤多无局部浸润，呈膨胀性生长，周围有纤维性包膜；恶性肿瘤浸润破坏周围正常组织，没有完整包膜，局部蔓延。

9. 肿瘤的扩散

（1）转移

良性肿瘤不扩散，恶性肿瘤扩散转移。肿瘤细胞从原发部位侵入淋巴管、血管或体腔，被带到其他处继续生长，形成与原发肿瘤不相连、但性质相同的继发性肿瘤的过程称为转移，所形成的肿瘤称为转移瘤。

（2）直接蔓延

肿瘤向周围组织连续性生长，同时破坏周围组织。

（3）种植性转移

内脏器官的肿瘤侵犯浆膜后，肿瘤细胞落入体腔，种植在浆膜面上，称为种植性转移。手术也可以造成种植性转移。

10. 肿瘤的危害

（1）全球性

肿瘤的发生没有地域性，地球村的任何角落均有发生肿瘤的可能性，只是由于肿瘤发生部位的不同，其发病率的高低会有所差异。

（2）严重性

良性肿瘤对机体的危害性相对比较小，而恶性肿瘤对机体的危害性则是非常大的，甚至危及生命。

（3）上升趋势

尽管社会在发展，人民生活水平不断提高，由于肿瘤的发生是多因素作用的结果，肿瘤的发病率也在继续提高，而且还呈不断上升的趋势。

## 第二节　肿瘤的病因与发病

肿瘤在本质上是基因病。各种环境和遗传的致癌因素以协同或序贯的方式引起DNA损害，从而激活原癌基因和（或）灭活肿瘤抑制基因，加上凋亡调节基因和（或）DNA修复调节基因的改变，引起表达水平的异常，使靶细胞发生转化。被转化的细胞先呈多克隆性的增生，经过一个漫长的多阶段的演进过程，其中一个克隆相对无限制地扩增，通过附加突变，选择性地形成具有不同特点的亚克隆（异质化），从而获得浸润和转移的能力（恶性转化），形成恶性肿瘤。

### 一、肿瘤发生的分子生物学基础

1. 癌基因

（1）原癌基因、癌基因及其产物

癌基因是具有潜在的转化细胞能力的基因。由于细胞癌基因在正常细胞中是以非激活的形式存在，称为原癌基因。原癌基因可被多种因素激活。原癌基因编码的蛋白质大都是对正常细胞生长十分重要的细胞生长因子和生长因子受体，如血小板生长因子（PGF）、成纤维细胞生长因子（FGF）、表皮细胞生长因子（EGF）、重要的信号转导蛋白质（如酪氨酸激酶）、核调节蛋白质（如转录激活蛋白）和细胞周期调节蛋白

（如周期素、周期素依赖性激酶）等。

（2）原癌基因激活方式

原癌基因的激活有两种方式：一是发生结构改变（突变），产生具有异常功能的癌蛋白；二是基因表达调节的改变（过度表达），产生过量的结构正常的生长促进蛋白。基因水平的改变继而导致细胞生长刺激信号的过度或持续出现，使细胞发生转化。引起原癌基因突变的 DNA 结构改变包括点突变、染色体易位、基因扩增。突变的原癌基因编码的蛋白质与原癌基因的正常产物有结构上的不同，并失去正常产物的调节作用。通过以下方式影响其靶细胞：生长因子增加，生长因子受体增加，产生突变的信号转导蛋白，产生与 DNA 结合的转录因子。

2. 肿瘤抑制基因

肿瘤抑制基因的产物能抑制细胞的生长，其功能的丧失可能会促进细胞的肿瘤性转化。肿瘤抑制基因的失活多是通过等位基因的两次突变或缺失的方式实现的。常见的肿瘤抑制基因有 Rb 基因、P53 基因、神经纤维瘤病 -1 基因（NF-1），结肠腺瘤性息肉基因（DCC）和 Wilms 瘤基因（WT-1）等。Rb 基因的纯合性缺失见于所有的视网膜母细胞瘤及部分骨肉瘤、乳腺癌和小细胞肺癌等肿瘤，Rb 基因定位于染色体 13ql4 上，Rb 基因的两个等位基因必须都发生突变或缺失才能产生肿瘤，因此，Rb 基因是隐性癌基因。P53 基因异常缺失包括纯合性缺失和点突变，超过 50% 的肿瘤有 P53 基因的突变，尤其是在结肠癌、肺癌、乳腺癌、胰腺癌中突变更为多见。

3. 凋亡调节基因和 DNA 修复调节基因

调节细胞进入程序性细胞死亡的基因及其产物在肿瘤的发生上起重要作用，如 bcl-2 可以抑制凋亡，bax 蛋白可以促进凋亡，DNA 错配修复基因的缺失使 DNA 损害不能及时被修复，积累起来造成原癌基因和肿瘤抑制基因的突变，形成肿瘤，如遗传性非息肉性结肠癌综合征。

4. 端粒和肿瘤

端粒随着细胞的复制而缩短，没有端粒酶的修复，体细胞只能复制约 50 次。肿瘤细胞存在某种端粒不会缩短的机制，几乎能够无限制地复制。实验表明，绝大多数的恶性肿瘤细胞都含有一定程度的端粒酶活性。

5. 多步癌变的分子基础

恶性肿瘤的形成是一个长期的多因素形成的分阶段的过程，要使细胞完全恶性转化，需要多个基因的转变，包括几个癌基因的突变和两个或更多个肿瘤抑制基因的失活，以及凋亡调节基因和 DNA 修复调节基因的改变。

## 二、环境致癌因素及致癌机制

1. 化学致癌因素

化学致癌物引起人体肿瘤的作用机制很复杂。少数致癌物质进入人体后可以直接诱发肿瘤，这种物质称为直接致癌物；而大多数化学致癌物进入人体后，需要经过体内代谢活化或生物转化，成为具有致癌活性的最终致癌物，方可引起肿瘤发生，这种物质称为间接致癌物。放射线引起的肿瘤有甲状腺肿瘤、肺癌、骨肿瘤、皮肤癌、多发性骨髓瘤、淋巴瘤等。

亚硝胺类是一类致癌性较强，能引起动物多种癌症的化学致癌物质。在变质的蔬菜及食品中含量较高，能引起消化系统、肾脏等多种器官的肿瘤；多环芳香烃类以苯并芘为代表，将它涂抹在动物皮肤上，可引起皮肤癌，皮下注射则可诱发肉瘤，可存在于汽车废气、煤烟、香烟及熏制食品中；烷化剂类如芥子气、环磷酰胺等，可引起白血病、肺癌、乳腺癌等；氯乙烯是目前应用最广的一种塑料聚氯乙烯，是由氯乙烯单体聚合而成，可诱发肺、皮肤及骨等处的肿瘤。流行病学调查已证实氯乙烯能引起肝血管肉瘤，潜伏期一般在15年以上。

2. 物理致癌因素

离子辐射可引起各种癌症；长期的热辐射也有一定的致癌作用；金属元素镍、铬、镉、铍等对人类也有致癌的作用。临床上有一些肿瘤还与创伤有关，骨肉瘤、睾丸肉瘤、脑瘤患者常有创伤史。

3. 病毒和细菌致癌

（1）RNA致瘤病毒

通过转导和插入突变将遗传物质整合到宿主细胞DNA中，并使宿主细胞发生转化，存在两种机制致癌：一是急性转化病毒；二是慢性转化病毒。

（2）DNA致瘤病毒

常见的有人乳头瘤病毒（HPV），与人类上皮性肿瘤尤其是子宫颈和肛门生殖器区域的鳞状细胞癌发生密切相关。EB病毒（EBV）与伯基特淋巴瘤和鼻咽癌密切相关。流行病学调查显示乙型肝炎与肝细胞性肝癌有密切的关系。

（3）细菌因素

幽门螺杆菌引起的慢性胃炎与胃低度恶性B细胞性淋巴瘤发生有关。

## 三、影响肿瘤发生、发展的内在因素及其作用机制

1. 遗传因素

（1）呈常染色体显性遗传的肿瘤

如视网膜母细胞瘤、肾母细胞瘤、肾上腺或神经节的神经母细胞瘤。一些癌前疾病，如结肠多发性腺瘤性息肉病、神经纤维瘤病等本身并不是恶性疾病，但恶变率很高。这些肿瘤和癌前病变都属于单基因遗传，以常染色体显性遗传的规律出现。其发病特点为早年（儿童期）发病，肿瘤呈多发性，常累及双侧器官。

（2）呈常染色体隐性遗传的遗传综合征

如面部红斑侏儒综合征易发生白血病和其他恶性肿瘤；毛细血管扩张、共济失调症患者易发生急性白血病和淋巴瘤；着色性干皮病患者经紫外线照射后易患皮肤基底细胞癌和鳞状细胞癌或黑色素瘤。这些肿瘤易感性高的人群常伴有某种遗传性缺陷，以上三种遗传综合征均可累及 DNA 修复基因。

（3）多基因遗传因素

遗传因素与环境因素在肿瘤发生中起协同作用，而环境因素更为重要。决定这种肿瘤的遗传因素是属于多基因的。目前发现不少肿瘤有家族史，如乳腺癌、胃肠癌、食管癌、肝癌、鼻咽癌等。

2. 宿主对肿瘤的反应——肿瘤免疫

$CD8^+$ 的细胞毒性 T 细胞在细胞免疫中起重要作用。

（1）肿瘤抗原

肿瘤抗原可分为两类：一是只存在于肿瘤细胞而不存在于正常细胞的肿瘤特异性抗原；二是存在于肿瘤细胞与某些正常细胞的肿瘤相关抗原。

（2）抗肿瘤的免疫效应机制

肿瘤免疫以细胞免疫为主，体液免疫为辅，参加细胞免疫的效应细胞主要有细胞毒性 T 淋巴细胞（CTL）、自然杀伤细胞（NK）和巨噬细胞。

（3）免疫监视

免疫监视在抗肿瘤机制中存在的最有力证据是，在免疫缺陷病患者和接受免疫抑制治疗的病人中，恶性肿瘤的发病率明显增加。

3. 其他与肿瘤发病有关的因素

（1）内分泌因素

内分泌紊乱与某些器官肿瘤的发生有一定的关系，如乳腺癌的发生发展可能与患

者体内雌激素的水平过高或雌激素受体的异常有关。此外，激素与恶性肿瘤的扩散和转移也有一定关系，如垂体前叶激素可促进肿瘤的生长和转移，肾上腺皮质激素可抑制某些造血系统恶性肿瘤。

（2）性别和年龄因素

肿瘤的发生在性别上有很大的差异，除生殖器官肿瘤和乳腺癌在女性中较多见，胆囊、甲状腺和膀胱等部位肿瘤的发病率也是女性明显高于男性。肺癌、肝癌、胃癌和结肠癌的发病率则是男性高于女性。性别上的这种差异，其原因除一部分与女性激素有关外，主要可能与男女染色体的不同和某一性别较多地接受致癌因子的作用有关。年龄在肿瘤的发生中也有一定影响。

（3）种族和地理因素

不同的种族由于遗传基因的特点，也会出现肿瘤发病情况的差异。地理位置不同，气候、土壤、水域等自然条件也会不同，肿瘤发病的协同作用会有很大的区别，所以肿瘤的发病具有明显的地域性。

## 第三节 肿瘤的临床表现

肿瘤的临床表现取决于肿瘤性质、发生组织、所在部位以及发展程度。恶性肿瘤早期多无症状，即使有症状也常无特征性。待患者有特征性症状时病变常属晚期。

### 一、肿瘤对机体的影响

肿瘤因其良性、恶性的性质不同，对机体的影响也有很大差异。

1. 良性肿瘤对机体的影响

对机体的影响主要表现在局部的压迫及阻塞作用。

2. 恶性肿瘤对机体的影响

分化不成熟，生长迅速，浸润破坏器官的结构与功能，可发生转移者对机体影响严重。部分肿瘤可分泌激素，也会对机体产生不良后果。

### 二、恶性肿瘤的早期信号

恶性肿瘤的早期信号主要有以下几点。

①身体任何部位发现肿块并逐渐增大。

②身体任何部位发现经久不愈的溃疡。

③中年以上妇女出现阴道不规则流血或白带增多。

④进食时胸骨后不适，灼痛、异物感或进行性吞咽困难。

⑤久治不愈的干咳或痰中带血。

⑥长期消化不良，进行性食欲减退，不明原因的消瘦。

⑦大便习惯改变或便血。

⑧鼻塞、鼻出血。

⑨黑痣增大或破溃出血。

⑩无痛性血尿。

注意到这些恶性肿瘤早期信号并及时进行必要的检查，常可发现较早期的肿瘤病变。另外，来自有特定功能器官或组织的肿瘤可有明显的症状，如肾上腺髓质的嗜铬细胞瘤早期可出现高血压，胰岛细胞肿瘤伴低糖血症。

## 三、局部表现

1. 肿块

位于体表或浅在的肿瘤，肿块常是第一表现，相应地可见扩张或增大增粗的静脉。因肿瘤性质不同，肿块的硬度、移动度及边界均可不同。位于深部或内脏器官的肿块不易触及，但可出现器官受压或空腔器官梗阻症状。良性肿瘤往往生长缓慢；而恶性肿瘤生长较快，且可发生转移，如淋巴结、骨和内脏器官的转移结节或肿块等表现。

2. 疼痛

肿块的膨胀性生长、破溃或感染等使末梢神经或神经干受刺激或压迫，引起局部刺痛、跳痛、灼热痛、隐痛或放射痛，且较剧烈，尤以夜间更明显。肿瘤引起空腔器官痉挛或梗阻，可产生绞痛，如大肠癌致肠梗阻后发生的肠绞痛。

3. 溃疡

体表或胃肠的肿瘤，若生长过快，可因供血不足而继发坏死，或因继发感染而形成溃烂。恶性者常呈菜花状，或肿块表面有溃疡，可有恶臭及血性分泌物。

4. 出血

肿瘤组织破溃或血管破裂可致出血。如：上消化道肿瘤可伴呕血或黑便；下消化道肿瘤可有血便或黏液血便；泌尿道肿瘤除血尿外，常伴局部绞痛；肺癌可有咯血或痰中带血；子宫颈癌可有血性白带或阴道出血；肝癌破裂可致腹腔内出血；等等。

5. 梗阻

肿瘤可导致空腔器官梗阻，随其部位不同可出现不同症状。如胰头癌、胆管癌可致胆道阻塞而出现黄疸，胃癌阻塞幽门可致呕吐，肠肿瘤可致肠梗阻，支气管癌可致肺不张。梗阻的程度可有不完全性或完全性之分。

6. 转移症状

转移症状包括：区域淋巴结肿大；相应部位静脉回流受阻，致肢体水肿或静脉曲张；骨转移可有疼痛或触及硬结，甚至发生病理性骨折；肺癌、肝癌、胃癌可致癌性胸腔积液、腹水；等等。

### 四、全身症状

良性及早期恶性肿瘤多无明显的全身症状。恶性肿瘤病人常见的非特异性全身症状有贫血、低热、消瘦、乏力等。例如，当肿瘤影响营养摄入（如消化道梗阻）或并发感染出血时，则可出现明显的全身症状。恶病质常是恶性肿瘤晚期全身衰竭的表现。不同部位肿瘤，恶病质出现迟早不一，消化道肿瘤可较早发生。某些部位的肿瘤可呈现相应的功能亢进或低下，继发全身性改变。例如：肾上腺嗜铬细胞瘤引起高血压；甲状旁腺腺瘤可引起骨质改变；颅内肿瘤引起颅内压增高和定位体征；等等。不少肿瘤患者以全身症状为主诉，因此，对病因不明而有全身症状的患者，必须重视和进行深入检查。

## 第四节　肿瘤的治疗方法

目前用于肿瘤治疗的主要手段有手术、放疗、化疗和生物治疗，其他有效手段还包括内分泌治疗、中医中药治疗、介入治疗、热疗和射频消融治疗等。由于现有各种治疗手段都有其最佳适应证，也各有不足，所以，为了提高治愈率，应将各种有效手段综合合理运用和有序进行。

### 一、肿瘤的手术治疗

手术治疗是许多早、中期实体肿瘤最主要的有效治疗方法，约 60% 的实体肿瘤以手术作为主要治疗手段。但对已有扩散的肿瘤，手术治疗往往只能作为姑息治疗手段。

### 二、肿瘤的化学治疗

肿瘤化学治疗是应用一种或数种化学药物，通过口服或注射达到治疗肿瘤目的的方法。不同肿瘤的化疗效果差别很大，如儿童急性淋巴细胞性白血病、霍奇金淋巴瘤、睾丸精原细胞瘤等，治愈率在 50% 以上；而另一些肿瘤通过化疗治愈率低，但可延长生存期，如小细胞肺癌、急性粒细胞性白血病、非霍奇金淋巴瘤等；还有一些只能起到姑息作用，即减轻症状和痛苦，如前列腺癌、胃癌、食管癌等。手术前后的合理化疗，有助于提高疗效。

### 三、肿瘤的放射线治疗

恶性肿瘤对放射线最为敏感，放射线（主要是X射线和γ射线）对恶性肿瘤的抑制和损伤也最强。有的肿瘤经过放疗甚至可以治愈或代替手术治疗，如鼻咽癌、食管癌、淋巴瘤等。

### 四、肿瘤的生物治疗

肿瘤生物治疗，采用的是现代医学生物技术，主要有：①细胞因子疗法；②体细胞疗法，包括造血干细胞、树突状细胞、免疫活性细胞、肿瘤浸润淋巴细胞；③抗癌抗体和生物导向治疗；④基因治疗；⑤抗生长因子受体治疗；⑥抗肿瘤新生血管的治疗；等等。

### 五、肿瘤的内分泌治疗

早在19世纪末人们就发现，改变体内内分泌环境的平衡，能使某些肿瘤消退，但内分泌治疗必须与其他治疗手段综合使用，否则就不能达到根治的目的。

## 第五节　肿瘤的预防

无论在发达国家还是在发展中国家，恶性肿瘤的危害不容忽视。由于人口的老龄化等，恶性肿瘤增长的趋势不减，恶性肿瘤的预防与控制已经成为世界各国无法回避的公共卫生问题。在环境因素致癌的理论提出后，人们发现80%～90%的肿瘤是由环境因素造成的，包括生活方式、膳食、社会经济和文化等。因此，从理论上讲，大部分人类肿瘤是可避免的。世界卫生组织提出的“1/3肿瘤患者可以预防，1/3肿瘤患者可以治愈，1/3肿瘤患者可以延长生命、提高生存质量”是对肿瘤预防与控制工作的高度概括，也是肿瘤防治工作为之努力的目标。

### 一、综合预防

综合预防为肿瘤的一级预防，即病因学预防，指对一般人群消除或降低致癌因素，促进健康，防患于未然的预防措施。有效的预防措施包括以下几个方面。

1. 戒烟

吸烟与肺癌等癌症的因果关系已被全球多次流行病学研究确定，提供了迄今为止人类预防癌症的最好机会，并为若干发达国家的实践所证实。控制吸烟可减少 80% 的肺癌发病率和 30% 的总体癌症死亡率。

2. 节制饮酒

饮酒会诱发许多肿瘤，主要有咽、口腔、食管肿瘤，并与吸烟有协同作用。

3. 免疫接种

医学界已明确证实人乳头瘤病毒与女性子宫颈癌的发生有关，乙肝病毒（HBV）可增加原发性肝癌的危险。免疫接种可降低以上癌症的发病率。

4. 防止职业癌

防止职业癌包括隔绝工作环境中的电离辐射、石棉污染等。

5. 健康教育、健康促进

把已知肿瘤的危险因素、保护因素通过各种形式、途径告诉广大群众，使他们建立合理的饮食习惯、健康的生活方式等。

## 二、肿瘤的二级预防

肿瘤的二级预防，即发病学预防，指对特定高风险人群筛检癌前病变或早期肿瘤病例，从而进行早期发现、早期诊断和早期治疗，其措施包括筛查和干预实验。

1. 宫颈癌筛查

宫颈涂片已取得了广泛的认同，是降低宫颈癌死亡率的首选方法。高危型 HPV 检测目前在许多国家已开始用于高风险人群筛查。

2. 乳腺癌筛查

在摄片技术比较高的条件下对乳房摄片，可降低乳腺癌死亡率。此外，应向群众教授乳房自检方法。

3. 结直肠癌筛查

大便隐血（FOB）有助于筛查早期结直肠癌。乙状结肠镜普查可明显降低其死亡率。

4. 胃癌的普查

胃癌的内镜筛查使早期胃癌的发现率超过 40%。

5. 食管癌的早期诊断和治疗

我国林县（今林州市）开展的内镜下碘染色 + 指示性活检筛查食管癌，取得了良好的效果。检查发现的食管上皮重度不典型增生 / 原位癌可采取内镜黏膜切除、氩离子凝固治疗等微创治疗，效果良好。

## 三、肿瘤的三级预防

肿瘤的三级预防是指对肿瘤患者采取的防止复发，减少其并发症，防止致残，提高生存率、生活质量和康复率，以及减轻由肿瘤引起的疼痛等措施，如三阶梯止痛、临终关怀等。

1. 三阶梯止痛

疼痛是一种令人不愉快的感觉，伴随着现在的或潜在的组织损伤，是癌症的常见症状。据世界卫生组织统计，全世界癌症患者伴有疼痛的比例为30%～50%，晚期患者为60%～90%。疼痛影响患者的活动、情绪、生活质量和治疗的依从性，已逐渐成为医疗界关注的焦点。根据疼痛的轻重程度按三阶梯分别给予非阿片类（阿司匹林、吲哚美辛、对乙酰氨基酚、萘普生等）、弱阿片类（可待因、曲马多、氧可酮、右丙氧芬等）、强阿片类（吗啡、芬太尼、美沙酮、二氢吗啡酮等）止痛药物，非阿片类止痛药物可在第二、三阶梯与弱阿片类、强阿片类药物联用以增加疗效。此外，三阶梯均可根据疼痛的病理生理选择联用辅助药物，如类固醇皮质激素泼尼松、地塞米松等，抗抑郁药物阿米替林、百忧解等，抗惊厥药物苯妥英钠、卡马西平等。

2. 临终关怀

对临终阶段患者包括其家属的特殊服务，实际上也是一种对临终患者处置死亡的方式。在我国，临终阶段指患者处于生命末期，在2～3个月内死亡不可避免。所谓临终关怀，是采取姑息治疗的方法，以减轻患者痛苦为目的，让患者得到身体、精神上的舒适。一般认为除了解除患者痛苦所用的纯医学上的治疗外，更重要的是我们应该多跟患者谈心，让他们想起一生中快乐的时光，并使其在人生的最后时光得到外界的关怀，解除心理上的孤独，尽量忘记病痛，让他们感到自己生命的价值，即使在人生的最后一刻依旧保持尊严，让他们能够满足地离开，不留遗憾。

## 四、吃出健康，远离肿瘤

流行病学研究发现，约40%的癌症发病与患者的饮食习惯及食物加工、烹饪方法等因素有关，30%的癌症与患者的生活习惯，特别是与吸烟、喝酒有关。因此，只要我们合理饮食，保持良好的生活方式，许多癌症是可以预防的。

1. 养成良好的饮食习惯

三餐饮食有规律，不暴饮暴食，冷热要平衡，杂精要搭配，膳食均衡。注意食物多样化，以植物性食物为主，如蔬菜、水果、谷类和豆类应占 2/3 以上。

2. 顺应天然，少吃精加工的食品

不吃酸渍、盐腌、烟熏、烧烤、煎炸以及添加色素香精的食品。

3. 多吃淀粉类食物

经常吃各种谷类、豆类、薯类、植物类根茎。食物中的淀粉有预防结肠癌和直肠癌的作用，高纤维饮食有可能预防结肠癌、直肠癌、乳腺癌、胰腺癌的发生。

4. 多吃蔬菜水果

每天应吃 400 ~ 600 g 果蔬，保持在吃 5 种以上，常年坚持，才有持续防癌作用。

5. 减少红肉摄入量

过度食用红肉（牛、羊、猪肉）会增加结肠癌、直肠癌、胰腺癌、肾癌、前列腺癌、乳腺癌的危险。每天吃红肉应不超过 100 g，可适当多食用鱼和家禽肉。

6. 限制盐和调料

限制腌制食品的摄入并控制盐和调料的使用，高盐饮食会增加胃癌的患病率。

7. 不吃污染霉变食物

不要食用过期或可能受真菌毒素污染的食物。不吃含黄曲霉素的食物，如发霉的花生、花生酱等，这些食物具有相当强的致癌性。

8. 合理进补来提高免疫力

适当补充一些提高免疫力的食物，如虫草、人参、蜂王浆、灵芝、枸杞、黑木耳、红枣等；多吃具有抗癌作用的食物，如甘薯、西蓝花、胡萝卜、洋葱、番茄、黄瓜等。

## 五、科学抗癌，关爱生命

科学利用舌尖上的美食，是达到健康长寿经济、有效的方法之一。

1. 黄豆

小小黄豆营养丰富，而它含有的异黄碱素，能防止癌细胞侵害邻近的健康细胞，避免形成肿瘤。异黄碱素主要预防乳腺癌。最方便的黄豆制品要数豆腐了，至于其他豆类，如黑豆、红小豆等，均能帮助保持肠、胃畅通，排出体内代谢毒素，达到防癌目的。

2. 番茄

红彤彤的番茄是有名的“防癌战士”，其防癌效用已获认同。它含有的番茄红素能够降低恶性肿瘤发生的概率，对胃癌、肺癌和睾丸癌尤有对抗功效。生番茄原汁原味，有助于人体吸收大量维生素 C，但倘若目标是吸收番茄红素，则熟食效果更佳。因为生番茄不容易释出脂溶性的番茄红素，而煮熟的番茄更容易被人体吸收。

3. 绿茶

茶叶主要分三类：一种是经过完全发酵的黑茶，如普洱茶；一种是半发酵的茶，如乌龙茶；还有未经发酵的绿茶，如龙井茶。茶叶内含有茶多酚，有抗氧化的功效，不过这种成分会随着发酵过程而逐渐消失。因此，绿茶的防癌功效最好。茶多酚的抗癌作用，在于它能在癌细胞形成初期遏止其分裂，减慢其扩散速度。

4. 小麦

我国南方人的主要粮食是米饭，但大量研究发现，小麦的抗癌作用更佳。研究人员检查了20种癌症，发现喜欢吃面包和麦片等小麦成品的人，患癌机会是其他人的1/3。小麦含大量纤维，对人体的消化系统有好处，能够排走体内毒素，与市面流行的排毒观念如出一辙。

5. 蔬菜

多吃蔬菜绝对是健康之选，蔬菜是我们“抗癌战士”中的重要一员。绿色蔬菜含大量维生素C，具有抗氧化的功效，能够强化健康细胞，抵御癌细胞的侵袭。调查还发现，多吃蔬菜可以减少消化系统及呼吸器官得癌的风险，尤其是化学物质引起的癌症。

另外，女性每周吃两次或两次以上菠菜，乳腺癌发病率会降低；萝卜含木质素化合物，可以提高人体内巨噬细胞的功能，它是吞食细菌和癌细胞的有力武器；洋葱含微量元素，可增强人体免疫能力；大蒜能杀菌，我国山东等地的人喜欢吃大蒜，癌症发病率较低；海藻类食物含大量无机盐（如钙），可以把体内的有机物转化成无毒的物质，达到净化血液的目的。

用洋葱做菜，不但味道极佳，且营养丰富。洋葱属碱性食物，并含有无机盐、锌、硒（抗癌物质）、磷、硫等。常食能使脸色红润，增强膀胱功能，还具有止咳、祛痰、利尿等有益于健康的作用。它同时含有多种维生素，对维生素缺乏症亦有补益作用。据研究发现，洋葱含有二烯丙基二硫化物、二丙基二硫化物等，具有杀灭多种病菌、抗血管硬化、降低血脂和预防血栓形成等功能，故中老年人常吃，更有好处。国内外研究人员最近发现，实验鼠食用普通的药草和其他蔬菜后，比如食用洋葱、芹菜等，与没有食用这些蔬菜的老鼠相比，其骨质损耗较少。他们还研究了切除卵巢的雌鼠，以模拟最容易患骨质疏松症的绝经妇女，结果发现，雌鼠每天摄入的洋葱越多，其骨质损耗越少。研究人员提出，如果这一结果证明在人身上也适用，那么吃洋葱也可预防骨质疏松症。

# 第十四章　保持心理健康　提高承受能力

心理健康是指个人在思想、感受和行为上都能适当地协调，能接纳自己，能与人和谐相处，又能适应社会。

“大学生心理健康”是心理学学术用语。大学生的心理具有青年的许多特点，但作为一个特殊群体，大学生又不能完全等同于社会上的青年。判断心理是否健康一般采用量表测量，其标准不是固定不变的。心理健康标准随着时代变迁、文化背景的变化而变化。

## 第一节　大学生心理健康状况

大学生群体，一个看似轻松，事实上却承担着巨大压力的群体，在学业、生活、情感、就业等多重“大山”的压迫下，大学生的心理健康状况已经告急。一个个血淋淋的事实在不断警示我们，要关注大学生心理健康。2000 年，由北京师范大学心理系团总支、学生会倡议，十多所高校响应，并经北京市团委、学联批准，确定每年的 5 月 25 日为全国大学生心理健康日，目的是呼吁大学生关注自己的心理健康，并以此掀起社会关注心理健康的热潮。

### 一、心理健康因素与大学生的发展密切相关

大学生心理健康已经渐渐成为社会关注的焦点，大学生因心理问题休学、退学的现象不断增多，自杀、凶杀等反常或恶性事件不时见诸报端。2002 年初发生的某大学生泼硫酸伤熊事件，在当时掀起社会关注大学生心理健康的高潮。人们不禁要问：现在的大学生怎么了？中国大学生目前的状况让人有喜有忧。喜的是，他们已有了很强的独立性和自我经营、学习、发展的能力；忧的是，他们的心理状况与整个社会大背景下国人的心理健康状况密切相关，社会上各种各样的风气不断影响着原本清纯的大

学校园。大学生的心理问题已经十分集中和突出。据了解，目前我国许多高校在每年新生入学时都要对新生进行心理测试，然后把学生分成A、B、C三类，问题比较突出的同学则归到A类，问题不大的同学归到B类，没有问题的同学归到C类。许多学校的调查结果都表明，A、B两类学生大概占全部新生的15%以上。可以看出大学生的心理健康问题直接影响高校人才的培养质量。

## 二、心理健康涉及的范围广

在学校每年大量的心理咨询中，来自高年级的学生占一半左右。大学生心理问题综合起来大体可以分成两大类：一类是一般性的成长心理问题，有心理障碍倾向但并不严重，这类是大学生心理问题的主要部分；另一类则是程度不等的心理障碍。

1. 成长心理

成长心理问题主要包括环境改变与心理适应的问题，学习心理调试不当而出现的心理问题，人际交往、恋爱、性心理等方面出现的心理与行为偏差。专家认为，大学生心理健康问题成因诸多，其中人际交往排在首位，而性与恋爱所造成的危害最严重。

2. 人际交往

现在的大学生多数是独生子女，生活上的娇生惯养和学习上的一帆风顺，使他们很少经受挫折锻炼，独立生活的能力较差。大学生活与梦想的落差，以及同学之间生活水平上的差异，很容易成为大学生心理上的不稳定因素。

3. 性与恋爱

开放的校园使性与恋爱成为大学生之间的重要话题，一些大学生难以把握自己，一旦遇到问题就可能走向极端。

4. 学习

由于从高考中脱颖而出，许多大学生到了大学就想放松一下，而大学里高材生众多，一些学生没有了往昔的优势，学习压力增大。据调查，理科生的学习压力与文科学生相比较为突出。

5. 就业

十分严峻的就业形势给在校大学生带来新的压力。近年来大学生一次性就业率呈逐年下降趋势。

### 三、心理健康教育已融入大学教育

目前，我国高校学生心理教育工作已经进入全面发展时期，很多高校成立了大学生心理健康教育机构，有些高校的心理咨询中心已具备相当的规模和水平。他们开展了许多活动如心理沙龙、心理交流等来宣传大学生心理健康的重要性，一支专业化的心理健康教育与心理咨询队伍正在逐渐成长；同时，大学生自身也已经意识到了心理健康的重要性。

“5·25”大学生心理健康日就是在这种背景下应运而生的，许多高校学生自发地建立了学生心理社团，一些同学还自编自演心理剧来宣传崇尚心理健康的新潮流。大学生心理健康教育是个社会系统工程，学校、家庭和社会都要密切配合起来，共同努力，使心理健康教育与心理咨询工作能够在大学生的成长与成才中发挥出更大的作用。学校要营造和优化一种健康向上、积极进取的校园文化环境，以形成良好的校风、学风和团结友爱的人际氛围，形成群体心理健康的大环境。此外，心理健康教育的开展也要将国外的科学理论与我国的国情结合起来，创建有中国特色的大学生心理健康教育模式，并与德育、传统文化教育和成才教育充分结合起来。更重要的是，我们全社会都要正视大学生心理健康问题，学生家长和我们的基础教育应该从小就加强中小学生的心理健康教育，增强其自我教育、自我管理、自我服务、自我约束的能力。

## 第二节 心理健康的标准

大学生心理健康与不健康也并无明显界限，而是一个连续化的过程，如果将正常比作白色，将不正常比作黑色，那么在白色与黑色之间存在着一个巨大的缓冲区域——灰色区，世界上大多数人都散落在这一区域内。这说明，对多数大学生而言，在人生的发展过程中面临心理问题是正常的，不必大惊小怪，应积极加以矫正。与此同时，个体灰色区域也是存在的，大学生应提高自我保健意识，及时进行自我调整。

### 一、人的心理健康状态是动态变化的

每个人的一生，或多或少都会有心理问题，时间上也有长短的区别，所以说，心理健康与生理健康一样，是一个动态的变化过程。当一个人产生了某种心理障碍并不意味着永远保持或必将加重。在心理上产生心理冲突是非常正常的，而且是可以自行解决的。

事实上，不健康的心理可能是人类发展过程中不可避免的发展性问题，只能随着个体的心理成长而逐渐调整并趋于健康。心理健康的标准是一种理想尺度，它一方面为人们提供了衡量心理是否健康的标准，另一方面也为人们指出了提高心理健康水平的努力方向。如果每个人在自己现有基础上能够做不同程度的努力，都可追求自身心理发展的更高层次，从而不断发挥自身的潜能。大学生心理健康的基本标准是，他们能够有效地学习和生活。如果正常的学习和生活都难以维持，就应该及时调整心理健康状态。

## 二、心理健康标准的整体协调性

把握心理健康的标准，应以心理活动为本，考察其内外关系的整体协调性。从心理过程看，健康人的心理活动是一个完整统一的协调体，这种整体协调保证了个体在反映客观世界过程中的高度准确性和有效性。事实表明，认识是健康心理结构的起点，意志行为是人格面貌的归宿，情感是认识与意志之间的中介因素。从心理结构的几个方面看，一旦它们不能符合规律地进行协调运作时，就可能产生一系列的心理困扰或问题。从个性角度看，每个人都有自己长期形成的稳定的个性心理，一个人的个性在没有明显的、剧烈的外部因素影响的情况下是不会轻易发生变化的。从个体与群体的关系看，每个人可根据其现实性划分成不同的群体，不同群体间的心理健康标准是有差异的。

## 三、心理健康标准的具体内容

心理学家将大学生心理健康的标准描述为以下几点。

①有适度的安全感，有自尊心，对自我的成就有价值感。

②适度地自我批评，不过分夸耀自己，也不过分苛责自己。

③在日常生活中，具有适度的主动性，不为环境所左右。

④理智、现实、客观，与现实有良好的接触，能容忍生活中的挫折和打击，无过度的幻想。

⑤适度地接受个人的需要，并具有满足此种需要的能力。

⑥有自知之明，了解自己的动机和目的，能对自己的能力进行客观的估计。

⑦能保持人格的完整与和谐，个人的价值观能符合社会的标准，对自己的工作能集中注意力。

⑧有切合实际的生活目标。

⑨具有从经验中学习的能力，能适应环境的需要并改变自己。

⑩有良好的人际关系，有爱人的能力和接受爱的能力。在不违背社会标准的前提下，能保持自己的个性，既不过分阿谀，也不过分寻求社会赞许，有个人独立的意见，有判断是非的标准。

### 四、心理健康不是没有心理困扰，而是能否有效解决心理困扰

我们来看一则小故事：美国总统罗斯福的家中被盗，一位朋友知道后写信安慰他，罗斯福给这位朋友写了封回信，说："我现在很平安，感谢生活。因为，第一，贼偷去的是我的东西而没伤害我的生命，值得高兴；第二，贼只偷去我的部分东西，而不是全部，值得高兴；第三，最值得庆幸的是，做贼的是他，而不是我。"

想一想：这则罗斯福的故事给我们什么启发呢？

遇到危机时，我们要看到危机后面的转机；遇到压力时，要看到压力后面的动力；遇到挫折时，要看到挫折后面的成长。与其一味地埋怨生活，从此消沉沮丧、萎靡不振，不如以阳光的心态积极应对。要知道，拥有酸、甜、苦、辣、咸的五味人生才是真正丰富的人生。人有悲欢离合，月有阴晴圆缺，正是这些喜悦的瞬间和悲伤的时刻，才造就了我们多彩的人生。不要因为任何一个片刻特别美丽而执着于它，也不要因为任何一个片刻特别痛苦而选择放弃，我们要将它们看作人生中的一段经历而去体验，在体验中积极成长。

## 第三节 心理障碍概述

随着科技的进步和社会的发展，社会对人才的需求也在不断变化，大学生的数量也在不断增加，因此，在校大学生的生活也会因为社会各方面的压力而变得更加复杂，无形之中就会出现多种负面情绪。

### 一、自卑心理

自卑是人际交往的大敌。自卑的人悲观、忧郁、孤僻、不敢与人交往，认为自己处处不如别人，性格内向，总认为别人瞧不起自己。自卑心理主要由以下几种原因引起：过多的自我否定、消极的自我暗示、挫折的影响和心理或生理等方面的不足。怎么样才能让学生改正这种心理呢？第一，要教育学生采用积极的态度来面对，让他们正确地认识自己，提高自我评价，自卑心理的形成主要是因为人们在社交中不能正确认识自己和对待自己；第二，除了要引导学生乐观向上，正视自我的不足，还要告诉他们"人无完

人，金无足赤”，并鼓励学生积极与他人交往，增强自信，从而摆脱自卑心理。

## 二、孤独心理

孤独是一种感到与世隔绝、无人与之进行情感或思想交流、孤单寂寞的心理状态。孤独者通常表现出萎靡不振的状态，并产生不合群的现象，从而影响正常的学习、交际和生活。孤独心理主要由以下几种原因引起：过于自负或自尊心过强、遭受过挫折等。有句话说得好：水至清则无鱼，人至察则无徒。自尊、自负、自傲都很容易使人陷入孤独的境地，还有一种人比较容易孤独，那就是喜欢“做语言上的巨人、行动上的矮人”的人。怎么样才能够改变这种心理呢？第一，要把自己融入集体中。马克思说过：只有在集体中，个人才能获得全面发展的机会！一个拒绝把自己融入集体的人，孤独肯定格外垂青他。第二，要克服自负和自傲的心态，积极参加交往。当一个人真正地感到与他人心理相融、为他人所理解和接受时，就容易摆脱这种孤独误区。

## 三、忌妒心理

忌妒是在人际交往中，因与他人比较发现自己在才能、学习、名誉等方面不如对方而产生的一种不悦、自惭、怨恨甚至带有破坏性的行为。这一心理状态的特点是：对他人的长处、成绩心怀不满；看到别人“冒尖”“出头”不甘心，总希望别人落后于自己。忌妒还有一个特点，就是没有竞争的勇气，通常采取挖苦、讥讽、打击甚至不合法的行为给他人造成危害。这种情况严重影响了大学生的心理健康和交际能力，给大学生成长和成才带来了莫大的困难。因为忌妒往往会吞噬人的理智，影响正常思维，造成人格扭曲。有忌妒心的人应多从提高自身修养上下功夫，多转移注意力，积极将自己的劣势升华为优势，采取正当、合法和理智的手段来消除这一心理。

## 四、报复心理

所谓报复，是指在人际交往中，以攻击那些曾给自己带来挫折的人来发泄不满、怨恨的方式。它极富有攻击性和情绪性。报复心理和报复行为常发生在心胸狭窄、个性品质不良者遭遇挫折的时候。社会心理学家研究表明：报复心理的产生不仅同个性特点有关，而且与挫折的归因和环境有关，报复常常以隐蔽的形式进行。因为报复者常常以弱者的身份出现，他们没有足够的心理承受能力和公开的反击能力，所以只能采取隐蔽的方式来进行报复。这种心理给报复者的人际交往带来了莫大的阻力和压力。想改变这种状况，需要提高报复者的自制力，要反思报复结果的危害性，学会宽容。

俗话说“宰相肚里能撑船”。

### 五、交往困惑

异性交往本来是很正常的社交活动，但它也是一个令大学生棘手的社交障碍。有一些大学生在不良心理因素的作用下，总感到与异性交往要比与同性交往困难得多，以至于不敢、不愿，甚至不能和异性交往。这些大学生不能正确区分和处理友情与爱情的关系，部分大学生无法划清友情与爱情的界限，从而把友情幻想成爱情。大学生本来就处在一个情愫迸发的年龄，对异性的渴望本是正常的事。但由于一些大学生受传统观念的影响，认为男女之间除了爱情就没有其他什么了，无法树立起正确的异性朋友观。这必然会对大学生异性间的交往带来一定的消极影响。除此之外还有舆论影响，有的学校、老师、家长对男女同学之间的交往横加干涉，这势必加重了异性之间交往的困难。要摆脱异性交往的困惑，第一，要摆脱传统观念的束缚，开展丰富多彩的集体活动，因为集体活动有利于男女同学建立自然、和谐和纯真的人际关系；第二，要讲究分寸，以免引起不必要的误会。

大学生在人际交往方面的心理障碍还有社交恐惧、猜忌等。在此只浅谈以上五个方面。

## 第四节　大学生心理危机的干预及预防

我国大学生的心理健康状况令人担忧，有相当数量的大学生存在负面情绪；因心理疾病退学的大学生，占退学总人数的 50% 以上，心理危机已成为影响大学生个体发展和学校稳定的重要因素。应对心理危机是高校无法回避的紧迫问题。

### 一、大学生心理危机的干预

心理危机干预是指在心理学理论指导下对有心理危机的个体或群体进行的一种短期的帮助行为，其目的是及时对经历个人危机、处于困境、遭受挫折，以及将面临危险的对象提供支持和帮助，使之恢复心理平衡。它不同于一般的心理咨询和治疗，最突出的特点是及时性、迅速性，有效的行动是成功的关键。大学生心理危机干预的一般原则主要有以下几个方面。

1. 促使当事人接受帮助

人在面临危机时，心绪不佳、郁闷、痛苦是正常的，促使当事人接受你的帮助，在你的帮助下经历、体验并开始摆脱痛苦，有助于当事人最终走出危机。

2. 帮助当事人正视和处理危机

对当事人的处境表示同情和关注，并有所准备地给当事人指明解决危机的办法，使其明白自己该做些什么、该怎么做。

3. 为当事人提供有关的信息

陷入危机的当事人通常因不了解真相而产生错觉，夸大危机的情境，对结果的想象远比事实更糟。因此，进行危机干预时必须运用适当的方式、手段和语言，帮助当事人发现事实的真相，正视现实，走出困境。

4. 必须避免怂恿当事人责备他人

大学生心理危机干预机制的建设和完善，要以大学生的心理危机干预系统的建设为载体。开展心理健康普查，对有精神病倾向的学生要及时转诊就医，对有神经症可能的学生要约请他们面谈，了解情况，建立心理健康档案，确定危机预警的范围和对象；建设以学生辅导员、学生干部、寝室长和学生党员为骨干力量的信息员队伍，及时了解预警对象的相关信息并及时汇报，做到早发现早干预；成立危机干预机构，如邀请心理专家建立大学生危机干预中心，确保危机干预的专业化；设立信息化的心理危机干预热线，让大学生在身处危机时能及时得到帮助。

## 二、大学生心理危机的预防

构建完善的大学生心理健康教育体系，培养健全的人格，是预防大学生心理危机的根本途径。

1. 心理健康教育活动

通过开展心理健康教育活动，丰富大学生心理学知识，增强他们的心理保健意识，端正他们对心理咨询的看法。引导他们主动寻求帮助，缓解负面的情绪，避免因心理问题加重而产生心理危机。

2. 心理素质训练

通过开展心理素质训练，提升大学生心理调适能力，通过各种途径锻炼他们的意志，增强他们的心理素质，使他们保持心理健康。

3. 心理咨询和心理辅导

开展大学生心理辅导和心理咨询工作，通过各种辅导形式，在独立生活与社会环境的适应、学习与社会工作关系的处理、人际交往的适应、恋爱问题的处理等多方面对大学生进行指导与帮助。

重视并开展大学生心理咨询工作，通过语言、文字等媒介，给咨询对象以帮助、启发和教育，解决其在学习、工作、生活、患病、康复等方面出现的心理问题。

4. 校园文化建设

加强校园文化建设，改善大学生的社会心理环境，通过开展丰富多彩的校园文化活动，满足大学生精神和心理需求，为他们展示天赋和才华、表达内心的激情、增强竞争意识、获取自信心提供平台。

5. 成才服务体系

构建大学生成才服务体系，为大学生心理减负减压，如加强学习与考研的辅导，帮助他们进行职业生涯规划，为毕业生提供就业信息，搭建就业平台，开展就业指导等，为处于困境中的学生提供及时有效的支持，帮助其顺利渡过难关。

## 第五节　大学生心理健康教育的实施

从当前我国高校的普遍情况来看，多数大学生的心理是健康的，但也有相当一部分大学生的心理健康状况不容乐观。一项以全国 12.6 万大学生为对象的调查结果显示，20.3% 的人有明显的心理障碍。尽管如此，只有极少数学生接受了心理咨询方面的专业性帮助，而绝大部分并没有真正认识到这一问题，这从一定程度上说明了心理健康教育的紧迫性、必要性和艰巨性。

### 一、影响大学生心理健康的因素

人的心理健康是一个极为复杂的动态过程。影响心理健康的因素是各种各样的，既有个体自身的心理素质，也有外界环境因素的影响。

1. 环境变迁

心理学研究表明：个体所处环境的巨大变迁也会使个体产生心理应激。虽然环境变迁也是生活事件的一部分，但这种变化对个体适应的影响比较突出。生活环境的变迁对初入大学校园的新生是一个不小的挑战。这种变化主要体现在学生要独立生活，应对一切生活琐事。例如，几个同学共住一个寝室，彼此生活习惯、作息安排包括语言隔阂，都需要去面对和适应。尤其很多新生远离家乡、亲人，需要一段时间适应。

对新环境的适应也包括对自己地位变化的适应。这种变化既包括全新的学习内容与学习方法，也包括新的人际关系，学生自身的语言表达能力与未来发展定位等。全新的角色要求大学生重新评价自己与他人，重新设计自我。对于经历巨大环境变迁的新生来讲，不仅存在一个适应外部环境的问题，更重要的是他们也面临一个如何自我调适的问题。以前的新生人学教育多关注前者，对后者则相对不太重视。实际上，后者对他们的心理健康状况影响较大。总的来看，无论是对学习和生活环境的适应，还是对人际关系、自我地位变化的适应，都会极大地影响到大学生们当时的心理健康状况。

2. 学业期望

大学生学习的重要特点是学习自主性，学生成为学习活动的主体，而教师是学习活动的指导者。大学生面临学习方法、学习内容与学习习惯的巨大转变，这也包括对自己学习能力的重新评估。

许多学生在中学时代确立了自己的学习优势，有着较高的学业期待。在大学，又面临着学业期待的新变化，学业优势的失落以及对自己学业的重新定位。如果大学生缺乏足够的思想准备、不能恰当地接受和对待学业成绩，就会出现自信心下降、自卑感上升，甚至还会出现忌妒心理和攻击行为。

大学生的学习目的、学习方式、学习内容都有别于中学生。随着社会对大学生要求的提高、用人标准的转变，很多在校大学生既要学习专业知识，同时还要选修一些其他课程，如外语、计算机、汽车驾驶等，考取各类证书，以适应激烈的市场竞争。如果大学生学习方法不当，学习动力不强，学习目的不明确，自我约束能力弱，容易出现焦虑、紧张等情绪反应，同时还会严重影响自信心，产生苦恼以及自我否定等心理问题，导致学业失败。学业成绩不理想以致学业失败反过来也会极大地影响学生的心理健康。

3. 人际关系

与中学时代相比，大学生的人际关系更为广泛与复杂，角色更多元化。大学生来自不同地域、具有不同教育背景和经济状况，带着各自的生活习惯与学业期待来到大学，新型人际关系的适应是大学生面临的重要问题。这一新型人际关系既包括对师生关系的理解，也包括与同班及宿舍同学的相处，还有与异性交往的适应等。

进入大学意味着进入全新的人际关系之中。面对来自各地、性格各异的新同学，建立协调、友好的人际关系是非常重要的。大多数学生在入学前一直生活在熟悉的环境中，人际关系相对稳定。而一旦进入大学，将面临一个重新结识别人、确立人际关系的过程。这一过程的进展将对整个大学生活产生非常大的影响。在大学生中普遍存在的人际关系、交往以及适应障碍，可能都与新生阶段的人际关系状况有着一定的关系。

大学生与人交往和相处的经验相对较少，在短期内建立起一种和谐的人际关系，通常需要很多技巧，而大学生们通常只感受到这一问题带来的压力，而缺乏必要的经验和技能。人际关系能反映出人们的性格特点和交往模式。因此，大学生的人际关系与自我认知、认知他人相关。他们对良好的人际关系抱有极大的期望，希望能建立和谐、友好、真诚的人际关系。但同时，这种期望又通常过于理想化，即对别人要求太高，造成对人际关系状况的不满。这种不满又会给人际关系带来消极的影响，使渴望交往的心理需求与心理闭锁的矛盾集于一身。

异性交往是大学生人际关系的重要组成部分，既包括两性之间友谊的发展，也包含爱情的成长。在异性交往中，大学生重新认识与确立自己的方位与坐标。有的大学生面对异性的追求茫然不知所措，不知如何拒绝，也不知如何去爱，如何把握爱的温度。有的大学生将爱情置于学业之上，甚至认为有爱就有一切，当失恋的打击袭来时，没有做好充分的心理准备，不知如何策略地面对分手，面对自己。

4. 自我认知

大学生活始终是丰富多彩、令人向往的，然而，大学生进入大学以后，由于学习生活的转变，加之自身所具备的特长等因素的影响，大多数人对自我的评价也在逐渐地发生转变。这一转变不仅表现在学习成绩、生活起居上，还表现在知识面、社会经验、人际交往以及个体综合能力等方面。自我认知也会出现两极振荡，当取得一点成绩时容易自负，而遇到挫折时容易自卑，不断地调整自我认知对每位大学生都非常重要。

大学生作为同龄人中学业优秀的群体，现实自我与理想自我之间总是存在一些差距。对这一客观事实认识不足，就会引起认知上的矛盾，从而严重影响大学生的心理状态。在客观现实面前，有的大学生能及时调整对自身的认识，重新确立目标，使目标符合客观现实的要求；而有些大学生则企图逃避理想与现实的矛盾冲突，出现消沉、颓废、苦闷、抑郁等情绪，或耽于玩乐、放纵，以发泄对现实的不满，以此来麻痹自己的心灵，甚至产生自杀倾向等严重心理问题。

处于大学阶段的青年人已强烈意识到“自我”，也注意到自我的脆弱，因而产生出充实自我、发展自我的强烈需求。有的同学在追求自我发展时顾此失彼，没能达到期望的目标，从而产生了不良的心理反应。还有的同学，在发展自我的过程中放大了自我弱势、忽略了自我优势，由于害怕暴露自己的弱点而采取防御机制，缺乏必要的社会支持，甚至产生严重的烦恼和恐惧不安等。

5. 心理冲突

心理冲突是指个体在有目的的行为活动中，存在着两个或两个以上相反或相互排斥的动机时所产生的一种矛盾心理状态。心理冲突常常会造成动机部分地或全部地不能满足，同时也使动机所指向目标的实现受到阻碍，动机与挫折相关，也是造成挫折和心理应激的一个重要原因。大学生的心理冲突既有群体的冲突，如独生子女与贫困学生特有的心理冲突，也有个体发展中面临的升学与就业、学业与情感等冲突。

大学时代是心理断乳的关键期。心理断乳意味着个人离开父母家庭的监护，彻底切断个人与父母家庭在心理上联系的“脐带”，摆脱对家庭的依赖，成为独立的个体，完成自我心理世界的建构。当多重发展任务同时落到大学生身上时，必然会产生各种各样的心理冲突。事实上，大学生的心理冲突并非是否判断引起的冲突，而是由于选择带来的取舍冲突。如升学还是就业，都只是人生诸多选择中的一种，并不从本质上改变人生的方向；再如，毕业后是否从事所学专业，都是在实践中再选择的过程。

6. 生活事件

生活事件是指人们在日常生活中遇到的各种各样的社会生活的变动，生活事件不仅是测量应激的一种方法，也是预测身体和心理健康的重要指标。大量的研究表明，即使是中等水平的应激事件，如果连续发生，对个体的刺激可以累加，也会是非常严重的。例如，如果大学生接连经历人际关系的疏离、评优失败及失恋等情况，就会出现明显的心理不适。

在生活事件中，重要丧失对大学生心理健康起着消极作用，如重要人际关系的丧失、荣誉的丧失等。重要的人际关系主要是指与家人、朋友，特别是异性（恋人）的关系。这种关系一旦丧失或出现问题，不仅会影响大学生的情绪、学习和生活，还会极大地影响大学生对自身及今后人生的看法。失恋带来的挫折感尤为强烈。荣誉的丧失主要指很多大学生认为自己可以获奖学金或评优、入党，最终却没有实现目标，或因考试作弊、违纪等受处分。重要丧失会在一定程度上影响大学生心理健康，严重时会导致心理障碍。

对生活事件与心理健康之间的关系进行解释时，一般认为生活事件可提高个体适应环境的能力，有利于维护心理健康。个体经历生活事件时，必须付出精力去调整由这一事件所带来的生活变化，这也提高了个体的抗挫折能力。

7. 家庭环境

家庭环境主要包括家庭的情绪氛围、父母的教养态度、家庭结构、家庭经济状况四个方面。家庭是人生的奠基石，父母是孩子的第一任老师，家庭对学生成长与成才的影响是长久而深远的。积极的家庭情绪氛围是良好心理素质形成的前提，家庭成员间的语言及人际氛围，直接影响着家庭中每个成员的心理状态。父母的教养态度直接影响孩子的行为和心理，有利于学生心理健康的教养态度是民主、平等而非命令、居高临下的，开明而非专制的，潜移默化而非一味骄宠的。特殊的家庭结构如单亲家庭、重新组合家庭等必然会对学生心理有一定影响。家庭经济状况不佳的学生易产生心理不适感。

## 二、大学生心理健康教育的重要性

1. 心理健康对人生发展的意义

心理健康对人生发展的意义主要体现在：心理健康是事业成功的基础；心理健康是人生发展的必要条件；心理健康是人生幸福的源泉。

2. 心理健康对大学生有特别重要的意义

这一特别重要的意义主要体现在：心理健康是保证大学生正常学习和生活的必要条件；心理健康对促进大学生积极主动地学习具有推动作用；心理健康是完善大学生人格的重要方面。

## 三、情绪对大学生身心健康的影响

1. 情绪对学习动力的影响

情绪情感是学习的重要动力。爱与恨、喜与忧，都可以成为激励学习的动力。如果一个人对什么都没有感情——既没有爱、也没有恨，既没有忧虑、也没有恐惧，对一切都没有兴趣，那么，一切都将变得毫无意义，自然也就失去了学习与生活的动力。

2. 情绪对个性的影响

一个人爱什么、恨什么，为何喜、为何忧，这些爱与憎的倾向正是构成个性的重要特征。因为个性的核心是性格，而性格又是由理智特征、情绪特征、意志特征和对现实的态度特征四个方面所构成的。其中，性格的情绪特征是性格最明显的表现，一个人的性格是否健康、良好，在很大程度上取决于情绪情感的表现。因此，大学生要想塑造健全的个性，必须培养良好品质的情感。

3. 情绪对大学生行为目标的影响

心理学的研究表明：如果一个人体验到的是积极的情绪，如感到高兴、亲切、安全、平静，其行为目标也通常是积极主动的，对新经验的接受、对周围人的尊重和理解、对价值和长远目标的献身精神等，都有明显增强；如果一个人体验到的是痛苦、愤怒、紧张或受威胁等消极情绪，其社会兴趣会下降，反社会行为会增加。

4. 情绪对生理健康的影响

现代医学研究证明，在大学生群体中非常常见的失眠、紧张、神经性头痛、消化系统疾病等，很多是情绪状态没能得到及时调整造成的。

美国加州约翰斯·霍普金斯大学医学院对该校毕业生进行了长达30年的关于情绪与健康关系的追踪研究。该研究发现年轻时倾向于压抑、焦虑和愤怒的人患结核病、心脏病、癌症等的概率比情绪稳定的人的患病概率高出3倍。

5. 情绪对大学生人际交往的影响

多方面、多层次的和谐、积极的人际交往有助于大学生获得社会生活所必需的人格品质、价值取向、理想信念以及受社会赞许的行为方式，可以加快大学生的社会化进程，并能促使大学生与他人进行交流、比较，深化对自我的认识。

## 四、保持心理健康的方法

观察图14–1，你发现了什么呢？

人的想法就像一副眼镜，它会影响你眼中世界的样子，控制你的情绪，从不同的视角看世界，可能会出现不同的结果。因此，要适度改变自己的想法，学会调整自己的情绪。

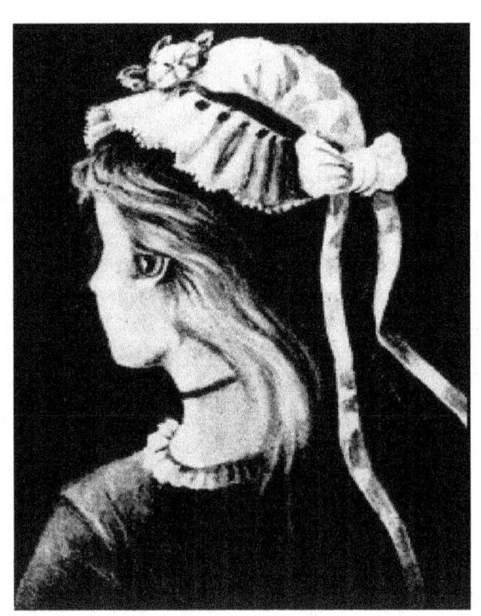

图14–1　不同视角看照片（世界）

1. 情绪调适的方法

（1）快乐钥匙

通过向亲人、朋友倾诉来宣泄情绪；通过流泪来缓解情绪；通过体育运动、琴棋书画、旅游、垂钓等活动，来转移注意力。

（2）幽默解嘲

自我安慰、理解宽容、激励进取、改变认识、助人奉献。

2. 心理健康的相对性

在成长过程中，学生可能会因为没有显赫的家庭背景、没有名校的学历、没有出众的外貌而自卑、烦恼。现实生活中也有不少人，在遭受了一次挫折与失败后，就怀疑自己的能力，得出“我不行”“我不是这块料”“我这辈子完了”的结论。其实机会对谁都是公平的。心理健康也不是没有心理困扰，有效解决心理困扰才是关键。

3. 掌握大学生的特点

（1）大学生的心理特点

抽象思维发展，但不够完善：自我意识增强，但发展还不成熟；情感丰富，但情绪波动较大；意志水平明显提高，但不平衡、不稳定。进入大学阶段，大学生的抽象逻辑思维获得迅速发展，并逐渐在思维活动中占据主导地位。大学生思维的独立性、批判性和创造性有所增强，他们主张独立发现问题和解决问题，喜欢用批判的眼光对待周围的一切，不愿意沿着别人提供的思路去思考和解决问题，其思维的辩证性日益提高。但是，大学生抽象逻辑思维水平并没有达到完全成熟的程度，主要表现在思维品质发展不平衡，思维的广阔性、深刻性和敏感性发展较弱。由于个人阅历浅、社会经验不足，看问题时容易过分地钻牛角尖，并且掺杂了个人情感，缺乏深思熟虑，通常有偏激、过分自信和固执己见的倾向。

（2）大学生自我意识迅速发展时期的特点

自我意识开始分化，并迅速发展：自我矛盾开始出现；自我意识矛盾日益突出，但调控能力相对较弱；自我意识的矛盾不断激化，出现混乱；自我意识的矛盾转化不断进行，且渐趋稳定。

正因为如此，大学生自我意识的发展状况充分反映出他们正处于迅速走向成熟但并未真正成熟的心理特点。

（3）大学生的情绪特点

情绪易冲动且情感丰富；情绪的起伏性和弥漫性；情感的压抑性和文饰性。大多数大学生已能逐步自觉地确定自己的奋斗目标，并根据目标制定实施计划，排除内外障碍和困难去努力实现奋斗目标，其意志的自觉性、坚韧性、自制性和果断性都有了较大发展，但意志的果断性和自制性品质的发展却相对缓慢一些。这主要表现在，大学生能独立迅速地处理好一般学习、生活问题，但在处理关键性问题或采取重大行动时通常表现出优柔寡断、动摇不定或草率武断、盲目从众的心态。

大学生控制情绪的能力也在不断由弱变强，大多数人的内心体验逐渐趋于平稳。但是，如果受到外界环境的强烈刺激，他们的情绪又容易产生较大波动而表现出两极性。既可能在短时间内从高度的振奋变得十分消沉，又可能从冷漠突然转变为狂热，乃至造成消极的后果。

# 第十五章　生殖健康与性教育

生物机体生长发育到一定阶段后，能产生与自己相似的个体，这种功能称为生殖（reproduction）。生殖功能对于种族的繁衍、遗传信息的传递、动物的进化等都起着重要的作用。人类和其他高等动物的生殖活动需要两个性别不同的个体共同参与完成。本章重点讨论女性生殖系统的相关内容。

## 第一节　女性一生各时期的生理特点

女性生殖系统是女性机体中的重要组成部分，其最显著的生殖特征是各个时期既有变异，又能保持各个时期的恒定性。女性一生的各个时期，有其不同的生理特点，既有自己独特的功能，又与其他系统相互关联和影响。

女性从胎儿到老人要经过一个渐进的生理过程，也是下丘脑－垂体－卵巢轴发育、成熟、衰退的过程。虽可按年龄划分为几个时期，但并无清晰界线，可因遗传、环境、营养等条件影响而在个体间有所差异。

### 一、胎儿期

婴儿一旦呱呱坠地，是男是女便见分晓。但深居在母腹中的胎儿究竟是怎样进行性别分化的呢？其实，人的性别早在生命诞生的那一瞬间，即精子与卵细胞结合时，就已经确定了。如果受精卵是两个 X 染色体，就是女胎；如果是一个 X 染色体和一个 Y 染色体，就是男胎。有趣的是，在胎儿期的前两个月，虽说性别已定，但是男胎女胎在生理上的发展却是一样的。到第 3 ~ 6 个月，胎儿的性别才逐渐明朗化。女性胎儿发育出阴蒂、阴道、卵巢等生殖器官。

## 二、新生儿期

由于胎儿在子宫内受到母体卵巢及胎盘所产生的雌激素影响，女婴出生时可出现外阴较丰满，乳房轻微发育甚至少许泌乳的现象。另外，由于出生后脱离母体高水平的雌激素环境，还有可能引起子宫黏膜脱落，导致少量阴道出血，但这种生理现象持续时间很短，一般 2 ~ 3 周可自然消失。

## 三、儿童期

由于儿童期下丘脑 – 垂体 – 卵巢轴的功能处于静止状态，卵泡仅能发育到初级卵泡或早期窦状卵泡阶段，即发生萎缩、退化，基本上没有雌激素分泌，生殖器为幼稚型。

在儿童期后期，约 10 岁起，卵泡在垂体促性腺激素的作用下可有一定程度的发育并分泌少量雌激素，开始呈现女性特征，如皮下脂肪在胸、髋、肩部及耻骨前面堆积，子宫、输卵管及卵巢逐渐向盆腔内下降，乳房也开始发育。

## 四、青春期

世界卫生组织将青春期规定为 10 ~ 18 岁，以月经来潮为标志，即从月经初潮至生殖器官逐渐发育成熟的时期。这一时期最重要的变化是生殖内分泌系统由无周期而且相对静止的状态转变为周期性活动的状态。同时，这一时期由于雌激素的作用而出现一系列生理变化，显现出女性特有的体态。

1. 全身发育

全身成长迅速，逐步向成熟过渡。

2. 第一性征的发育

由于下丘脑和垂体促性腺激素分泌量增加，作用增强，促使卵巢发育并分泌性激素，从而使生殖器官出现明显变化。例如，外生殖器从幼稚型变为成人型，阴阜隆起，大阴唇变肥厚，小阴唇变大且有色素沉着，阴道的长度、宽度增加，阴道黏膜变厚，出现皱襞，子宫体明显增大，输卵管变粗，卵巢增大。

3. 第二性征的出现

除生殖器官，女性特有的外貌特征属于第二性征。如音调变高，乳房丰满而隆起，阴毛、腋毛出现，骨盆横径大于前后径，胸臀部皮下脂肪增多，显现出女性特有的体态。

4. 月经来潮与青春期激素水平的变化

第一次月经来潮称月经初潮，是青春期开始的一个重要标志。由于卵巢功能尚不健全，初潮后一段时间月经周期无一定规律，逐步调整才能接近正常。女性青春期生理变化很大，思想情绪常不稳定，家庭、学校要注意其身心健康。

## 五、性成熟期

性成熟期（sexual maturity）又称生育期，即卵巢功能成熟并进行性激素分泌及周期性排卵的时期。性成熟期一般自 18 岁左右开始，持续 30 年左右。

这一时期，下丘脑—垂体—卵巢轴的功能完善，呈现出典型的周期性特点，卵巢生殖功能与内分泌功能也最为旺盛，排卵及月经有规律性。其他生殖器官及乳房也在激素的作用下，发生周期性变化。

## 六、围绝经期

从卵巢功能开始衰退至绝经后一年的时期称为围绝经期（perimenopausal period）。女性大约从 40 岁起，卵巢功能开始衰退，直到最后功能完全衰竭，并由此带来机体内分泌和生理功能的变化，也会引发一系列健康问题。这一过程长短因人而异，短则 1 ~ 2 年，长则 10 ~ 20 年。最后，卵巢内卵泡用尽，或剩余卵泡不再发育和分泌雌激素，子宫内膜不再生长增厚，月经永久性停止即为绝经（menopause），此为卵巢功能衰竭的标志。

## 七、绝经后期

绝经后期（postmenopausal period）是指继围绝经期后的生命时期。这一时期卵巢的功能已完全丧失，雌激素水平低下，不足以维持女性第二性征，生殖器官进一步萎缩老化，心血管系统、脂代谢、骨代谢等都将发生相应变化，免疫力降低。

更年期是一段时间，最终以绝经为标志，因此也有人将之分为绝经前期、绝经期、绝经后期，统称为绝经期。在更年期，多数妇女卵巢内分泌功能的减退是缓慢的，机体的自主神经系统能够调节和适应，故无特殊症状，仅有 10% ~ 30% 的妇女发生自主神经功能紊乱，出现一系列症状，称更年期综合征。

## 第二节　卵巢的功能及周期性变化

卵巢是女性生殖系统的主要器官。卵巢的主要功能是生殖功能和内分泌功能，即卵细胞的产生、卵泡的成熟、排卵以及伴随这一过程的甾体激素的合成及分泌。

### 一、卵巢的功能

1. 卵巢的生殖功能

（1）卵细胞的产生及生命周期

在胚胎早期，原始生殖细胞从卵黄囊迁移到生殖嵴成为卵原细胞。卵原细胞增殖、分化，并陆续进入减数第一次分裂，发育为初级卵母细胞。继而卵原细胞全部发育为初级卵母细胞。所有初级卵母细胞均长期停滞在减数第一次分裂前期，直到青春期后，随着卵泡成熟，于排卵前在促黄体生成素（luteinizing hormone, LH）的作用下完成减数第一次分裂。此时，初级卵母细胞排出第一极体，成为次级卵母细胞。排卵后，次级卵母细胞开始减数第二次分裂并停留在中期，如果卵细胞没有受精，则死亡、溶解。如果发生受精，卵母细胞即完成减数第二次分裂，排出第二极体，成为受精卵，开始新的生命。

（2）卵泡的发育

卵泡是卵巢的基本功能单位，由卵母细胞与包围它的卵泡细胞即颗粒细胞构成。根据卵泡的大小、形态、生长速度和组织学特征一般可分为原始卵泡、初级卵泡、次级卵泡和成熟卵泡（排卵前卵泡）四个阶段。初级卵泡和次级卵泡又合称为生长卵泡。

原始卵泡（primordial follicle）：由初级卵母细胞及围绕它的单层扁平的卵泡细胞组成，卵泡细胞与外周结缔组织之间有薄层基（底）膜。原始卵泡处于生长的静止状态，不同卵泡停滞在这一阶段时间长短不一。

初级卵泡（primary follicle）：卵泡细胞由单层变复层，尚无窦腔形成，因而又称为窦前卵泡。卵泡周围的结缔组织梭形细胞逐渐密集形成卵泡膜，它与卵泡细胞之间隔以基（底）膜。

次级卵泡（secondary follicle）：开始出现囊腔（卵泡腔），内有卵泡液（含有雌激素），卵泡腔周围的数层卵泡细胞形成卵泡壁，称为颗粒层，卵泡细胞改称颗粒细胞。卵泡膜分化形成内膜层及外膜层。内膜层细胞（内膜细胞）与颗粒细胞协作合成雌激素。颗粒细胞膜上相继出现促卵泡激素（follicle stimulating hormone, FSH）受体和 LH

受体。

成熟卵泡（mature follicle）：体积很大，直径为 18 ~ 25 mm，内有卵丘和放射冠。合成雌激素的量最多，因此临床上根据 B 超显示的卵泡大小及血中雌激素水平可以判断卵泡成熟程度。同时，颗粒细胞膜上 LH 受体数量进一步增加，便于卵泡在 LH 的作用下排卵。

人类出生时，两侧卵巢共有原始卵泡约 200 万个，而到青春期仅剩约 40 万个。原始卵泡一旦开始发育就面临两种命运：发育成熟并排卵，或在发育的不同阶段发生闭锁。青春期前，卵泡生长速度非常缓慢，不受垂体激素的调控，但原始卵泡的生长一般不会超过初级卵泡或早期窦状卵泡阶段。青春期后的卵泡生长可分为非促性腺激素依赖的生长和促性腺激素依赖的生长两种。

在非促性腺激素依赖的生长阶段，原始卵泡发育到初级卵泡或早期窦状卵泡的过程与青春期前的情形一样，生长非常缓慢，并且这个时期的卵泡生长完全依赖非促性腺激素。青春期后，至性成熟期，每个月经周期的黄体期都会有 20 个左右初级卵泡，即使是在低水平 FSH 的作用下也能继续发育。这些卵泡经过 60 ~ 70 天的生长后，能对增加的 FSH 做出反应，进入促性腺激素依赖的快速生长。

在促性腺激素依赖的生长阶段，卵泡生长明显加快，并完成优势卵泡的选择（selection）。在青春期后的每一次黄体—卵泡转化期，相当于月经周期的第 1 ~ 4 天，血液中雌激素、孕激素水平降低，导致 FSH 水平上升，此时，双侧卵巢中那些已经发育到较小的窦状卵泡阶段的 10 ~ 20 个卵泡能够对 FSH 水平做出反应，由非促性腺激素依赖的生长进入促性腺激素依赖的快速生长，称为募集（recruitment）。在被募集的一群卵泡中，一般只有一个被选中成为优势卵泡（dominant follicle），并最终发育成熟。

关于卵泡选择的机制，目前较受认可的是“FSH 阈值说”和“FSH 窗口说”。FSH 阈值指卵泡生长发育所需的 FSH 刺激的最低血液浓度。阈值的高低能反映出卵泡对 FSH 的敏感性。由于每一个卵泡都有自己的发育轨迹，即不是所有的卵泡都同时从一个阶段发育到另一个阶段，因而在同一时间点，不同的卵泡对 FSH 的敏感性也不一致，这是每个月经周期优势卵泡选择的前提条件。卵泡期开始的时候，由于血中 FSH 水平的升高，通常能同时达到一群卵泡继续生长所需的阈值，使这些卵泡得以继续生长，但是 FSH 的升高仅有一个有限的时间窗口。此后，随着卵泡的发育，卵泡合成的雌激素增加，对腺垂体进行负反馈调节，加之卵泡颗粒细胞合成的抑制素对腺垂体的作用，使腺垂体 FSH 分泌减少。这时，一般仅有一个发育较快的卵泡由于其 FSH 阈值最小，能够在较低水平的 FSH 作用下继续发育成熟。而其他卵泡由于得不到足够的 FSH 支持而闭锁。选择的过程一般发生在月经周期的第 5 ~ 7 天。

（3）排卵

排卵的时间一般在下次月经来潮前的第 14 天，在 LH 达峰值后的 12 h。当优势卵泡发育成熟时，其分泌的大量雌激素可对垂体产生正反馈作用，使垂体大量分泌促性腺激素，形成 LH 峰，由 LH 峰触发排卵（ovulation），即卵泡壁破裂，卵细胞与放射冠一起随同卵泡液排出卵泡。排出的卵细胞与放射冠一起被输卵管伞摄取入输卵管内。

（4）黄体的形成及退化

卵泡排卵后剩余的颗粒细胞和卵泡膜细胞在 LH 的作用下发生黄体化（luteinization），分化为黄体细胞，形成一个新的暂时性的内分泌结构——黄体（corpus luteum）。黄体的主要功能是分泌孕激素，同时也分泌雌激素。如排出的卵细胞得以受精，则黄体在滋养层细胞分泌的人绒毛膜促性腺激素（human chorionic gonadotropin, HCG）的作用下继续发育增大，称为妊娠黄体（corpus luteum of pregnancy），为胚胎着床及着床后胚胎的发育提供孕激素，直到胎盘形成并接替黄体的这一功能。如卵细胞没有受精，黄体在 2 周后开始退化。

（5）卵泡闭锁

女性一生中仅有 400 ~ 500 个卵泡能最终发育成熟并排卵。自胚胎时期开始就不断有卵泡在发育的各阶段逐渐退化、消失，这一过程叫卵泡闭锁（atresia）。卵泡闭锁是细胞凋亡所致。

2. 卵巢的内分泌功能

卵巢合成及分泌的类固醇激素主要是雌激素（estrogen）和孕酮（progesterone），也分泌少量雄激素。排卵前，卵泡主要分泌雌激素。排卵后，黄体分泌雌激素和孕激素。除类固醇激素外，卵巢还分泌多种肽类激素，参与卵巢功能及下丘脑、腺垂体功能的调节。

（1）雌激素和孕激素的合成与代谢

卵巢类固醇激素的合成主要以血中胆固醇为原料，由内膜细胞及颗粒细胞共同完成。按照雌激素合成的两细胞 - 两促性腺激素学说，LH 与卵泡膜细胞 LH 受体结合，使胆固醇转化为雄激素即雄烯二酮和睾酮，这一过程在不同大小的卵泡中都能进行。在发育到一定阶段的卵泡中，雄激素可扩散至颗粒细胞，颗粒细胞在 FSH 作用下，其中的芳香化酶被激活，将雄激素转变为雌激素，即雌酮（estrone）和雌二醇（estradiol），进入血液循环或卵泡液中。

芳香化酶主要在发育到接近成熟的卵泡颗粒细胞中存在，因此，卵泡刚开始发育时，分泌的雌激素量很少，只有当卵泡发育到一定程度，一般是在月经周期第7天，卵泡生长速度加快后，分泌雌激素的量才迅速增加，于排卵前达到高峰。颗粒细胞分泌孕激素仅在排卵前LH的作用下才能开始，排卵后，黄体细胞合成大量的孕激素，同时也分泌较多的雌激素。卵巢分泌的雌激素主要与血浆中的性激素结合蛋白及白蛋白结合，运输至靶器官。由于雌激素与血浆蛋白的结合呈松散状态，易于释放进组织发挥作用。孕激素主要与白蛋白结合，少量可与血中皮质醇结合蛋白结合运输。雌、孕激素发挥作用后主要在肝脏降解为雌三醇（estriol），其代谢产物以葡萄糖醛酸盐或硫酸盐的形式，经尿液排出体外，或经胆汁随粪便排出。

（2）雌激素和孕激素的作用机制

像其他类固醇激素一样，雌激素和孕激素首先通过细胞膜进入靶细胞，与胞内受体结合形成激素－受体复合物。该复合物进入细胞核，作用于DNA的特定部位，从而激发基因的转录过程，生成新的mRNA，诱导功能蛋白质合成，发挥其相应的生物效应，这就是经典的基因组效应。近年的研究还发现，雌、孕激素除了基因组效应外，还具有非基因组效应。

（3）雌激素和孕激素的生理作用

一般来说，雌、孕激素对于女性生殖器官结构和功能的调节具有协同及互补的作用，但在某些方面又互为拮抗（表15-1）。在月经周期中，卵巢雌激素的分泌先于孕激素的分泌，这为靶器官对孕激素的反应奠定了基础。在一些靶器官，孕激素受体可因雌激素的作用而上调。如果没有雌激素的作用，孕激素也不能发挥其生物效应。相反，孕激素又可对一些靶器官的雌激素受体产生降调节作用，从而减弱这些器官对雌激素的反应。正是因为雌、孕激素互为协同与拮抗的关系，才保证了生殖系统各个器官在不同时期的正常生理功能。

**表15-1　雌、孕激素的主要作用**

| 组织 | 雌激素的作用 | 孕激素的作用 |
|---|---|---|
| 子宫肌 | 促进细胞增生肥大，增强对收缩刺激的反应性 | 降低孕期子宫收缩刺激的反应 |
| 子宫内膜 | 促进内膜细胞、腺体增殖 | 促进内膜分泌 |
| 宫颈 | 排卵期松弛，分泌清而稀薄的黏液 | 黏液分泌减少、黏稠 |
| 输卵管 | 促进纤毛摆动，增强收缩性 | 促进分泌，降低收缩性 |

续表

| 组织 | 雌激素的作用 | 孕激素的作用 |
| --- | --- | --- |
| 阴道 | 促进上皮细胞增殖、角化，维持酸性环境 | 抑制上皮细胞增殖，加快脱落 |
| 乳腺 | 促进乳腺导管发育，促使脂肪聚集 | 促进乳腺小叶及腺泡发育 |
| 下丘脑 / 垂体 | 卵泡期负反馈；月经中期正反馈 | 黄体期负反馈；兴奋下丘脑体温调节中枢 |
| 其他 | 促进青春期发育，促使皮下脂肪聚积；使水钠潴留影响脂代谢 | 增强能量代谢；促水钠排出 |

雌激素除了对生殖系统的形态和功能具有明显的调节作用外，对其他系统（中枢神经系统、心血管系统等）也有广泛的影响。

对生殖器官的作用：促进子宫发育和子宫平滑肌细胞的增殖和肥大；在月经周期的卵泡期，即增殖期，促进子宫内膜细胞增殖，主要是上皮、腺体及螺旋小动脉细胞增殖，使内膜具有对胚胎的接受性；在排卵期使宫颈口松弛，子宫颈分泌大量清亮、稀薄的黏液，且拉丝度加强，有利于精子穿行；促进输卵管黏膜上皮细胞增殖尤其是纤毛细胞的增生，促进腺体的增殖和分泌，增强纤毛向子宫方向的摆动及输卵管的蠕动，有利于将受精卵运送至子宫；促进阴道上皮细胞的增殖和角化，使阴道分泌物呈酸性，增强对损伤及感染的抵抗力；与 FSH 协同促进卵泡发育；促进外生殖器的发育，使阴唇丰满，色素加深；刺激性欲。

对乳腺和副性征的作用：刺激乳腺导管和结缔组织增生，促使脂肪组织在乳腺的聚集，形成女性乳房特有的外部形态。同时促进其他女性第二性征的形成，如全身脂肪和毛发的分布、女性体态、音调增高等。

对骨骼生长发育的作用：刺激成骨细胞的活动，加速骨的生长，促进骨中钙、磷的沉积，因此，女性进入青春期后，身高增长速度加快，但同时又因为雌激素促进长骨骨骺的愈合，女性通常较男性早几年停止生长。这就是为什么青春期早期的女孩生长比男孩快，但最终身材比较矮。进入绝经期后，由于雌激素水平的降低，一些妇女容易骨质疏松甚至发生骨折。

对中枢神经系统的作用：近些年的研究发现，中枢神经系统中也有雌激素受体分布，雌激素对中枢神经系统也具有一定的作用。雌激素的缺乏还可能与阿尔茨海默病的发生有一定的关系。

对心血管系统的作用：雌激素提高血中高密度脂蛋白含量，降低低密度脂蛋白含量，促进胆固醇的代谢和转运，降低血胆固醇的浓度，防止动脉硬化。因而绝经期前，女性冠心病发病率较男性低，而绝经后冠心病发病率升高。

由于孕激素受体的含量受雌激素调节，因此，孕激素的作用大都是在雌激素作用的基础上发挥的。

对生殖器官的作用：在黄体期抑制子宫内膜细胞的增殖，促使子宫内膜上皮发生变化，内膜腺体更加弯曲，黏液分泌增多，螺旋小动脉扩张，变得更加弯曲，有利于孕卵着床和营养输送。在妊娠期使子宫肌兴奋性降低，抑制子宫收缩，防止胚胎的排出；促进基质细胞增殖并发生蜕膜化。使宫颈黏液分泌减少且变稠，拉丝度降低，精子难以通过。提高输卵管上皮的分泌功能，保证着床前受精卵及卵裂球的营养。使阴道上皮角化程度降低，促使其卷曲、脱落。

对乳腺的作用：在雌激素作用的基础上，孕激素进一步促进乳腺小叶及腺泡发育，腺泡细胞增殖、扩大，在妊娠后为泌乳做准备。

产热作用：孕激素可增强能量代谢，也可作用于下丘脑体温调节中枢，使体温调定点水平提高，因此，女性排卵后基础体温升高 0.2 ~ 0.5 ℃，并在黄体期一直维持在这一水平。临床上常常将基础体温的双相变化作为判断排卵的标志之一。

## 二、月经及月经周期的调节

1. 月经及月经周期

女性在生育年龄，卵巢中卵泡的生长发育、排卵与黄体形成呈周期性变化，因而卵巢雌、孕激素的分泌相应地发生周期性变化，进而引起生殖器官也呈现周期性变化，最明显的变化是子宫内膜呈现周期性的剥落、出血，即月经（menstruation）。第一次月经称月经初潮（menarche），大多发生在 11 ~ 14 岁。月经周期（menstrual cycle）为两次月经第一天之间的时间，其时间长度因人而异，平均为 28 天。月经血色暗红，因经血内含有坏死内膜组织释放的纤溶酶，可防止血液凝固，因此正常情况下月经血不凝。

2. 月经周期中生殖系统的变化

月经周期中卵巢分泌的雌、孕激素的波动导致子宫内膜功能层的形态和功能也发生周期性的变化，据此可将其分为增生期、分泌期及月经期三个时期。

（1）增生期（proliferative phase）

增生期与卵泡快速生长的时期相对应，又称为卵泡期（follicular phase），一般为月经周期的第 5 ~ 14 天。此期卵泡生长及分泌的雌激素逐渐增加，在雌激素的作用下，月经期损伤的内膜得以修复并逐渐生长增厚，子宫腺体随之生长、弯曲，间质中螺旋小动脉增生。

（2）分泌期（secretory phase）

一般为月经周期的第15～28天，此时卵巢黄体形成，因而又称黄体期（luteal phase）。由于黄体分泌大量的孕激素作用于子宫内膜，引起子宫内膜发生一系列有别于增生期的变化，内膜腺体更为弯曲，分泌大量黏液，有利于囊胚的存活并使其附着于子宫内膜；内膜的间质发生水肿，梭形的间质细胞在孕激素的作用下发生前蜕膜化，细胞增大变圆，胞浆中高尔基体、内质网丰富；螺旋小动脉进一步扩张、弯曲；孕激素还减少子宫平滑肌细胞膜上电压门控的钙通道蛋白的合成，使肌细胞摄入的钙离子减少，防止子宫平滑肌的收缩，避免新植入的胚胎被排出。该期除孕激素的作用外，雌激素的作用对子宫内膜细胞在特定的时间内接受囊胚的附着与植入，即形成子宫内膜的“胚胎种植窗”起着重要的作用。

（3）月经期（menstrual period）

一般为月经周期的第1～4天，与增生期的早期有所重叠。如果排卵后受精、着床没有发生，黄体发生萎缩退化，导致血中雌、孕激素水平突然降低，螺旋小动脉痉挛性收缩，内膜功能层组织缺血、变性、坏死，最后剥脱，血管破裂出血。坏死的内膜组织连同血液一起排出，这就是月经血。同时，子宫平滑肌层收缩，有助于月经血从子宫腔排出，但也可引起伴随经期出现的痛经。除子宫内膜的变化外，阴道黏膜、宫颈黏液、输卵管及乳房受月经周期中雌、孕激素的影响也相应地发生周期性变化。临床上可以根据这些变化判断卵巢功能。

3. 月经周期的调节

正常月经周期的形成是因为下丘脑、腺垂体与卵巢之间存在着密切的功能联系。在月经周期中，卵泡的发育及伴随卵泡发育雌、孕激素的分泌都受到下丘脑、腺垂体的调控，而卵巢分泌的激素也对下丘脑、腺垂体激素的分泌进行反馈调节，三者间相互作用保证了卵巢功能活动的正常进行。

（1）下丘脑－腺垂体－卵巢轴的功能联系

下丘脑合成的促性腺激素释放激素（gonadotropin-releasing hormone, GnRH）呈脉冲式释放，经垂体门脉系统到达腺垂体，作用于腺垂体的促性腺激素细胞，促进两种促性腺激素FSH和LH的合成分泌。LH再作用于膜细胞上的相应受体，通过受体—G蛋白—腺苷酸环化酶跨膜信号转导途径使蛋白激酶A（protein kinase A, PKA）激活，进一步促进孕激素与雄激素的合成。FSH则与卵泡颗粒细胞中的FSH受体结合，也通过相似的信号传递途径促进芳香化酶的合成，进而将来自膜细胞的雄激素转化为雌激素。同时也促进颗粒细胞合成抑制素和激活素（activin）。

另外，卵巢分泌的雌激素、孕激素、抑制素和激活素也对下丘脑及腺垂体进行反馈调节。其中，抑制素和激活素只作用于腺垂体，抑制或促进促性腺激素的合成与分泌。雌、孕激素则可分别作用于下丘脑及腺垂体，发挥反馈调节作用。除排卵前的短时间内雌、孕激素可对下丘脑及腺垂体进行正反馈调节外，其余时间主要进行负反馈调节。根据这一原理设计的一些女性用甾体激素避孕药就是通过作用于下丘脑、腺垂体抑制排卵的。

（2）月经周期中的内分泌调节

卵泡早期，由于前次月经周期的卵巢黄体萎缩，孕激素及雌激素的分泌量随之下降，从而解除了对下丘脑及腺垂体的抑制。下丘脑分泌的 GnRH 增加，促使腺垂体分泌更多 FSH 和 LH，此后，由于卵巢分泌的雌激素对下丘脑和腺垂体具有负反馈作用，加之卵巢产生的抑制素的作用，腺垂体分泌的 FSH 一度有所减少。然而，在卵泡期的晚期，随着优势卵泡发育成熟，体内雌激素水平进一步提高，此时血液中高浓度的雌激素对下丘脑及腺垂体都产生正反馈调节作用，触发下丘脑 GnRH 大量释放，刺激腺垂体分泌 LH 和 FSH，并使分泌量达到峰值，尤以 LH 峰更为明显。LH 峰在排卵前一天出现，是排卵的必要条件，其在月经周期的第 13 ~ 14 天出现。卵巢分泌的激活素及孕激素也对下丘脑、腺垂体发挥一定的正反馈作用。LH 峰持续 24 h 后，LH 和 FSH 水平都急速下降，卵巢分泌的雌、孕激素也有所减少。此后，由于黄体生成并分泌雌、孕激素，雌、孕激素的分泌量达到第二个高峰。增加的雌、孕激素及抑制素对下丘脑、腺垂体产生的负反馈作用使 FSH 和 LH 分泌量减少，在黄体期末，下次月经前 48 h，由于血液中 LH 水平明显降低，黄体开始萎缩，孕激素、雌激素分泌量随之下降，子宫内膜得不到性激素的支持，发生坏死、脱落，月经来潮。性激素的减少解除了对下丘脑及腺垂体的抑制，GnRH 又开始分泌，腺垂体又重新分泌 FSH 及少量 LH，又有部分卵泡开始依赖促性腺激素生长，并逐步分泌雌激素，子宫内膜修复增生，转入下一个月经周期。

（3）其他内分泌激素对月经周期的影响

月经周期中下丘脑 – 腺垂体 – 卵巢轴的功能还受到其他内分泌激素，如泌乳素、甲状腺素和胰岛素的调节，这些激素的异常分泌也可导致月经周期的紊乱。

## 第三节　妊娠、分娩与泌乳

在女性一生中的特定时段，其生理功能有很多特殊的变化，我们通常称其为特殊生理时期。

### 一、妊娠

妊娠（pregnancy）为胚胎（embryo）和胎儿（fetus）在母体内发育生长的过程。全程是280天（40周、10个月），包括受精、着床、妊娠的维持几个阶段。

1. 受精

精子穿入卵细胞及两者融合的过程即受精（fertilization），一般在排卵后的第6～7天发生于输卵管的壶腹部。受精包括一系列复杂的生物学过程。

受精前的准备包括从卵巢排出的卵细胞必须已经完成减数第一次分裂，释放出第一极体，停止于减数第二次分裂的中期。只有这一时期的卵细胞才能接受精子，实现受精。对人类和大多数哺乳动物来说，精子进入阴道时并不具备受精能力，必须在女性生殖道停留一段时间才能获得穿过透明带使卵细胞受精的能力，这一过程称为获能（capacitation）。获能包括了精子离开雄性生殖道后至受精前所发生的一切形态及功能的变化。在获能的最后阶段，精子发生顶体反应（reaction of acrosome）。

受精包括以下几个环节。

①精子通过头部的摆动穿过卵周的放射冠到达透明带。

②精子表面的细胞膜受体与透明带蛋白［如透明带蛋白3（ZP3）］相互作用，通过一系列跨膜信号传递过程，诱发顶体反应，释放出顶体酶。

③顶体酶作用于透明带，再加上精子本身的机械运动，使精子穿过透明带。

④精子头部暴露的顶体后膜与卵膜发生融合，精子胞浆中的核物质随即进入卵细胞，而精子的线粒体被排出或被卵内的线粒体所稀释。

⑤精子进入卵内，使卵内$Ca^{2+}$浓度升高，触发卵内的皮质反应，卵膜下的皮质颗粒以出胞的形式释放出特殊的酶作用于透明带的糖蛋白，使糖蛋白释放出多糖，透明带因之变硬，阻止多精受精。

⑥卵内$Ca^{2+}$浓度的升高也激活了卵细胞，使其迅速恢复和完成减数第二次分裂，释放出第二极体，细胞核的染色体随即解聚形成雌原核，进入卵内的精子核也解聚形成雄原核。

⑦雌、雄原核融合形成一个新的细胞即合子（zygote），恢复为体细胞的染色体构成，受精过程完成。

由于卵细胞在输卵管中保持其活性的时间不超过 24 h，精子的活力在雌性生殖道仅保持 2 ~ 3 天。因此，一般只有在女性排卵前 1 ~ 2 天至排卵后 1 天这一短暂的时期内精子进入女性生殖道才可能发生受精，这是临床上采用安全期避孕法的依据。

2. 着床

着床（implantation）是指胚泡通过与子宫内膜的相互作用侵入子宫内膜的过程。着床的实现要求胚胎的发育与子宫内膜的成熟同步进行。

受精卵在输卵管内发育至桑葚胚，在输卵管的蠕动和输卵管管腔上皮纤毛摆动的作用下，逐渐向子宫运行，于受精后第 3 天到达宫腔。胚胎在宫腔一般停留 3 天，在此期间从子宫内膜的分泌物中获得营养，并进一步发育为约 100 个细胞的囊胚期胚胎，这时的胚胎已分化出将要发育为胎儿的内细胞团及将要参与胎盘形成的外周的滋养层细胞，同时合成与分泌一些促进着床、胎盘发育及维持妊娠的大分子物质。与此同时，在黄体分泌的大量孕激素及一定量的雌激素的协同作用下，已经增殖到一定程度的子宫内膜发生形态及功能的变化，从而具备对胚胎的接受性。子宫内膜具有对胚胎的接受性仅限于一段有限的时间，称为“胚胎种植窗”。该窗口仅持续 3 ~ 4 天。假定排卵发生在第 14 天，则种植窗口一般在第 16 ~ 19 天。囊胚期的胚胎与具有胚胎接受性的子宫内膜相互作用引发着床过程。着床过程包括三个环节：囊胚定位并附着在子宫特定部位；囊胚穿过子宫上皮的基底膜；囊胚最后植入。囊胚穿过上皮基底膜后，滋养层细胞分泌的蛋白酶分解基质成分，同时分泌几种旁分泌因子促进着床部位所在区域的基质细胞发生广泛的蜕膜化，成为致密的蜕膜区。蜕膜细胞呈多边形，富含糖原及脂质，这为植入早期的胚胎提供营养，同时致密的蜕膜区的形成又在胚胎周围建立起机械及免疫学屏障，防止胚泡过度侵入。

3. 妊娠的维持

着床一旦发生，来自囊胚的滋养层细胞和母体的蜕膜细胞就会迅速增生形成胎盘。胎盘是妊娠期重要的器官，担负着多种功能。胎儿发育所需要的各种营养物质及氧气都从母体的血液循环中通过胎盘提供给胎儿，胎儿代谢产生的二氧化碳及代谢废物也通过胎盘进入母体的血液循环而排出。胎盘还能储存大量营养物质，如蛋白质、多肽、糖原和铁等，满足胎儿在母体提供的营养不足时或分娩过程中的需要。同时，胎盘又是一个临时性的内分泌器官，它能分泌大量的蛋白质类激素和肽类激素，下丘脑合成的很多激素，如促甲状腺素释放激素、促肾上腺皮质激素释放激素、生长激素释放激素、促性腺激素释放激素等都可在胎盘合成。此外，胎盘还合成人绒毛膜促性腺激素、人绒毛膜生长素、P 物质、生长激素抑制素、神经肽 Y 以及类固醇激素等。这些激素对维持妊娠和促进胎儿生长发育有着重要作用，其中最重要的是 HCG。HCG 是由胎盘滋养层细胞分泌的一种糖蛋白激素，相对分子质量大约为 39 000，由 $\alpha$ 亚基和 $\beta$ 亚基组成。HCG 与 LH 在结构及功能上有很大的相似性。HCG 的作用是在妊娠早期防止黄体的退化，使之发育为妊娠黄体，继续分泌大量的雌、孕激素，维持妊娠。妊娠 12 周以后，黄体逐渐退化，由胎盘分泌雌、孕激素，接替妊娠黄体的作用。

（1）胚胎、胎儿发育特点

内外胚层的形成：羊膜腔—外胚层—卵黄囊—内胚层；胚外中胚层的出现：绒毛；胚内中胚层的形成：原条—中胚层。

胚胎的发育过程可总结为口诀：一泡二盘三胚层，四周圆柱五周弓，六周成脐七指（趾）现，八周完全具人形，三月分性别，四月知胎动，五月听胎心，六月眉现睑能睁，七月皮红皱，八月睾降阴囊中，九月转丰满，十月甲过足月生。

妊娠 12 周时，胎儿对刺激开始有反应，上肢已发育到相当的长度。胎儿性别已可根据外生殖器鉴别。

（2）胎儿附属物的形成及其功能

胎盘由羊膜、叶状绒毛膜、底蜕膜构成。绒毛毛细血管内皮及基膜、绒毛表面的滋养层上皮及其基膜、两基膜之间的结缔组织等构成胎盘屏障。胎盘的功能包括代谢、防御、免疫、内分泌等。其中，代谢功能包括气体交换、营养物质供应、排除胎儿代谢产物等。内分泌功能是指胎盘可分泌人绒毛膜促性腺激素（妊娠 8 ~ 10 周达高峰）、人胎盘生乳素（妊娠 34 ~ 36 周达高峰）、绒毛膜促甲状腺素、耐热性碱性磷酸酶、雌激素、孕激素、促肾上腺皮质激素、促甲状腺素释放激素等。

胎膜由羊膜、滑泽绒毛膜、包蜕膜组成。胎膜的作用是保护、保持羊膜腔内环境，分娩发动。

脐带包含一条静脉，两条动脉。其功能是实现胎儿与母体的物质交换。静脉中血液含氧量高，动脉中血液含氧量低。

羊水早期由母体血清渗入；中期由胎儿尿液、胎膜分泌、胎儿消化道产生。其作用体现在两方面：一是保护胎儿。胎儿在其中自由活动，不受挤压；防止胎体畸形及粘连；防止脐带受压；利于维持胎儿体液平衡；保持宫腔压力均匀。二是保护母体。减少胎动所致不适感；前羊水囊有助于扩张宫颈；破膜后冲洗阴道防止感染。

（3）妊娠期母体变化

妊娠期母体会发生如下变化。

①生殖系统的变化：子宫逐渐增大变软；卵巢增大，一侧可见妊娠黄体；输卵管、阴道、外阴也有相应的变化。

②乳房的变化：乳房变大、着色；妊娠早期可出现蒙氏结节（Montgomery's tubercles）；妊娠晚期可出现初乳（colostrum）。

③循环系统的变化：心尖搏动左移；心率每分钟增加 10 次；心电图轻微轴左偏；心音，可闻及收缩期杂音；心容量增加 10%，心脏排出量自妊娠 19 周开始增加，妊娠 32 周达到高峰，增加 30%；血压发生变化，妊娠早、中期偏低，晚期轻度升高，舒张压轻度降低，体位也会影响血压；有时会出现仰卧位低血压综合征。

④血液的变化：血容量变化；血液成分变化，血红蛋白变为 110 g/L；铁储备变为 0.5 g；白细胞妊娠 7 ~ 8 周轻度增加，妊娠 30 周达到高峰。

⑤泌尿系统的变化：肾脏负担加重，肾血浆流量（renal plasma flow, RPF）增加 35%，肾小球滤过率（glomerular filtration rate, GFR）增加 50%，平滑肌张力降低。

⑥呼吸系统的变化：通气量每分钟增加 40%，残气量减少 20%，肺泡换气量增加 65%，上呼吸道黏膜增厚、轻度充血、水肿。

⑦消化系统的变化：齿龈容易充血、水肿、出血；胃肠平滑肌张力降低。

⑧皮肤的变化：黑色素增加，容易出现妊娠纹。

⑨内分泌系统的变化：垂体稍大，形成妊娠细胞；FSH、LH 下降，催乳素（prolactin, PRL）于妊娠第 7 周开始增加。肾上腺皮质分泌的皮质醇、醛固酮、睾丸酮均有不同程度的变化。

⑩新陈代谢的变化：基础代谢增加 15% ~ 30%；体重于第 13 周起每周增加 350 g；同时，在碳水化合物、脂肪、蛋白质、水、无机盐的代谢上也会发生改变。

⑪骨骼、关节和韧带的变化：随着孕龄的增加，骨骼、关节和韧带也会发生不同程度的变化。

## 二、分娩

分娩（parturition）指胎儿及其附属物从母体子宫经阴道排出体外的过程。一般发生在妊娠的 40 周左右。分娩分三个阶段，第一阶段，起源于子宫底部的收缩逐渐向下扩布，胎儿被推向宫颈，使之扩大变薄，宫颈口扩张至 10 cm。这一阶段可长达几小时。第二阶段，胎儿对子宫颈的牵张反射性地促使子宫收缩进一步增强，同时垂体后叶释放的催产素也加强了子宫收缩。这一过程不断增强直到胎儿经阴道娩出，需 1 ~ 2 h。第三阶段，在胎儿娩出后约 10 min，胎盘与子宫分离，被排出体外。在分娩过程中，子宫蜕膜与胎盘产生的一种松弛素（relaxin）使产妇骨盆韧带松弛，子宫颈松软，也有利于胎儿娩出。

### 三、泌乳

青春期，卵巢雌激素的分泌刺激乳房发育，成为女性第二性征之一。妊娠期在孕激素、催乳素及胎盘泌乳素的作用下，乳房的小叶腺泡进一步发育，为泌乳做准备，然而妊娠期高浓度的雌、孕激素会阻碍乳汁的合成。分娩后，雌、孕激素水平下降，婴儿吸吮乳头刺激下丘脑产生催乳素释放因子，进而促使腺垂体分泌大量的催乳素和催产素，在两者协同作用下完成泌乳和射乳反射。由于临近妊娠终期，乳房组织中的淋巴细胞增多，分泌免疫球蛋白 A（IgA）进入局部血流，被乳腺上皮细胞摄取，再经上皮转运至乳汁，因而初乳中含有大量的免疫球蛋白。哺乳期催乳素一直维持在高水平，对下丘脑 GnRH 的释放具有抑制作用。催乳素也可能直接影响卵巢功能，导致哺乳期闭经和停止排卵，具有一定的避孕作用，但是依靠哺乳避孕的可靠性不高。

## 第四节　性健康教育概述

性健康体现了一个人的权利、尊严和财富。每个人的成长和发育都要经过一个“性别化”过程，这一过程就像获得知识、开发智力或精神发展过程一样，始于诞生之时，贯穿于生命始终。

青春期是性生理、性心理发育的高峰期，是性别身份和性取向的展示期，也是性价值观形成的关键期。适时、适度的性教育能优化其“性别化”过程，不但有助于完成其现阶段的性发展任务，更是为将来一生的高质量生活垒筑基础。

### 一、性健康的概念

世界卫生组织将性健康定义为：具有性欲的人在躯体、感情、知识、信念、行为和社会交往上健康的总和。它表现为积极健全的人格，丰富和成熟的人际交往，坦诚与坚贞的爱情和夫妻关系，包括生殖健康、性心理健康、性生理健康三方面内容。作为社会公民，在遵守国家法律的同时，也应遵守社会公共道德。

## 二、性健康教育的意义

1. 促进人的优化发展

性成熟是人在生长发育过程中的一个不可回避的任务。性健康问题贯穿于人的一生。

2. 提高人的生活质量

性健康具有享受功能、发展功能与生殖功能。

3. 建立积极健康的性价值观

社会文化生活的开放，性信息的不对称性，使青少年缺乏判别与选择性信息的能力，容易出现性价值观的混乱。

4. 完善德育内容

填补我国学校教育、家庭教育内容的空白。

## 三、性健康教育与心理健康教育的区别

1. 性的定义

随着人类文明的发展，性除了纯生物学的意义外，还涉及社会学、伦理学、心理学等多方面的意义。因此，“性”的科学含义应概括为以生物繁衍的功能为基础，受特定的社会关系和伦理价值观念的影响以及人的心理因素支配的性行为。

2. 性心理发展阶段

第一阶段，异性疏远期；第二阶段，崇拜长者期；第三阶段，异性接近期；第四阶段，两性恋爱期。这四个阶段是一个渐进性的过程，由于每个人在生长环境、教育背景方面存在差异，不同的个体会呈现出复杂的心理变化。

3. 大学生的性心理特征及其表现

（1）大学生的性心理特征

性心理的本能性和神秘性；性意识的强烈性和文饰性；性心理的动荡性和压抑性。

（2）大学生的性心理表现

对性知识的需求：通过各种途径获得有关性的知识，包括性生理知识、性心理知识和男女两性不同的知识。

在感情方面渴望与异性同学交往：异性同学之间常产生微妙的感情关系，正是这种感情使两性之间具有充分的吸引力。大学生普遍喜欢和异性交往，愿意相互接近，出现情感上的相互吸引和爱慕。

性经验：是指在自身性发育过程中获得的关于性的实际感受和切身体验。这是个体在性成熟过程中必然要经历的体验。青年学生的性经验主要是通过性幻想、性梦、性自慰和恋爱获得的。

性观念：是指对有关性的问题的比较稳定的看法和态度评价。大学生对性的态度受传统文化和现代文化的双重影响，其性价值观具有开放、多元的特点。

4. 性心理成熟的标志

性心理成熟的标志包括以下几方面。

①能正确理解男女两性的内涵，能正确区分和处理与异性的关系，包括一般朋友、知心朋友和恋人的关系。

②能有正常的性冲动和性需要，其表现为能以社会认可的方式追求异性，与其确定恋爱关系或发展爱情关系。

③能形成正常的性情感和性意志，能自觉按照社会道德规范、风俗习惯、身份特点和法律要求来控制自己的性冲动和性行为，这是一个人性心理成熟的主要标志。

④能最终建立一个以爱情为基础的和睦家庭。同时，一定要做到四学会：学会适应，让你的环境变得明亮；学会调节，让你的心情不再忧伤；学会忍让，让你的生活没有麻烦；学会奉献，让你的生命充满阳光。

### 四、树立正确的性价值观

每个人天生就具有性的潜能，性是一个人生命中自然而健康的组成部分；性有其肉体的、伦理的、社会的、精神的和心理的各个层面，把这些层面结合起来表现的性才是健康的；人生不同阶段的性意识和性行为标志着人的社会化成熟程度。

每个人在性的表达方式上并不相同，但人人均有自己的尊严和价值；任何性行为都不应当带有强制性和剥削性。需要特殊强调的是，任何性行为都是有后果的（积极的或消极的）。因此，每个人都有权利和义务做出对自己和对别人负责的性行为选择；尚未成熟就涉足性关系是冒险之举；洁身自爱、避免高危性接触、做好保护措施是防止性病特别是防止艾滋病的最有效方法。

## 第五节　生殖健康基础知识

在第二性征开始出现、体形发生变化的同时，人的生殖器官也在发育，即进入性成熟阶段。性成熟是指在生殖器官发育正常和完善的基础上所具备的生育功能，以及生理、心理上性欲望的产生。女性的性成熟以规律性的月经为标志。男性的性成熟以出现遗精为标志。

## 一、新生命诞生的条件

1. 生殖细胞

精子是男性的生殖细胞。精子在睾丸的曲细精管中生成，在附睾中发育成熟。每个男性从青春期开始，直到老年，每天要产生 7 000 ~ 1 亿个成熟的精子。正常成熟的精子约长 40 μm，由梨形的头部、颈部和细长的尾部组成，形如蝌蚪。精子有带有 X 染色体与带有 Y 染色体之分。

卵细胞是女性的生殖细胞。卵细胞的生产基地在女性的卵巢内。每个女性出生时卵巢内含有 20 万 ~ 40 万个原始卵泡，含不成熟卵细胞。青春期开始后，每个月有 1 个优势卵泡破裂，释放 1 个卵细胞。女性一生中约有 400 个卵细胞发育成熟。其余卵泡均退化。卵细胞是人体内最大的细胞，其直径为 0.2 mm。卵细胞都带有 X 染色体。

一个精子和一个卵细胞结合即发生受精，形成受精卵。卵子排出后仅能存活 24 h，而精子在女性生殖道内能活 48 ~ 72 h。因此，要想成功受精，精子必须在接近排卵时（即排卵前 72 h 和排卵后 24 h）进入女性生殖道。卵子自卵巢排出后，进入输卵管，再缓慢地（需 2 ~ 3 天）向子宫方向移动。卵子在输卵管中受精，受精卵到达宫腔时已成为一个内含液体的细胞球，称囊胚。

2. 受精完成的条件

首先，男性每毫升精液中要有不少于 2 000 万个精子，且正常形态的精子应占 90% 以上；女性应能正常排卵且排出的卵子是健康的。其次，要有通畅和良好的输卵管作为卵子和精子相遇结合的环境。如果女性输卵管由于某种因素如结核、炎症等发生堵塞，卵子就不能被摄入，精子也无法上升，当然也就失去了受孕机会。如果男性输精管道阻塞或逆行射精（即射出的精液进入自己的膀胱），或者患有勃起障碍、早泄等疾病，使精子不能排出或不能进入女性生殖道，也就无法受孕。

3. 新生命生存的条件

受精卵要真正发育成胎儿还要有适宜于受精卵种植和发育的环境。正常情况下，这种良好的环境就是女性的子宫。如果子宫内环境发生变化，胚泡就不能植入，也就不能怀孕。有些女性患子宫畸形或者子宫高度发育不全，即使胚泡植入，也会因为没有一个良好的生长环境而使胎儿流产。

## 二、生活中不利于生殖健康的因素

1. 生活中不利于男性生殖健康的因素

穿紧身、不透气的牛仔裤，影响睾丸的正常发育；骑赛车，车座长时间挤压睾丸、前列腺，影响精子的生成及前列腺液的正常分泌；洗澡温度过高，使精子正常发育的恒温（34～35 ℃）环境遭到破坏，影响精子的生成与成活；曾患腮腺炎等。

2. 生活中不利于女性生殖健康的因素

烟草中含有一种引发卵巢衰竭的毒素，过多抽烟会造成不孕以及过早绝经；学习、工作压力过大引起月经不调；过度减肥引起月经紊乱；晚睡、酗酒，生活没有规律；居住新装修未充分通风的房间。

## 三、性冲动与手淫

1. 性冲动

在女性月经初潮、男性首次遗精之后，随着性器官的成熟，性意识的增强，就会出现性冲动。青年人大都要经历较长时间的“性等待期”。在此期间应尽量做到：避免刺激性器官，避免接触性信息，学会自我调节。

2. 手淫

手淫既非病态，也不涉及道德问题。偶尔的或有节制的手淫，作为合理解脱性冲动、缓解性紧张的方式，对身体并没有影响，而且有助于降低性骚扰发生的概率，具有调节性功能的作用。

尽管手淫是“性等待期”中普遍的性自慰行为，但并不等于说手淫必需或手淫可以无度。医学专家认为：“过度的手淫会使生殖器损伤和感染。过度的手淫也会出现疲劳感、倦怠感和紧张感。”如果养成频繁手淫的习惯，会造成对自身的危害，所以必须学会自我控制。

# 第十六章 运动与健康

在倡导“健康第一，终身体育”的同时，享受运动与健康带来的快乐。追求健康是人们共同的愿望，拥有健康也是人人享有的权利，维护健康必须走科学的道路，而增进健康更应遵循自身的规律。

## 第一节 体育运动与身心健康

体育运动不仅能使人的身体更强壮，而且能使心理更健康。体育运动不仅能提高人们的身体技能，更能磨练顽强的意志品质和敢于挑战的精神。另外，体育运动也有助于实现事业的成功。纵观古今中外，许多有成就的人都喜爱体育运动，众多政治家也都与体育结下了不解之缘。伟大领袖毛主席酷爱游泳；前英国首相丘吉尔喜爱策马扬鞭的马术运动；曾患脊髓灰质炎的美国总统罗斯福一生坚持游泳，体育运动不仅挽救了他的身体，也成就了他的政治生命。

### 一、体育运动对情绪的调节作用

喜爱的项目、适宜的负荷、优美的环境、美妙的音乐，能使锻炼者享受到无比的快乐。

### 二、体育运动对增强自信心的作用

在体育活动中，通过努力克服困难完成一个动作或一项活动后，人们就会体验到一种成功感。个体还可以在运动过程中尽量展现自己的技术、证明自己的能力，不断认识自己。这种认可感和成就感有助于个体克服自卑，增强自信心。

### 三、体育运动对培养意志品质的作用

参加体育锻炼有助于培养积极向上、不怕艰苦、敢于挑战和顽强拼搏的意志品质，

还能有效地激发斗志、增强心理承受力。

## 四、体育运动对改善人际关系的作用

参加体育活动，尤其是集体性运动项目，有助于增强个体的社会交往能力、拓宽交往范围，也有助于个体克服孤独和寂寞感，培养合作性。

## 五、体育运动对提高适应能力的作用

参加体育运动能增强个体的生理功能和抵抗力，提高对自然环境的适应能力；能培养个体处理问题的能力，提高其对社会和人际环境的适应能力。

## 六、体育运动对消除疲劳和缓解压力的作用

1. 消除疲劳

运动能有效地消除精神疲劳，降低焦虑水平和沮丧感，使个体的头脑更清醒，反应更敏捷，工作效率更高。

2. 缓解压力

体育运动具有宣泄情绪的功能，个体可以在运动中释放内心的压抑、忘却烦恼；同时，运动也能带来身心愉悦，加之运动能使身体发热、出汗，这些都有助于减轻心理压力。

## 七、体育运动对陶冶情操、完善个性的作用

体育运动能培养勇敢、进取、积极与活力等品质，从而陶冶情操、完善个性，促进人的全面发展。不少人凭着体育方面的一技之长得以改善形象、提高审美。

## 八、体育运动有助于智力发展

体育运动对智力发展的作用主要表现在以下两方面：体育运动可促进人脑的开发与利用，增强神经系统的功能；体育运动能减缓应激反应，提高脑力劳动的工作效率。

## 九、体育运动对丰富生活内容、提高生活质量的作用

体育一旦融入人们的生活，生活必然更加丰富多彩。运动能给人带来欢乐、刺激、挑战和成功感，并焕发创造精神。体育能增添生活的乐趣、改善食欲、促进睡眠。青

春的运动装束、优美的身体动作会使锻炼者活力四射，精神面貌焕然一新。

### 十、体育运动的医疗作用

体育运动还可作为某些精神疾病的治疗手段和一些慢性疾病的辅助治疗措施。合理的运动处方对于疾病的预防、治疗和恢复都是有益的。

## 第二节　体育运动与预防疾病

对于健康而言，说运动是金何尝不可。按中医学理论，运动可使全身气机条达，血脉流通，得以不生疾病或少生疾病。肌肉在运动中变得发达有力，骨骼在运动中变得坚强和结实。所以说，最好的保健秘方，不是灵丹妙药，而是运动。运动在健身防病中可以发挥以下功效。

### 一、运动预防心血管疾病

运动锻炼，特别是有氧运动，可以提高心脏血液的输出量，增强心肌的收缩力，改善全身的血液供给。全身的血管也在运动中有节奏地收缩和扩张，弹性增强，有助于降低动脉硬化发生的概率；虽然在运动中为了使身体得到足够的血液供应，心跳加快，以便在单位时间内搏出更多的血量，但是当运动停止以后，心跳反而更慢，而这种慢心率对健康长寿大有益处。再则，运动需要消耗能量，促进脂肪的燃烧和利用，因而可避免肥胖和高脂血症，降低了心血管疾病的发病率。

### 二、运动防治糖尿病

有人说糖尿病是一种富贵病，其实，糖尿病确实是与缺乏运动有关的疾病。在中国、芬兰和美国等不同国家的研究中发现，即使中等程度的体力活动，也足以防止60% 2 型糖尿病病例的发生。那么，缺乏锻炼为什么会引发糖尿病呢？简单地说，运动可刺激胰岛素的分泌，加速细胞对糖的氧化和利用。当人体缺乏运动锻炼时，会抑制胰岛素的分泌，长久下去，便会导致糖代谢的紊乱，而诱发糖尿病。另外，运动也可加速脂肪的代谢，有效预防肥胖症。已知在糖尿病的发病过程中，肥胖也是一个重要的原因，因为脂肪细胞尤其是大脂肪细胞能分泌一种抵抗素，可降低胰岛素的活性，从而使细胞不能很好地利用糖。

## 三、运动预防骨质疏松

骨质疏松是一种威胁中老年人的多发病，而运动是增强钙吸收的最有效办法。美国骨科专家提出了一个新观点：在骨质疏松的发病机制中，非机械因素（钙、维生素D、激素等缺乏）并非最主要的，在神经系统调控下的肌肉质量（包括肌块质量和肌力）才是决定骨强度（包括骨量和骨结构）的重要因素。缺钙者只有参加适量的体育锻炼，使骨骼承重，才能提高骨强度。有关研究指出，骨相关激素、钙、维生素D可决定3%～10%的骨强度，而运动对骨强度的影响可达40%。这一理论可解释为什么久卧病床或多数肌肉衰退性疾病的患者，即使补钙也无法阻止骨质减少的现象。研究者认为，通过运动锻炼，增强骨承受负荷及肌肉牵张的能力，结合使用骨合成性药物等，可达到刺激骨生成、恢复流失的骨质及维持一定骨强度水平的目的。所以，补钙结合适当的负重运动，是防止骨质疏松最有效的方法。

## 四、运动预防癌症

有研究指出，经常性的运动锻炼可使大肠癌的罹患率减少一半。因为久坐不动必然导致肠蠕动缓慢，形成便秘，而宿便中的毒素（主要是蛋白质的分解产物、细菌毒素以及重金属离子等）刺激肠壁而诱发肠黏膜细胞的突变，引起癌症。运动能增强肠蠕动，有利于这些毒素的及时排出，故可降低癌症的发病率。此外，由于大便畅通，减少了毒素的再吸收，从而也降低了乳腺癌、肺癌和其他癌症的发病率。

## 五、运动健脑防衰老

体育锻炼有增强记忆力、活跃思维的功效。美国加利福尼亚大学的一位神经学教授对近6 000名65岁以上妇女进行了为期8年的脑功能状况跟踪测试。发现经常锻炼的人出现记忆力减退的可能性较小。加利福尼亚大学脑老化和迟钝研究所的研究也表明，锻炼可直接对脑产生影响。锻炼可增加“脑源性神经因子”的形成量，这种物质能促进神经细胞轴突的生长，而且能够提高脑细胞抑制氧化物和毒素的能力。

## 六、运动消除疲劳

适当的休息是消除疲劳的重要手段，休息的方式有静止性休息和活动性休息。运动锻炼就是最好的活动性休息。适当的体育活动是消除疲劳的有效方法。一种活动所产生的兴奋可以抑制前一种活动所产生的兴奋，使前者引起的兴奋细胞得到休息。长时间思考或工作疲劳后，活动身体是一种很好的休息，可大大改善精神状态。

### 七、运动促进心理健康

进行轻松的运动后，个体会感到精神振奋、头脑轻松、心情愉快。对运动的专注，运动的趣味性、竞技性都有助于转移日常精神压力。

## 第三节　体育运动对机体功能的影响

生命在于运动，即使人们躺着不动，人体内的系统和器官也处于运动之中：血液在流动；呼吸时胸腔在扩大和收缩；胃肠在消化食物、排泄废物；大脑在思索、感受、梦想。锻炼对人体内的每个系统都有好处，越来越多的人已积极投身运动并从中体验到了快乐。

### 一、体育运动对神经系统的影响

神经系统由中枢神经系统和周围神经系统组成，中枢神经系统是专门接受体内外各种信息、储存信息、进行分析判断做出决策，并向身体各个部分发出命令的最高司令部。其中，大脑是司令部的最高领导者；而周围神经系统主要担负着传递各种信息的任务。体育运动对神经系统的作用体现在以下几点。

①运动可提高神经系统工作的强度、均衡性、灵活性和神经细胞工作的耐久力。

②运动可使神经细胞获得更充足的能量物质和氧气的供应，从而使大脑和神经系统在紧张的工作过程中获得充分的能量物质保证。运动提高了血液循环和呼吸系统的效率，脑细胞可以得到更多的氧气和营养物质，使代谢加速，使大脑的反应越来越灵敏。

③促使大脑的兴奋与抑制过程合理交替，避免神经系统过度紧张，可以消除疲劳，使头脑清醒，思维敏捷。

④有利于左、右半脑均衡发展。

### 二、体育运动对循环系统的影响

循环系统包括心血管系统和淋巴系统，是人体内封闭的管道系统。心脏是动力器官，血管和淋巴管是运输器官，淋巴还具有防御功能。循环系统的主要功能是将消化系统吸收的营养物质和肺吸收的氧气输送到身体各器官的组织和细胞，供其进行新陈代谢；同时又将各器官组织和细胞的代谢产物运送至肺、肾和皮肤排出体外，以保证人体新陈代谢的正常进行。另外，激素也借此系统输送至相应的靶器官，以调节其生理功能。淋巴器官和淋巴组织能产生淋巴细胞和抗体，参与身体的免疫反应。循环对生命活动的正常进行起着至关重要的作用，血液循环一旦停止，生命也随之终结。因此，心脏是人体最重要的器官之一，心脏血管的功能，在很大程度上决定了人的健康状况和体质水平。

1. 运动可增强心血管的功能

长期坚持体育锻炼的人，心脏收缩有力。一般人心脏每次搏动可输出血液约 70 mL（每搏输出量），每分钟心脏搏动约 75 次，这样每分钟可输出血液 5 ~ 6 L（每分钟输出量）；而训练有素的运动员每分钟心脏搏动只有 50 次，仍可达到相同的每分钟输出量，这意味着心脏的工作效率提高了。一般人在运动时，随着心跳速度加快，每分钟输出量可增至 20 000 mL，而经过良好训练的运动员可达 40 000 mL，可以更充分地满足全身各部分的需要，因而具有更好的耐力。

2. 改善冠状动脉循环

经常运动，可以使连通心脏的冠状动脉的口径加大，增加单位组织中毛细血管的数量；运动还可以降低血液中的总胆固醇（主要是降低促使动脉粥样硬化形成的低密度脂蛋白胆固醇），增加有防止动脉粥样硬化形成作用的高密度脂蛋白胆固醇的含量，因而有利于预防动脉粥样硬化和冠心病。

3. 运动能改善血压

体育锻炼可以增强血管壁的弹性，增强血管收缩和舒张的功能，增加血管壁细胞的氧供应，减缓动脉粥样硬化的进程，缓解小动脉血管的紧张，使安静时的血压下降（表 16–1）。如果我们每天进行 20 min 以上的高强度锻炼并持之以恒，我们的心脏会变得更加强健、有力。当我们进行比较剧烈的运动时，血液就能更快地把氧气和营养输送到身体的各个部位，同时把废物更快地排出体外。

**表 16–1　经常锻炼者与普通人心脏功能比较**

| 比较内容 | 经常锻炼者 | 普通人 |
|---|---|---|
| 心脏质量 /g | 400 ~ 500 | 300 |
| 心脏容量 /mL | 1 015 ~ 1 027 | 765 ~ 785 |
| 心脏横切面 /cm | 13 ~ 15 | 11 ~ 12 |
| 安静状态下的脉搏 /（次 /min） | 50 ~ 60 | 70 ~ 80 |
| 安静状态下的每搏输出量 /mL | 80 ~ 100 | 50 ~ 70 |

续表

| 比较内容 | 经常锻炼者 | 普通人 |
|---|---|---|
| 运动状态下的每搏输出量 /mL | 150 ~ 200 | 100 |
| 运动状态下的脉搏 /（次 /min） | 约 180 | 180 ~ 200 或 200 以上 |
| 安静状态下的血压 /mmHg | 85 ~ 105/40 ~ 60 | 100 ~ 120/60 ~ 80 |

## 三、体育运动对呼吸系统的作用

呼吸系统由呼吸道（上呼吸道——鼻、咽、喉；下呼吸道——气管、主支气管、肺内支气管）和呼吸器官肺构成。其功能是吸入新鲜空气，通过肺泡内的气体交换，使血液得到氧并排出二氧化碳，从而维持人体正常的新陈代谢。

1. 运动可以增强肺功能

经常参加耐力运动（如长跑、划船或游泳）的运动员，肺活量明显增加。每分钟交换的气体量增加，可提高血液的含氧量，再加上人体组织对氧的利用率提高，人的耐力水平也相应提高。

2. 运动可以预防呼吸系统疾病

运动可使人们呼吸加深，肺活量增大（表 16–2），吸氧量提高，气体交换更通畅，从而改善呼吸系统，提高机体免疫功能，有效预防呼吸系统疾病的发生。

**表 16–2　经常锻炼者与普通人呼吸功能的比较**

| 比较内容 | 经常锻炼者 | 普通人 |
|---|---|---|
| 呼吸系统 | 呼吸肌发达有力、胸廓范围大、呼吸功能好 | 呼吸肌不发达、胸廓范围小、呼吸功能一般 |
| 安静状态下的呼吸频率 /（次 /min） | 8 ~ 12，呼吸深而慢 | 12 ~ 18，呼吸浅而快 |
| 肺活量 /mL | 男性 4 000 ~ 5 000<br>女性 3 500 ~ 4 000 | 男性 3 500 ~ 4 000<br>女性 2 500 ~ 3 000 |
| 摄氧量 /（L/min） | 4.5 ~ 5.5（比安静时大 20 倍） | 2.5 ~ 3.0（比安静时大 10 倍） |
| 肺通气量 /（L/min） | 80 ~ 150 | 50 ~ 90 |

## 四、体育运动对运动系统的作用

人体运动系统主要由骨骼、关节、肌肉组成，是人们从事劳动、运动的器官。骨骼是运动的杠杆，肌肉是运动的动力来源，关节是运动的支点，它们在神经系统的统一控制和调节下，进行肌肉的收缩和舒张，牵动骨骼去完成各种动作。

1. 运动可以增强肌肉和骨骼的功能

运动使血液流向肌肉，肌肉消耗能量，肌肉和骨骼对刺激产生适应，增强了肌肉和骨骼的强度、密度、硬度和韧性，使骨密度增厚、骨变粗、增强了骨骼的坚固性。使韧带的附着点更加粗糙，使肌肉、韧带更坚固地附着在上面。运动有利于骨骼承受更大的外力作用，提高骨的抗弯、抗压和耐压的性能；促进骨骼生长，平均增高 4 ~ 7 cm。保持骨骼弹性，预防骨质增生；使肌肉工作加强，血液供应增加，新陈代谢活跃；使肌纤维增粗，体积增大，肌肉健壮。

2. 运动可以增强关节功能

运动可以使关节周围的关节囊、韧带和肌腱增厚，伸展能力、肌肉力量增强，提高关节的牢固性。

3. 运动可以提高能量物质储备水平

经常运动可带来肌肉结构的变化及神经功能的提高，具体表现为肌肉收缩力大、速度快、弹性好、耐力强。体育锻炼可防止肌肉萎缩，延缓衰老，防止老年性关节炎的发生。

## 五、体育运动可以促进机体的物质代谢

运动时机体对营养物质和氧的利用更充分、完善，有利于节约能源，减轻心血管的负担；经常运动，还能消除体内过剩的脂肪，使体形变得更优美。强有力的背部肌群和腹肌，可防止背痛及胃下垂。经常运动可促进身体的新陈代谢，强化人体的免疫系统，增强机体的抗病能力，降低各种疾病的发病率（图 16–1）。

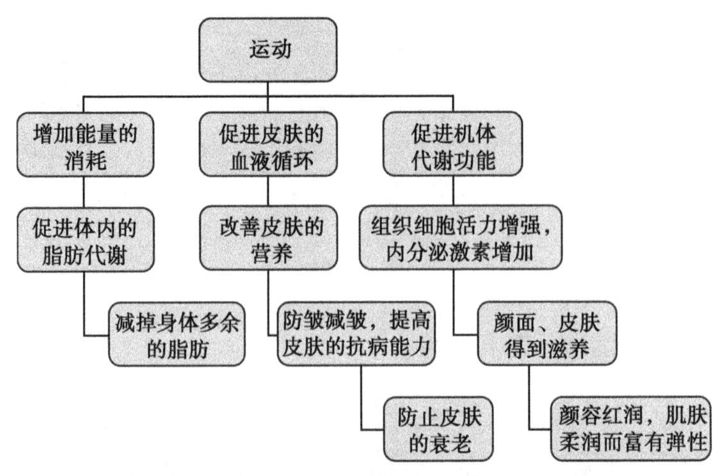


图 16–1　合理运动的综合作用

## 第四节 运动及体育锻炼的类型

人虽然不能享受永恒的生命，但体育锻炼却能延长生命。在“头脑发达，四肢萎缩”的今天，要经常使劳累的大脑休息一下，让肢体重新发达起来，多从事体育运动。运动就其作用来说可以代替很多药物，但所有的药物都不能代替运动。

### 一、运动的类型

1. 本能性运动

本能性运动包括行走、跑跳、取食等。

2. 劳务性运动

劳务性运动包括耕田、打铁、操作机器等。

3. 锻炼性运动

锻炼性运动包括跑步、游泳、球类等诸多运动项目。

4. 竞技体育

竞技体育包括运动员的各种比赛、挑战极限等。

5. 大众体育

大众体育能增进健康，预防疾病，增强体质，延年益寿，是增强国民体质的重要手段。

### 二、体育运动的项目类型

1. 有氧运动和无氧运动

运动时人体必然消耗大量的氧气。在运动过程中，如果所消耗的氧通过增强呼吸和血液循环能得到及时补充，使之基本平衡，就是有氧运动。有的运动会让人在短时间内消耗大量的氧，通过呼吸所摄取的氧不能满足体内能量代谢的需要，人体肌肉中的代谢只好通过无氧酵解的方式提供能量，而无氧酵解的产物乳酸还必须通过有氧代谢才能彻底分解，在乳酸彻底分解以前，体内欠下一笔“氧债”，这类运动就叫作无氧运动。有氧运动和无氧运动是就运动项目本身的性质而言的。

（1）有氧运动属于耐久性运动项目

在整个运动过程中，人体吸入的氧气大体与机体所需的氧气相等。其运动特点是强度低、有节奏、不中断、持续时间长，并且方便易行，容易坚持。这类运动包括步行、慢跑、骑车、越野滑雪、打网球等。在健美运动中，韵律健美操以及在跑步机、登山机、划船器、滑雪机、拉力马等器械上的运动也都属有氧代谢运动。从生理生化这个角度来看，在氧气供应充足的状态下，机体运动所需的能量ATP主要靠糖、脂肪完全氧化来供给，相同质量的糖、脂肪所提供的能量较无氧或缺氧状态下多得多，而且理论上也不产生代谢中间产物乳酸。所以有氧运动是目前健身强体和减肥的最有效运动方法。有效有氧运动的最低要求是每天运动时间累计不少于30 min，每周运动次数不少于3次。以下是几种具有代表性的有氧运动：慢跑，最适合青年人的运动；步行，最安全的有氧运动；游泳，最有效的有氧运动；太极拳，最传统的有氧运动；爬楼梯，最实用的有氧运动；健美操，最青春的有氧运动；室内健身器械，最方便的有氧运动。

（2）无氧运动属于力量性的运动项目

在整个运动过程中，人体吸入的氧气少于机体所需要的氧气，运动强度较高，持续时间短，爆发力强。而机体运动所需的能量ATP主要靠糖酵解来提供，提供的能量只是有氧氧化的几十分之一，而且还产生大量中间物质——乳酸。这类运动包括举重、拳击、短跑等。

人们日常进行的运动，还有很大一部分既不属于单纯的有氧运动，也不属于单纯的无氧运动，而是两者兼而有之，如足球、篮球、排球、摔跤等，是耐力和力量的综合体现。这类运动同样有健身减肥的作用。健美爱好者在进行健美训练时，可以把有氧运动和无氧运动结合起来进行。

2. 等长运动和等张运动

（1）等长运动

有的运动，肌肉两端固定，尽管用力，但无关节活动，这时肌肉的张力增大而长度不变，这就是等长运动或称静力性运动，例如，举重处于稳定状态时就属于等长运动。

（2）等张运动

有的运动，会引起明显的肌肉缩短和关节活动，这时肌肉的长度改变而肌肉内部的张力相对恒定，这就是等张运动或称动力性运动，如跑步。

3. 耐力运动、速度运动和灵活性运动

（1）耐力运动

有的运动以锻炼耐久力为主，能增加有氧代谢和心肺功能，促进脂肪代谢，有利于防止心血管病和控制体重，如长距离跑步或快走都属于耐力运动。

（2）速度运动

有的运动则以短时间内肌肉产生“爆发力”取得最大速度为特点，如短距离赛跑或短泳，属于速度运动。

（3）灵活性运动

有的运动则以锻炼动作快速变化，以提高灵活性为特点，如体操、跳水、武术等，属于灵活性运动。

（4）综合类运动

有的运动则是兼有耐力、速度和灵活性的特点，如球类运动就属于综合类的运动。

### 三、体育运动应遵循的原则

1. 正确选择锻炼方法和手段，提高身体素质原则

体育锻炼方法多种多样，目的不同，采用的方法、手段也不尽相同。

2. 全面发展原则

人体是一个完整的有机体，各器官系统既相互影响，又相互制约。体育锻炼追求的是使人体的形态、功能、素质、心理品质等得到全面和谐的发展。

## 第五节 体育运动的基础知识

运动是现代人文明生活方式的标志之一。“药补不如食补，食补不如运动”，阳光、空气、水和运动，是健康和生命的源泉。

### 一、运动量的选择

1. 适量运动有益健康

其实并不需要太大的运动量，运动健身就能取得十分明显的效果。每天坚持10 min 的散步就可使身体状况大大改善。如果每天坚持 1 h 的步行，那么每周可通过体力活动消耗掉 8.4 kJ 的热量，人们的预期寿命将会延长整整 2 年。运动健身贵在坚持，“三天打鱼两天晒网”是达不到目的的。此外，有氧运动（指和缓的非剧烈的运动）健身效果更好。当然也可将有氧运动和无氧运动两者结合起来，不过应根据个人体质选择适当的运动项目和运动量。

2. 过量运动有害健康

据运动医学专家研究表明，激烈的、长时间的运动，如跑马拉松，会促使人体分泌一种类似鸦片、有麻醉作用的物质，称为因多芬。它可使人在运动中感觉不到痛苦，尤其会感觉不到心脏病发作的前兆症状——胸部剧痛。故常有长跑者昏倒或心脏病发

作的情况发生。另外，当因多芬过多时，免疫系统的淋巴细胞也会失去抵制外来病毒的作用，引起免疫功能失调，易发感冒或癌症等疾病。此外，过分激烈的运动会促使人体产生许多对身体组织和细胞破坏性很大的氧自由基，也是引起细胞衰老和畸变的一个重要原因。还有，剧烈运动会使心跳加快，血压升高，使心脏病发作的危险性大大增加。美国哈佛大学的一项研究表明，如果一个平时很少运动的人，突然去做强度过大的运动，如快速跑步、搬重物上高楼等，其心脏病发作的危险性会增大 6 ~ 100 倍。

## 二、运动项目的选择

个体应根据自己的身体状况、现有条件、目的和需要来选择可参加的、自己喜欢的运动项目。

例如，有助于调节情绪的身体活动，有健身操、走步、游泳、登山、打太极拳、跳交谊舞等。不同运动项目对健康体能要素的发展具有不同的效用，见表 16–3。

表 16–3　不同运动项目的运动效果

| 运动项目 | 体力 | 柔软度 | 持久力 |
| --- | --- | --- | --- |
| 游泳 | **** | **** | **** |
| 慢跑 | ** | ** | **** |
| 羽毛球 | ** | *** | ** |
| 网球 | *** | *** | ** |
| 跳绳 | ** | * | ** |
| 器械健身 | *** | **** | ** |
| 划艇 | **** | ** | **** |
| 骑车 | *** | * | **** |
| 足球 | *** | *** | *** |
| 篮球 | ** | *** | *** |
| 排球 | ** | ** | *** |
| 壁球 | ** | *** | *** |
| 瑜伽 | * | **** | * |
| 高尔夫球 | * | ** | * |

注：1. 体力是指肌肉所产生的力，柔软度是指身体关节所能活动的幅度，持久力是指肌肉持续运动的能力。

2. * 代表运动效果。

## 三、运动强度的选择

运动强度与耗氧量和心率的关系可以参考表 16–4 来进行分析和判断。

**表 16–4 不同年龄组的运动强度与耗氧量和心率的关系**

| 运动强度 | 相当于最大耗氧量的百分比 /% | 不同年龄组的心率 / ( 次 /min ) | | | | |
|---|---|---|---|---|---|---|
| | | 20 ~ 29 岁 | 30 ~ 39 岁 | 40 ~ 49 岁 | 50 ~ 59 岁 | 60 岁以上 |
| 最大 | 100 | 190 | 185 | 175 | 165 | 155 |
| | 90 | 175 | 170 | 165 | 155 | 145 |
| 较大 | 80 | 165 | 160 | 150 | 145 | 135 |
| | 70 | 150 | 145 | 140 | 135 | 125 |
| 中等 | 60 | 140 | 135 | 130 | 125 | 120 |
| | 50 | 125 | 120 | 115 | 110 | 110 |
| 较小 | 40 以下 | 110 | 110 | 105 | 100 | 100 |

注：运动强度的重要指标为心率（脉搏），180 – 年龄数 = 最佳运动量心率。

## 四、运动时长的选择

运动量、运动时间可以参考表 16–5 来进行分析和判断。

**表 16–5 不同运动量、运动时间下的最大耗氧量百分比**

| 运动时间 /min | 最大耗氧量百分比 /% | | |
|---|---|---|---|
| | 运动量小的状态 | 运动量中的状态 | 运动量大的状态 |
| 5 | 70 | 80 | 90 |
| 10 | 65 | 75 | 85 |
| 15 | 60 | 70 | 80 |
| 30 | 50 | 60 | 70 |
| 60 | 40 | 50 | 60 |

注：根据上表，可以大致判断运动量的大小，如 20 ~ 29 岁的人，其耗氧量为最大耗氧量的 60% 时，心率应为 140 次 /min，这时的运动强度为中等。在同样的运动强度下，若运动时间为 15 min，属小运动量；若运动持续 30 min，属中等运动量；若持续 60 min，则属大运动量。

运动金字塔如图 16–2 所示。

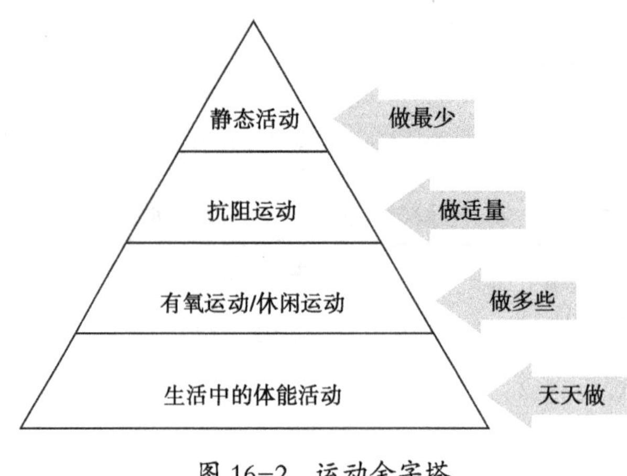


图 16-2　运动金字塔

## 五、最佳的运动时间

一天中最适合进行运动的时间是什么时候呢？是傍晚。一天内，人体血小板的含量是有一定变化规律的，下午和傍晚的血小板量要比早晨低 20% 左右，血黏度低 6%。早上容易发生血液循环不畅和心脏病等问题，午后风险降低很多。此时，人体也经过了大半天的活动，反应最敏捷，吸氧量最大。心脏跳动和血压的调节在 17—18 时最为平衡。傍晚适度运动产生的轻微疲劳感需要香甜的睡眠来解除，这就使得运动后的睡眠质量大大提升。

从人体的生理变化规律来看，经过一夜睡眠，清晨时人体水分入不敷出，机体处于相对失水的状态。血液黏稠度增加，轻者会影响全身血液循环的速度，不能满足机体在运动时对肌肉组织的供血供氧，易出现心率加快、心慌气短、体温升高现象；严重时，特别是在身体有疾患的情况下，突然由静止状态转为激烈运动状态容易诱发血栓及心肌梗死。

## 六、年轻人的锻炼方式

虽然锻炼方式众多，但效果因人而异，年轻人应选择适合自己的锻炼方式。常见的锻炼方式如下。

①走路：尽量每周散步 4 ~ 5 次，每次 30 ~ 40 min，这对身体非常有益，无须花费巨资参加健身俱乐部，只要买一双舒适的鞋穿就行了。

②骑自行车：以中速骑车，对心肺功能的提高很有帮助，对减肥也有特效。

③跑步：对心脏和血液循环系统都有很大的好处，每天保持一定时间的锻炼（30 min 以上），有利于减肥，最好的方式是跑走结合。

④爬楼梯或爬山：最好少乘电梯，多走楼梯。登高是一种非常好的锻炼形式，对增强心肺功能有益，还可以锻炼腿部肌肉。此外，腹部肌肉也会得到锻炼。

⑤健身操：运动量适中，简单易学，对场地要求不高，可以在家里跟着电子设备练习。

⑥跳绳：跳绳能增强人体心血管、呼吸和神经系统的功能。从运动量来说，持续跳绳 10 min，与慢跑 30 min 或跳健身舞 20 min 相差无几，可谓耗时少、耗能大的有氧运动。

⑦太极拳：和谐高效的身心整体运动，集拳法、功法、养生法于一身，具有科学、全面的保健功能。

⑧游泳：不仅可以帮助塑造体形、治疗疾病、改正身体的不良习惯，还可以在练习中放松神经、缓解压力、达到心灵和外表的和谐美。非常适合现代人的需要。

### 七、参加体育运动应注意的问题

参加体育运动应注意以下问题。

①根据自身状况和现有条件选择运动方式和适宜的运动量。

②因人而异、循序渐进、量力而行、持之以恒。

③做好必要的自我监督和定期的身体检查。

④活动前进行充分的准备活动，避免伤害事故。

⑤饭后不宜马上做激烈运动，冬天要注意保暖。

⑥身体患病或过累时要暂停锻炼，及时治疗疾病。

⑦加强运动中的安全保护措施。

## 第六节　女性体育卫生

女性经常参加体育锻炼，不仅可以促进生长发育，增进健康，提高各系统器官的功能水平，使之能更好地完成紧张的工作和学习任务，而且还能使身体各部位的肌肉得到均衡发展。

### 一、女性的生理特点

1. 呼吸系统和心血管系统功能较弱

女性呼吸系统和心血管系统功能比男性弱，因此，女性的体育运动应重视加强心肺功能锻炼。而增强心肺功能的有效方法是从事有氧运动，即慢跑、步行、游泳等强度不大但持续时间较长的运动。这些运动不仅可以增强心肺功能，而且可以消耗多余脂肪，有利于健美与健康。

2. 力量较弱

女性肩部较窄，臂力较弱，应尽量避免做持久的支撑、悬垂和大幅度摆动。女性在青少年时期，骨盆尚未发育完全，不应进行负担量过大的负重练习，如从高处跳下、举重和憋气等练习。

3. 柔韧性较好

根据女性的爱美心理和柔韧性较好的生理特征，可选择一些节奏较强、轻松活泼的练习，如健美操、舞蹈、瑜伽等，有利于形体健美。

### 二、月经期的保健

月经是女性正常的生理现象，身体健康、月经正常者，一般不出现明显的生理功能变化。在经期适度参加体育活动，不仅可以改善盆腔血液循环，减轻盆腔充血，而且可以对子宫起到柔和按摩的作用，有利于经血排出，并且可以调整大脑皮质的兴奋和抑制过程，有利于机体各功能的正常运转。同时，在月经期间，子宫内膜破裂，子宫口松弛，易于感染而引起一些疾病，因此，在此期间应十分注意卫生，做好运动及自我调节。

1. 调整运动量

适当减轻运动量，且运动时间不宜过长。经期运动时，应避免参加过于剧烈的运动，也不宜做腹压过大的练习，以免引起经血过多或子宫位置变化。

2. 禁止游泳

月经期不宜游泳，因为月经来潮时子宫开放，子宫内膜脱落出血，游泳时容易使病菌侵入，引起炎症。

3. 注意经期不适

身体弱或月经时有腰酸、背痛、全身不适、恶心、口渴、头痛、下腹有痉挛性疼痛等的反应者，应停止参加体育活动，否则会造成日后月经不调。

## 第七节　运动中常见生理反应

运动可使人体生理活动的有序性受到暂时破坏，使人体出现某种生理反应，简称“生理运动反应”。无论是普通人还是专业运动员，都可能出现生理运动反应，所以不能轻视。

## 一、极点和第二次呼吸

1. 极点

在中长跑中，能量消耗大，特别是当下肢回流血量减少加剧了大脑氧债的积累，并达到一定程度时，就会出现呼吸急促、胸闷难忍、下肢沉重、动作不协调，甚至恶心现象，这在运动生理学上称为“极点”。

2. 第二次呼吸

当极点出现后，要保持情绪稳定，并适当减慢跑速，加深呼吸，坚持下去，上述生理现象将会逐步缓解或消失。这是因为一方面氧供给在逐步增加，另一方面机体的适应性使机体功能得到改善，从而提高运动能力，动作重新变得协调而有力，这标志着个体已克服极点生理过程出现新的平衡。此种现象，在运动生理学上被称为“第二次呼吸”。

“极点”与“第二次呼吸”是中长跑运动中常见的生理现象，无须疑虑和恐惧，即使是一位优秀的中长跑运动员，也常出现“极点”现象，但随着训练水平的提高，上述生理反应将逐步推迟出现或减轻。

## 二、肌肉酸痛

不少人有过这样的体会，在一次运动量较大的运动后，或是隔了较长时间没有锻炼，重新开始锻炼之后，通常会出现肌肉酸痛现象，这种感觉不是在运动结束后立刻发生的，而是在运动结束后 1 ~ 2 天内发生，因此称肌肉延迟性疼痛。

1. 原因

当肌肉一次活动量大时或隔了较长时间未锻炼而刚恢复锻炼时，肌肉未完全适应负重负荷及收缩放松活动，局部肌纤维及结缔组织发生细微损伤，部分肌纤维产生痉挛，引起肌肉酸痛。生理和生化的研究结果证实了这种局部细微损伤及肌纤维痉挛的存在。由于这种肌纤维细微损伤及痉挛是局部的，就整块肌肉而言，仍能完成运动功能，但存在肌肉酸痛感。酸痛后，经过肌肉局部细微结构的修复，肌肉组织会变得比以前更强壮，以后再经历同样负荷就不易再发生损伤（酸痛）。

2. 症状

局部肌肉痛，发胀，发硬。

3. 处理

已经出现肌肉酸痛后，采取以下对策能使酸痛得以缓解和消除。

①热敷：可对酸痛的局部肌肉进行热敷，促进血液循环及代谢过程，有助于损伤组织的修复及痉挛的缓解。

②伸展练习：可对酸痛局部进行静力牵张练习，保持伸展状态 2 min，然后休息 1 min，重复进行，每天做几次这种伸展练习，有助于缓解痉挛。但练习时注意不可用力过猛，以免牵拉时再损伤肌纤维。

③按摩：按摩有使肌肉放松、促进肌肉血液循环的作用，有助于损伤的修复及痉挛的缓解。

④口服维生素 C：维生素 C 有促进结缔组织中胶原合成的作用，有助于加速受损伤结缔组织的修复，从而减轻和缓解酸痛。

⑤针灸、电疗等手段对缓解酸痛也有一定作用。

4. 预防

预防肌肉酸痛需注意如下几点。

①根据不同体质、不同健康状况科学地安排锻炼负荷，负荷不要过大，也不宜增加过猛。

②锻炼时，尽量避免长时间集中锻炼身体某一部位，以免局部肌肉负担过重。

③准备活动中，注意使负荷重的局部肌肉活动得更充分些，对损伤有预防作用。

④整理活动除进行一般性放松练习外，还应进行肌肉的伸展牵拉练习，这种伸展性练习有助于预防局部肌纤维痉挛，从而避免酸痛的发生。

## 三、肌肉痉挛

肌肉痉挛俗称抽筋，是肌肉不自主地突然性强直收缩，并变得异常坚硬。

1. 原因

在剧烈运动中，肌肉快速连续性收缩，导致肌肉收缩与放松的协调交替关系破坏，特别在局部肌肉处于疲劳时，更易发生肌肉痉挛。肌肉受到寒冷的刺激，或人的情绪过于紧张，也可引起肌肉痉挛。

2. 症状

肌肉痉挛时，局部肌肉产生剧烈性收缩，开始变得坚硬并隆起，使人疼痛难忍，且一时不易得到缓解。

3. 处理

应立即对痉挛部位的肌肉进行牵引，如腓肠肌痉挛时，伸直膝关节，并做足背伸动作。若屈趾肌痉挛，则用力将足趾背伸。牵引时最好有同伴协助，但切忌施力过猛。此外，可配合局部按摩、点穴（承山、涌泉、委中穴等）、热敷、离开冷环境、喝盐开水等，以加速痉挛的缓解和消失。

4. 预防

运动前做好准备活动，对容易发生痉挛的肌肉，可事先进行按摩；冬季锻炼时，要注意保暖；夏季进行剧烈运动时，应注意补充盐分；游泳下水前，应先使各个关节和肌肉得到充分活动，游泳时间不宜过长；疲劳和饥饿时，不要进行剧烈运动。

## 四、运动中腹痛

1. 原因

人体进入运动状态后，下腔静脉压力上升，血液回流受阻，致使腹部脏器功能失调，还可引起腹痛；有时运动时呼吸紊乱、膈肌运动异常，会引起肝脾膜张力性疼痛；有时运动前吃得过饱，饮水过多以及腹部受凉，会引起胃肠痉挛，导致疼痛。运动性腹痛多数在中长跑运动中发生。

2. 症状

运动性腹痛部位不固定，一般由肠痉挛、肠结核引起的疼痛位于腹腔中部；食后运动疼痛常发生在上腹部或中部；肝脾膜张力性疼痛，常发生在左右两侧上腹部。

3. 处理

对由静脉血回流障碍、准备活动不足或呼吸紊乱引起的腹痛，可采取降低运动强度，放慢跑速，同时按摩疼痛部位，并进行深呼吸等方法，疼痛常可减轻或消失。对于由胃肠饱胀、肠痉挛和慢性疾病引起的腹痛，如采取上述措施后无效，应停止运动。

4. 预防

合理安排运动时间，至少饭后 1 h 才可进行活动，运动前要做好准备活动，运动时要循序渐进。各种慢性疾病患者病愈之前需在医生和教练指导下进行锻炼。

## 五、低血糖症

个体血糖正常值范围为 3.8 ~ 6.1 mmol/L（80 ~ 120 mg/mL），低于正常值 50% ~ 60%，会出现一系列症状。

1. 原因

在饥饿紧张状态下运动，或持续长时间运动，血糖消耗会很大。

2. 表现

饥饿、乏力、头晕、面色苍白、出冷汗，重者会出现低血糖性休克。

3. 处理

轻者喝糖水，平卧保暖休息；重者掐人中穴位，注射葡萄糖溶液。

4. 预防

不要在饥饿状态下剧烈运动，出现低血糖症状时停止运动，饮些糖水。

### 六、运动性血尿

1. 原因

剧烈运动后，尿中肉眼可见或显微镜下可见红细胞，称运动性血尿。主要原因包括肾小球一过性功能障碍、外伤、泌尿系统有器质性疾患。

2. 表现

尿色清红，严重蛋白尿者有贫血或水肿表现。

3. 处理及预防

调整运动量，加强自我监督和医务监督。

## 第八节　运动损伤的预防与处理

运动损伤是指在运动过程中所发生的各种损伤，它是运动医学的重要组成部分。

### 一、运动损伤的基本原因

1. 思想上重视不够

思想上麻痹大意，不注意采取科学的锻炼方法，忽视循序渐进和量力而行的原则，急于求成，不顾主客观条件，盲目地或冒失地进行锻炼。在练习中对难度较大或不熟练的动作，产生畏惧和害怕心理，动作犹豫，过分紧张或思想不集中，从而造成损伤。在做熟悉的动作时，疏忽大意，也容易发生损伤。

2. 准备活动不充分

准备活动不充分主要包括以下几种情形：不做准备活动或准备活动不充分，准备活动的内容与练习内容结合得不恰当，准备活动的量过大、时间过长。

3. 身体素质差

身体素质差，肌肉力量和弹性差，关节的灵活性和稳定性不够，反应迟钝，都可成为引起损伤的原因。心理素质也不可忽视，心情不好，情绪不高，对训练或比赛缺乏自觉性和积极性，思想不集中，产生急躁、胆怯、犹豫等情绪，都容易导致动作失常而引起损伤。

4. 保护不够

个人防护、场地或器械、服装等保护不到位，均可引起损伤。

5. 运动状态不良

运动状态不良在疲劳、情绪低下、恐惧及紧张等情况下均可能出现。尤其在患病或伤病初愈阶段或睡眠不足、休息不好、过度疲劳的情况下，生理功能和运动能力相对下降，这时若参加剧烈运动可因肌肉力量弱、反应迟钝、身体协调性差等情况导致损伤。

6. 气候因素不佳

影响运动状态的气候因素包括光线、气温、雨雪等，均可引起损伤。

7. 技术问题

技术动作违反了人体结构与功能特点及运动的力学原理，就容易受伤，这是学习新动作时发生损伤的主要原因。

## 二、常见的运动损伤

1. 开放性软组织损伤

（1）定义及特点

开放性软组织损伤是指局部皮肤或黏膜破裂，常有血液从创口流出。如擦伤、切刺伤、撕裂伤、开放性骨折等。共同特点是有伤口和出血。

（2）处理

止血、包扎伤口。必要时注射破伤风抗毒素。破伤风是破伤风杆菌经过伤口侵入人体后，产生毒素引起全身肌肉强直性痉挛，是一种特异性传染病。初期患者张口困难、不安、头痛、头晕、疲惫，甚者肌肉强直性痉挛、牙关紧闭、呈苦笑面容，颈、躯干、下肢后侧肌群痉挛，出现腰部上挺，颈项上弓者称角弓反张现象。重者遇声、光、响动等刺激时，发生吞咽困难、窒息等；也可发生肌肉撕裂、关节脱臼、骨折和舌咬伤。

2. 闭合性软组织损伤

（1）定义

闭合性软组织损伤是指局部皮肤或黏膜完整，无裂口与外界相通，损伤处的出血积聚在组织内，如扭伤、拉伤、挫伤、挤压伤等。

（2）处理

止血、防血肿（前 24 h 冷敷、抬高患肢、加压包扎）。

活血祛瘀、消肿止痛（24 ~ 48 h 后热敷、按摩、理疗）。

3. 骨折

骨折是指骨的完整性或连续性中断，多为各种暴力损伤所致，也可由骨病引起。骨折可发生在一个部位，也可为全身多发性。一般经及时恰当的治疗，多数患者能部分或全部恢复肢体的功能，少数损伤严重、未得到及时恰当治疗或有合并症的患者，则可能留有不同程度的功能障碍或残疾。骨折发生后，离医院较近者，可直接送医院或拨打急救电话；离医院比较远的患者，应尽量进行简单的伤口处理和固定，以防在送医院途中加重损伤，甚至造成不可逆的后果。

大多数骨折一般只引起局部表现，严重骨折和多发性骨折可导致全身表现。

（1）全身表现

①休克：主要原因是骨折部位的出血，特别是骨盆骨折、股骨干骨折、多发性骨折等，其出血量可高达 2 000 mL。剧烈的疼痛或并发内脏损伤亦可引起休克。

②发热：一般骨折后体温正常，但有些出血量较大的骨折，血肿吸收时可出现低热情况，通常不超过 38 ℃。开放性骨折患者出现高热情况，应考虑感染的可能。

（2）局部表现

①局部疼痛：骨折处常出现疼痛和明显的压痛，从远处向骨折处挤压或叩击，也可在骨折处引发间接压痛。

②肿胀和瘀斑：骨折时局部血管破裂出血和软组织损伤后的水肿导致患肢肿胀，严重时可出现张力性水疱。如骨折部位较表浅，血肿血红蛋白分解后可呈现紫色、青色或黄色的皮下瘀斑。

③功能障碍：骨折部位疼痛和肿胀，使患肢丧失部分或全部的活动能力。

（3）专有体征

①畸形：骨折段移位导致受伤部位失去正常形态，主要表现为短缩、成角、旋转畸形。

②反常活动：正常情况下肢体不能活动的部位，骨折后出现不正常的活动。

③骨擦音或骨擦感：骨折后骨折段之间相互摩擦时可产生骨擦音或骨擦感，但在查体时不应反复主动去求证，以免增加患者疼痛和局部软组织的损伤。

以上三种专有体征只要出现其中一种，即可确诊为骨折。但未见此三种专有体征时，也不排除骨折。例如嵌插骨折、裂缝骨折，可不出现上述体征。骨折端间有软组织嵌入时，可以没有骨擦音或骨擦感。出现畸形时应和关节脱位相鉴别。三种专有体征只可于检查时加以注意，不可故意使之发生，以免增加患者的痛苦，使稳定骨折发生移位；或使锐利的骨折端损伤血管、神经及其他软组织。

（4）急救

目的是用简单而有效的方法抢救患者生命、保护患肢、安全而迅速地转运，以便获得妥善的治疗。

①评估全身情况：首先评估患者全身情况，有无休克和颅脑、胸、腹等重要脏器损伤。如处于休克状态，应立即开放静脉通道输液，必要时输血，以抗休克、救治危及生命的重要脏器损伤为首要任务。同时应注意保暖，尽量减少搬动。合并颅脑损伤处于昏迷状态者，应注意保持呼吸道通畅。

②伤口处理：开放性骨折多有伤口出血，大部分可以通过加压包扎达到止血目的。如有大血管破裂，出血难以用加压包扎止血时，可采用止血带止血。首选充气止血带，比较安全，操作过程中必须记录所用压力和开始时间。一般上肢 1 h 左右，下肢 1.5 h 左右即应放松，如还需止血，应压迫伤口并放松止血带 10 min 左右后再行充气，以防患肢远端发生缺血坏死。创口应用无菌敷料覆盖，如无条件，尽量用清洁的布类包扎以减少再污染。若骨折端已戳出创口，并已污染，但未压迫血管神经时，不应立即复位，以免将污物带进创口深处，可待清创术后，再行复位。

③骨折固定：妥善固定是骨折急救处理过程中的重要措施。骨折急救固定的目的是：减少骨折端的活动，减轻患者疼痛；避免在搬运时加重软组织、血管、神经或内脏等的副损伤；便于转运。凡是怀疑有骨折的患者都应按骨折处理。固定可用特制的夹板，如无条件，可就地取材用木板、木棍、树枝等。上肢骨折可将患肢固定于胸部，下肢骨折可将患肢与对侧健肢捆绑固定。骨折有明显畸形者，可适当牵引患肢复位后再行固定，但应避免盲目复位导致的继发神经损伤。

④迅速转运：患者经初步处理后，应尽快转运至有条件和能力治疗的医院进一步处理。

（5）治疗

治疗骨折时应遵循以下原则。通过骨折复位及固定重建解剖关系。复位是固定和功能锻炼的基础，骨折后应力求及时和正确的复位。固定是通过各种方式维持复位后的位置，防止其再移位，为骨折愈合创造条件。按照骨折的“个性”及损伤的需要，使用固定或夹板重建稳定性。使用细致操作及轻柔复位方法，以保护软组织及骨的血供。全身及患部的早期和安全的活动训练，是在保持骨折正确复位的基础上，尽快地进行其受损肢体的合理活动以恢复肢体的功能。

骨折的固定方法分为外固定和内固定两种。

外固定主要用于骨折手法复位后的维持复位，如切开复位后内固定不够坚强，也可辅以外固定。常用的外固定方法有石膏绷带、小夹板、牵引、外固定器和支具固定等。

内固定是指通过金属或可降解材料的内固定器材，将切开复位的骨折固定在适当位置的固定方法。临床上，根据骨折固定的实际需要，可选用不同种类的内固定器材，常用的包括各种接骨钢板、螺丝钉、髓内针、骨圆针（斯氏针、克氏针等）、不锈钢丝、可降解材料制品等。内固定的主要目的是使患肢功能尽可能快地得到完全恢复。内固定不能永久性代替折断的骨骼，而只能作为临时的支撑。目前，国际公认的生物学内固定（bio-logical osteosynthesis, BO）原则是：远离骨折部位进行复位，以保护骨折局部软组织的附着；不以牺牲骨折部的血运来强求粉碎骨折块的解剖复位，如有必须复位的较大的骨折块，也应尽力保存其供血的软组织蒂部；使用低弹性模量、生物相容性好的内固定器材；减少内固定物与骨之间的接触面积；尽可能减少手术暴露时间。

（6）功能锻炼

功能锻炼是骨折治疗的重要组成部分，是促进骨折愈合、防止并发症和尽早恢复患肢功能的重要条件。在医务人员的指导下，充分发挥患者的积极性，遵循动静结合、整体和局部结合、主动和被动结合、阶段性和持续性结合的原则，尽早进行功能锻炼及其康复治疗。

骨折早期一般是指伤后 1 ~ 2 周内。由于患肢肿胀、疼痛，且骨折容易再移位，此期功能锻炼的目的是促进患肢血液循环、消除肿胀、防止肌萎缩。其主要形式是患肢肌肉做舒缩活动，骨折部上下关节暂不活动，而身体其他各关节均应进行功能锻炼。

骨折中期一般指骨折 2 周以后，肿胀基本消退，局部疼痛缓解的一段时间。此时，由于骨折端已纤维连接，日趋稳定，可在医护人员的帮助下或借助于功能康复器逐步活动骨折处的上下关节。动作要缓慢轻柔，逐渐增加活动次数、运动幅度和力量。

到了骨折后期，骨折已达临床愈合标准，内外固定已拆除。功能锻炼的主要形式是加强患肢关节的主动活动，消除肢体肿胀和关节僵硬，并辅以各种物理和药物治疗，尽快恢复各关节正常活动范围和肌力。

（7）辅助治疗

骨折患者在进行功能锻炼的同时，配合实施一些辅助治疗，对促进骨折的愈合是有一定帮助的。常见的辅助治疗如下。

①物理疗法。物理疗法常利用电、热、磁、光、波、水等物理因子进行治疗，对促进骨折愈合有一定疗效。

②中医治疗。中医治疗是祖国传统医学，以中药、推拿、按摩、针灸为主要手段，通过舒筋活络，改善局部血液循环，促进骨折愈合。

③药物治疗。药物治疗常用于消炎、止痛、消肿。

④营养治疗。营养治疗通过调节饮食，补充有利于骨折愈合的营养成分，也有促进骨折愈合的作用。

## 三、运动性昏厥

1. 定义

运动中，由于脑部供血不足而发生的一时性知觉丧失为运动性昏厥。

2. 原因

剧烈运动或长时间运动，大量血液积聚在下肢，回心血流量减少，导致脑部供血不足而出现昏厥状态。奔跑后立即停止不动亦可出现“重力休克”现象。

3. 症状

全身无力，眼前一时发黑，面色苍白，手足发凉，失去知觉而昏倒。脉搏慢而弱、呼吸缓慢、血压降低等。

4. 处理

立即将患者平卧，足略高于头部，并进行向心方向按摩，同时指压人中、合谷等穴位。如有呕吐，应将患者头偏向一侧，以利呼吸道畅通。如停止呼吸，应立即进行人工呼吸。轻度征象者，由同伴搀扶慢走，并进行深呼吸，症状可逐渐消失。重症患者，经临场处理后，送医院治疗。

5. 预防

不要在饥饿状态下参加剧烈运动；疾跑后不要立即停下来；久蹲后也不要突然起立；平时要加强体育锻炼，以增强体质。

# 第九节　我运动　我健康　我快乐

运动是一种健康的生活方式，也是一种新的时尚。个体应在生活中寻找适合自己的运动方式，从而更加健康和快乐。

## 一、运动之美　健康是福

1. 生命在于运动

《吕氏春秋·尽数》中讲道："流水不腐，户枢不蠹，动也。"其实人体也一样，不能过于安逸，一定要动静适宜，进行适当的运动。运动可以帮助人们增强体质、保持身材、增加耐力；同时运动还能使人心情愉悦、胸怀坦荡、朝气蓬勃、神采飞扬，更加充满活力和毅力。所以说运动是生活不可或缺的内容，让我们更加珍惜自己，珍爱家人，与运动相伴。

2. 运动在于锻炼

运动可以说是一种非常重要的生活方式，它不仅能够帮助我们保持健康，还能够提高我们的心理素质。运动方式多种多样，如跑步、散步、游泳、打球、爬山、骑车、跳绳、跳皮筋等，既有有氧运动，也有无氧运动。根据自己的具体身体状况和客观条件，因地制宜地选择适合自己的运动方式，进行锻炼活动，以达到强身健体的目的。

3. 锻炼贵在坚持

我国传统养生理论主张"身体常使小劳，则可百达和畅，气血长养，精神内生，经络运动，外邪难袭"，说明运动要做到长期坚持，才能达到健身的目的。不能三天打鱼两天晒网，长期坚持一定会收到事半功倍的最佳效果。但也不能过于教条，可以根据具体情况灵活掌握，如偶遇天气原因、身体原因等不适合锻炼的情况，不要强行锻炼，待条件允许时再进行。

4. 坚持就是胜利

"坚持就是胜利"，这是一句俗语，但是真正做到绝非易事。坚持锻炼对身体有益，这是尽人皆知的道理，可是实际上又有多少人持之以恒，几十年如一日地坚持锻炼呢？健康是幸福的前提条件，所以人们一定要长期坚持锻炼身体，心存坚持就是胜利的理念，实现高质量的生活目标。

## 二、小测验

小测验的内容如下。其中，“有”得 1 分，“没有”不得分。

①我经常做一些锻炼手足肌肉的运动及有氧运动，如跑步、游泳、打球及骑自行车等。（有 / 没有）

②我每星期最少做 3 次或以上，而每次不少于 20 min，使心脏加速跳动的体力运动。（有 / 没有）

③我每次运动前都做热身运动，运动后有充足的休息。（有 / 没有）

④我有均衡的饮食及健康生活习惯，如不吸烟、不酗酒等。（有 / 没有）

小测验的分数及结果见表 16–6。

表 16–6　小测验的分数及结果

| 分数 | 测验结果 |
| --- | --- |
| 3 ~ 4 分 | 你的运动习惯很健康，请继续保持及努力！ |
| 1 ~ 2 分 | 你的运动习惯仍有待改善，尝试订立可达到的运动目标及鼓励自己多做运动！ |
| 0 分 | 你的运动量还不够！请尝试多做运动及配合良好饮食习惯。否则，以后患上各种慢性疾病的概率会较高，会影响你未来的生活质量及发展。 |

## 三、保持健康的方法

1. 保持运动习惯

选择一项令你快乐的活动，它可以是你已经喜欢上的，也可以是新的。持之以恒，经过一个阶段的锻炼，你的感觉会比以前更好。

2. 根据具体情况选择运动项目

如果经常伏案，就找一种能活动身体、促进血液循环的运动。如果干的是繁重的体力劳动，就应该多做能放松自己的伸展活动。

3. 坚持散步

散步是极好的运动。如果快步走的话，散步能取得与跑步同样的功效：改善循环和呼吸系统的功能，增加肌肉和骨骼的力量，放松大脑神经。每周 4 ~ 5 次，每次 20 min 以上的慢跑或快步走，加上准备活动、跑后休整和其他锻炼肌肉的运动，对于大多数人来说，都会达到保持身体健康的目的，也会使伤害保持在最低限度。

4. 运动后注意做放松活动

结束剧烈运动时应慢慢来，心跳、呼吸和体温的恢复需要时间，而且还要保障血液流动畅通，以便清除跑步时肌肉内积聚的废物并带进新鲜氧气和葡萄糖。

5. 注意循序渐进

无论进行哪种形式的锻炼，都要循序渐进，这一点对整个锻炼过程和某次具体的锻炼都适用。

健康的体质并不是与生俱来，而是需要去培养的。让我们一起行动起来，积极投身到全民健身的活动中，通过运动，来享受和体验丰富多彩的健康生活。

# 第十七章　生活方式与相关疾病

所谓生活方式，是指人们长期受一定的文化、经济、风俗习惯、社会规范以及家庭影响所形成的一系列生活意识、生活习惯和生活制度的总和。健康的生命首先取决于自己，所以，良好的生活方式可以促进人体的健康；反之，则会危害人体的健康，成为很多慢性疾病的首发病因。

世界卫生组织前总干事中岛宏博士曾深刻指出："我们必须认识到，世界上绝大多数影响健康的问题和过早死亡都是可以通过改变人们的行为来防止的，而且花费很少。"因此，2000 年世界卫生组织提出了"合理膳食、戒烟限酒、心理平衡、体育锻炼"的健康促进新准则。我国卫生部门参照国外经验，汇集我国大多数保健专家学者的意见，结合我国的特色，总结出了我们应该推行的健康生活方式。《中国居民膳食指南（2022）》平衡膳食准则明确告诉我们要做到以下几点：食物多样，合理搭配；吃动平衡，健康体重；多吃蔬果、奶类、全谷、大豆；适量吃鱼、禽、蛋、瘦肉；少盐少油，控糖限酒；规律进餐，足量饮水；会烹会选，会看标签；公筷分餐，杜绝浪费。除此之外，我们也要做到：规律起居、保证睡眠、劳逸结合、戒掉不良嗜好、适量运动、心理平衡。保持健康的生活方式是一项长期任务，需要人们持之以恒，做到自己的健康，自己做主。

## 第一节　生活方式与脑血管疾病

脑卒中俗称脑中风，目前已经成为严重威胁人们生命健康的头号杀手。改变不良的生活方式，可以说是"最经济"的健康方法，能够有效预防脑卒中。

### 一、脑血管病的发病情况

脑血管病是指脑部动脉或颈部动脉发生病变，从而引起颅内血液循环障碍，脑组织受损的一类疾病。临床上常以猝然昏倒，不省人事，或伴有口眼歪斜、言语不利和偏瘫为主要表现。

随着现代社会的生活方式、环境因素的影响，脑卒中的发病率在逐年上升。尤其是亚洲，我国脑卒中的发病率在世界排第一位，它的死亡率也很高。所以脑卒中是一个致残率和死亡率都很高的常见疾病。

## 二、脑血管病分类

脑血管病通常分为缺血性脑血管病和出血性脑血管病两大类。

1. 缺血性脑血管病

（1）短暂性脑缺血发作

短暂性脑缺血发作又称小中风或一过性脑缺血发作。其病因与脑动脉硬化有关，是脑组织短暂性、缺血性、局灶性损害所致的功能障碍。

（2）脑血栓

脑血栓多因动脉粥样硬化、各种动脉炎、外伤及其他物理因素、血液病引起脑血管局部病变而发病。

（3）脑栓塞

脑栓塞可由多种疾病所产生的栓子进入血液，阻塞脑部血管而诱发。临床上以心脏疾病为最常见的原因；然后是骨折、或外伤后脂肪入血；虫卵或细菌感染；气胸等空气入血，静脉炎形成栓子等。

2. 出血性脑血管病

（1）脑出血

脑出血指脑实质血管破裂出血，不包括外伤性脑出血。多由高血压、脑动脉硬化、肿瘤等引起。

（2）蛛网膜下腔出血

蛛网膜下腔出血是由脑表面和脑底部的血管破裂出血，血液直接流入蛛网膜下腔所致。常见原因有动脉瘤破裂、血管畸形、高血压、动脉硬化、血液病等。

脑血管病急性期大多较为严重，患者应尽快到医院（最好是三级甲等医院）的神经内科或脑外科（或神经外科）就诊。以求最大限度地改善病情，减少并发症，提高生活质量。

## 三、脑血管疾病常见病因

1. 高血压

高血压是引发中风的最危险因素，也是预防脑卒中的中心环节，应有效地控制血压，坚持长期服药，并长期观察血压变化情况，以便及时处理。

2. 心脏病

冠心病、风湿性心脏病、心律失常的中老年人，如果发生心房纤颤，则更易形成脑血栓。

3. 糖尿病

糖尿病能影响血液循环，导致循环障碍，又能影响血管，所以严重糖尿病可引起眼底出血，甚至失明。同样，糖尿病也能造成脑内小血管损伤，引发出血，导致脑卒中。糖尿病还能加速动脉硬化进程。

4. 高脂血症

胆固醇对人体来说是一种自然而必要的物质。但是，该物质一旦过量就会变成坏东西。人体能产生胆固醇，许多食物也含有很高的胆固醇，如肉类、鸡蛋、奶油、奶酪等。

5. 吸烟、大量饮酒

长期吸烟能破坏动脉壁，使脑部动脉狭窄，减少血液供氧，影响血液循环。吸烟对循环和血供有害，它与高血压和心脏病都有关，研究表明，吸烟者患脑卒中的危险性比不吸烟者增大了 1 ~ 3 倍。少量饮酒对身体影响不大，但是大量饮酒则易形成血栓，为了自己和他人的健康应戒烟、限酒。

6. 脑动脉瘤和脑血管畸形

脑动脉瘤和脑血管畸形常见于较年轻的患者。

7. 血管炎

血管炎有很多种，包括结核性、风湿性动脉炎，结节性、红斑狼疮性动脉炎，寄生虫性动脉炎和钩端螺旋体病等。

8. 血液疾病

血液疾病如白血病、红细胞增多症、血友病、血黏度异常等。

9. 其他

其他病因有口服避孕药、遗传倾向等。

## 四、脑血管疾病诱发因素

在上述原因的影响下，脑血管逐渐出现病理改变，在此基础上一些诱发因素的出现，便促使脑卒中突然发生。常见的诱发因素如下。

①情绪不佳（生气、激动）。

②饮食不节（暴饮暴食、饮酒不当）。

③过度劳累、用力过猛、超量运动、突然坐起或起床等体位改变。

④气候突然变化、妊娠、大便干结、看电视过久、用脑不当等。

⑤服药不当，如降压药使用不当。

## 五、脑血管疾病预防

控制脑血管病发病的因素，可以从根本上降低脑卒中的发病风险，降低发病率。但是，当前人们的饮食结构发生了很大改变，生活不规律，忽视患病的风险，预防意识较薄弱，所以我们要积极干预脑血管疾病的危险因素，防止脑卒中的发生。

### 1. 积极治疗慢性病

有高血压病、心脏病、糖尿病、高脂血症、高黏度血症、动脉硬化等病的老年患者，应该在医生指导下进行正规科学的治疗。

### 2. 高危人群定期体检

对有脑血管疾病家族史者、患肥胖症者以及有上述症状的高危人群，应定期（一般为 3 ~ 6 个月）进行健康检查，重点观察其血压、血脂、血糖、血液流变学以及脑血流的动态变化，并及时予以正确处理。

### 3. 合理安排生活

科学安排生活，注意劳逸结合；保持乐观情绪，避免情绪波动、产生负面情绪，如生气、激动、焦虑、悲伤、恐惧、惊吓等。

### 4. 保持良好生活习惯

改变不良生活方式，增加户外活动和体育锻炼，如爬楼梯、散步等，冬季注意保暖，避免受凉。调整饮食结构，以低盐、低脂肪、低胆固醇为宜，做到不吸烟，少饮酒，每日饮酒（白酒）量不应超过 100 mL。减少高脂高糖饮食，多吃纤维素含量高的蔬菜、豆制品，吃植物油，饮食应做到清、淡、熟、软。低脂肪的食物包括绿豆芽、马铃薯、山药、胡萝卜、油菜、芹菜、大葱、花椰菜、冬瓜、黄瓜、茄子、海带、蘑菇、番茄等。

5. 一有症状及时就诊

一旦发生言语不清、一侧肢体麻木、无力、突然视力下降、剧烈头痛、眩晕等症状，要及时到医院就诊及治疗。

脑血管病目前已经成为危害人类健康的前三位的疾病之一。而在我国，脑卒中的死亡率、发病率和致残率持续较高，目前脑血管疾病发病趋于年轻化，给患者、家庭及社会带来了巨大的精神打击及经济负担，已经让全民为之担忧，然而大多数人对脑血管疾病的真正认识却十分肤浅，这给疾病预防、发病、治疗及恢复过程带来了许多困难。因此，普及防治脑血管疾病的知识至关重要。尤其是短暂性脑缺血发作，更应抓紧时间系统治疗，避免发生严重的不可逆性脑梗死。同时还要重视高血压的防治。高血压是引发脑血管病的最危险因素。及时治疗可引起脑卒中的其他疾病，如脑动脉硬化、糖尿病、冠心病、风湿性心脏病、高脂血症、肥胖症等。这些疾病在演变过程中并发脑出血的概率非常高，如果得到良好的控制，脑血管疾病的发生则可大大减少或延迟。

## 第二节 生活方式与心脏疾病

世界心脏基金会（World Heart Foundation）将每年9月的最后一个星期日定为世界心脏日（World Heart Day）。世界心脏日的永恒主题为“健康的心，快乐人生”，其宗旨在于激励人们把静态的生活方式变得积极，呼吁人们摒弃不良的饮食习惯和嗜好，使人人都可以拥有一颗健康的心，人人都可享受愉悦的生活。

### 一、心脏病的概念及类型

心脏病是心脏疾病的总称。常见的心脏病有以下几种类型：高血压性心脏病，因长期高血压所致；冠状动脉性心脏病，冠状动脉发生病变所引起；风湿性心脏病，A族溶血性链球菌引起；先天性心脏病，心脏先天畸形所致。

### 二、心脏病的病因

1. 胆固醇过高

胆固醇过高者患心脏疾病的概率是普通人的3倍，因为体内过多的胆固醇会积聚在血管内，使血管日渐狭窄，妨碍血液流通。

2. 吸烟

吸烟人士患心脏病的概率是普通人的3.5倍，原因是香烟中的尼古丁或烟草化学物质会损害心脏血管，若血管出现裂痕，胆固醇便会积聚于此。

3. 血压高

高血压患者患心脏病的概率是普通人的 3.5 倍，血压高会使血管收缩。

4. 糖尿病

糖尿病女性患者患心脏病的概率是普通人的 1 倍，男性则多 50%。

5. 过分肥胖

因为肥胖会引起血压高、血脂高、血糖高，而这些疾病又会诱发心脏病。

6. 生活紧张

神经紧张会令心律失常，内分泌失调，影响心跳，促使心脏病发生。

## 三、心脏病的常见症状

1. 耳鸣

研究人员发现，心脏病患者，特别是高血压性心脏病、冠心病、动脉硬化患者，都可以不同程度地出现耳鸣，这是因为内耳的微细血管对变化比较敏感，心血管动力学上出现的异常尚未引起全身反应时，耳内可以得到先兆信息。因此，45 岁以上的中年人如果一周内频繁出现耳鸣，应及时去医院检查。

2. 打鼾

胖人打鼾多。自然，他们当中不乏有高血压、高血脂、心脏病患者。长期持续打鼾者患心脏病、脑卒中的概率远比其他人群高。从事这项研究的专家库姆·柯斯肯夫教授认为，睡眠打鼾是心脏仍处于工作状态的标识，是心脏病的警报信号，应作为诊断心脏病的依据之一。因此，如果一个人长期持续打鼾，就要留心心血管方面的疾病。

3. 肩痛

肩膀疼痛，严重时连穿衣都困难者，如果是中老年人，多患有肩周炎。然而，有不少心脏病患者也常有肩痛的现象，特别是左肩、左手臂酸痛，为阵发性，并与气候无关。据有关资料表明，冠心病患者肩痛的约占患者总数的 65%，这与血流动力学及神经走向有关。故中老年人发生肩痛，特别是左肩疼痛尤烈者，切莫简单地贴上块风湿膏就了事，应经常注意自己的心脏情况。

4. 胸痛

心脏病患者的胸痛，多出现在劳动或者运动之后，多发于胸骨后，常放射至左肩、左臂。疼痛时有一种胸部紧缩样感觉，持续 2 ~ 3 min，一般停止活动或舌下含服硝酸甘油可终止。有些心脏神经官能症者也有胸痛，多数位于左前胸乳部或乳下，部位可经常变化，刺痛较短暂，隐痛可持续数小时或数天，与活动无关，心前区多有压痛点。必须区别于心脏病患者。

5. 呼吸困难

心脏病患者的胸闷、呼吸困难多与肺淤血有关，故常发生在夜间、卧位时，坐位时减轻，为阵发性。患者进行活动与上楼时也可发生。

6. 水肿

心脏负荷过重致静脉回流受阻，远端血管充血发生水肿，也是心脏病患者常见症状。除心力衰竭外，轻微水肿通常是先兆症状。凡中年人有水肿，都应及早求医。

## 四、心脏病常见的体征

1. 呼吸

轻微活动或处于安静状态时，出现不伴咳嗽、咳痰的呼吸短促，可能是左心功能不全的表现。

2. 脸色

脸色灰白而发紫、表情淡漠是心脏病晚期的病危面容。脸色呈暗红色是风湿性心脏病、二尖瓣狭窄的特征。脸色呈苍白色，则可能是二尖瓣关闭不全的征象。

3. 鼻子

鼻子坚硬表明心脏脂肪累积太多。鼻尖肿胀表明心脏脂肪可能也在肿大或心脏病变正在扩大。红鼻子也常预示心脏有病。

4. 皮肤

慢性心力衰竭、晚期肺源性心脏病患者的皮肤可呈深褐色或暗紫色。皮肤黏膜和肢端呈青紫色，提示心脏缺氧。

5. 耳朵

心脏病患者早期可有耳鸣，如耳垂出现一条连贯的皱褶，极有可能是冠状动脉硬化所致。

6. 头颈

由锁骨上延伸到耳垂方向凸起一条青筋如小指粗（颈静脉怒张），很可能是右心功能不全。

7. 肩膀

天气很好，左肩、左手臂内侧如有阵阵酸痛，有可能是患有冠心病。

8. 手脚

手指末端或趾端明显粗大，且甲面凸起如鼓槌状，常见于慢性肺源性心脏病或先天性青紫型心脏病患者。

9. 下肢

中老年人下肢水肿，通常是右心功能不全导致静脉血回流受阻的表现。常心悸、气喘，只有蹲位才能缓解，则是紫绀性心脏病的特有表现。

## 五、自我检查

检查是否出现以下情况：进行体力活动时有心悸、疲劳、气急等不适，或产生呼吸困难感；劳累或紧张时，突然出现胸骨后疼痛或胸闷压迫感；左胸部疼痛伴有出汗，或疼痛放射到肩、手臂及颈部；出现脉搏过速、过慢、短促或不规则；熟睡或做噩梦过程中突然惊醒，感到心悸、胸闷、呼吸不畅，需要坐起来一会儿才好转；饱餐、寒冷、吸烟、看情节紧张的电影或电视时，会感到心悸、胸闷或胸痛；在公共场所中，容易感到胸闷、呼吸不畅和空气不够；上楼时比以前或比别人容易出现心悸和气急；突然出现一阵心悸、头晕、眼前发黑，有要跌倒的感觉；儿童的活动能力比同龄人差，活动时感觉心悸、气急、乏力、口唇青紫；感冒后轻微劳动也感到心悸、疲乏，或走路稍快就觉气急；突然胸部不适而昏倒在地，或有马上要“死去”的感觉；晚间睡觉枕头低时感到呼吸困难，需要高枕而卧；出现下肢水肿；手指或足趾末端出现肥大、变形；脸、口唇和指甲出现青紫、暗红等异常颜色；静息时自觉心跳有异常声音，或手掌握触前胸壁心脏部位时有震颤感；妊娠期出现心悸、头晕、气急或水肿；左肩痛长期不愈。

## 六、综合预防

1. 控制体重

肥胖者患心脏病的比例远远高于正常体重的人，特别是“苹果形”身材（腰臀肥胖）的人更危险。只要老人减肥 3 ~ 5 kg，心脏状况就会有很大改善。同时，专家告诫较胖的老人，不要指望自己一下子变成“超级模特”，要通过平衡饮食和锻炼逐渐达到合理减肥的目的。

2. 规律生活，早睡早起

一定要睡午觉，而且最好在 12 : 00—14 : 00 的某一时段午睡。夜里的 11 : 00 至凌晨 1 : 00 这一时段也非常重要。睡子午觉是最有利于养心的。千万不要熬夜，心脏病患者最怕熬夜。起身时不要用猛劲，否则心脏负担突然加大，容易出意外。避免大便干燥，一旦便秘，排便时用力过猛也会出现危险。

3. 适度运动

每天适度运动 30 min，可使患心脏病的概率减少 30%。

最好的锻炼方式是散步、快走、慢走，但不宜跑步。不要剧烈运动。不宜早上运动，晚饭后进行较好。

4. 戒烟

吸烟者患心脏病的比例明显提高。研究发现，戒烟 2 ~ 3 年后，患心脏病的风险就会降至与不吸烟者一样的水平。

5. 注意饮食

平时生活中坚持吃低脂肪食品，如瘦肉和低脂乳制品等。特别注意蛋黄不要过量。一个普通大小的蛋黄约含胆固醇 200 mg。老年人一周最多吃 5 个蛋黄。多吃水果、蔬菜。

6. 限量饮酒

饮酒要适量，注意别贪杯，因为饮酒过度会引发心脏病。

7. 警惕糖尿病

资料显示，有糖尿病的老年人患心脏病的比例是其他人的 3 ~ 4 倍。因此，老年人要定期体检，对糖尿病“早发现、早诊断、早治疗”。

8. 保持心情愉悦

控制情绪。脾气暴躁，遇到突发事件不能控制自己，也容易诱发心脏病。

## 七、饮食调理

适当多吃水果、蔬菜和各种谷物，选择植物油烹饪，适当多吃鱼类、瘦肉等健康食物。高糖、高盐、高饱和脂肪的食物会增加心血管疾病的风险。就全球范围而言，每 10 名学龄儿童中就有 1 名超重，而超重本身就是心血管疾病的危险因素，会导致代谢综合征，高血压、糖尿病、心脑血管疾病等也会接踵而来。为了心血管健康，我们建议儿童尽量少吃不健康的食物，如油炸食品、软饮料、甜食、糕点饼干等。

1. 多吃红色食物

多吃番茄，番茄有助于降低心脏病突发的风险。适当补充瘦猪肉、牛肉等红色肉类。多吃苹果和西瓜。苹果中的纤维可以降低低密度脂蛋白的含量，每天吃 1 个，可促进胆汁酸的排泄。西瓜含有大量氨基酸、葡萄糖等，每 3 天吃 1 次（1 次不得多于 80 g），可以帮助控制血压。

2. 多吃白色食物

薏苡仁含有水溶性纤维，能够促使肝脏清除胆固醇，保护心脏健康。燕麦粉、燕麦片能有效降低甘油三酯、胆固醇。牛奶中含有大量的蛋白质及钙、铁等多种人体需要的物质，能抑制胆固醇，防止病情进一步发展。

3. 多吃黑色食物

黑芝麻含有不饱和脂肪酸和卵磷脂，能维持血管弹性，预防动脉硬化。黑色的食物含有大量的维生素，对降低血黏度、血胆固醇有良好效果。还要多吃香菇，每天不超过 50 g，具有降低胆固醇的作用，最好是同鸡肉、猪肉等肉类炖在一起吃。

4. 多吃黄色食物

黄色食物主要是指黄色蔬菜。玉米中的玉米油含不饱和脂肪酸和高达六成的亚麻油酸，是很好的胆固醇吸取剂，具有稳定血压的作用。胡萝卜、甘薯、黄色番茄等黄色蔬菜富含胡萝卜素，有助于改善动脉硬化。用胡萝卜制作各式菜肴，都具有降压、强心、降血糖等作用。还要多吃黄豆、大豆等豆类制品。

5. 多吃绿色食物

菠菜含有丰富的叶酸，能有效预防心血管疾病。此外，菠菜中的铁及微量元素还可起到补血之作用。绿叶蔬菜，如小油菜、韭菜、芹菜等都含有丰富的维生素和纤维素，可降低人体对胆固醇的吸收。尤其是芹菜，对冠心病伴高血压患者具有降压安神的作用。

## 第三节　生活方式与高血压

高血压是一种生活方式疾病，已日渐成为社会中的流行语。每年的 10 月 8 日是全国高血压日。高血压对国人的身心健康造成了极大危害，相关统计数据显示，我国每年新增高血压患者达 1 000 万人，而与此相对应的是，我国高血压患者总体的知晓率、治疗率和控制率明显较低，分别低于 50%、40% 和 10%。随着人口老龄化与城镇化进程加快，加之不良生活方式的影响，我国人民高血压发病率呈增长态势，但好在它并不是不可预防的。合理的饮食不仅可以预防高血压，还有助于降低血压，减少并发症症状。

### 一、高血压相关概念

说起高血压，大家肯定不陌生，因为我们的家人或亲朋好友及周围都有血压高的人，而且很多人都正吃着降压药。那么我们的血压是怎么产生的？什么是高压，什么是低压？哪些因素会影响血压的变化，血压的正常范围又是多少。在认识高血压的同时，有必要先了解一些关于血压的基本知识。

1. 血压的概念

人体的心脏和血管共同形成一个闭合的回路，依靠心脏泵的作用和主动脉的弹性回缩，推动血液在这个闭合的回路中流动。血液在血管中持续流动时会产生一定的速度和压力，这个作用于血管壁的压力就叫血压。其中，心脏收缩时，把血液从心室泵入主动脉产生的血压，我们称之为收缩压，也就是大家通常说的“高压”；心脏舒张时，依靠主动脉的弹性回缩作用，使血液继续在血管中流动，这时的血压称为舒张压，也就是大家通常说的“低压”。

心脏的跳动有快有慢，心脏的收缩力有强有弱，所以血压也有高有低，并在不断变化。如果连续测量几次，可能每次的血压数值都不相同。但是，人体是一个有机整体，它有着复杂而精确的血压调节机制，能使血压维持在正常的范围，保证人体的正常运行。

2. 血压的影响因素

血压是指动脉中的血液对单位面积血管壁所形成的侧压力。动脉血压是维持机体灌注的重要条件，也是反映循环功能的重要指标之一。动脉血压的形成需要具备的要素首先是足够的血容量，当动脉中的血容量不足时，血管就不能充分充盈，不能形成正常的动脉血压；然后是心脏收缩的能力，心室的收缩，保证了血液从心腔流向动脉。心肌收缩所做的一部分功用于维持血流速度，另一部分则转化为对侧壁的压力。

能影响血压的因素有很多，影响机制也较为复杂。一般来说，凡是对心输出量和外周血管阻力有影响的因素都会影响血压的变化。

如果心输出量增加，则心脏收缩时泵入主动脉的血液量就会变大，主动脉壁所受的压力也随之增加，血压因此升高。反之，如果心输出量减少，泵入主动脉的血液量也就减少，血压也随之下降。

如果外周血管阻力增大而心输出量不变，则会使心脏舒张期血液流向外周血管的速度减慢，继而导致心脏舒张末期存留在主动脉内的血量增多，所以舒张压升高，脉压减小。

另外，心率、循环血量和大动脉的弹性也是影响血压的重要因素。同时，血压还受机体神经和体液等因素的调节，外界环境也会影响到血压。

3. 正常血压的含义

人群中，血压呈连续性正态分布，严格地说，正常血压和不正常血压的划分并没有明确的界限，只有一个相对正常的范围。任一年龄段成人的正常血压范围是收缩压90 ~ 119 mmHg（1 mmHg=133 Pa），舒张压60 ~ 79 mmHg。成人正常血压的高值范围是收缩压120 ~ 139 mmHg，舒张压80 ~ 89 mmHg。人体的血压水平随着年龄的增长会逐渐增高，并以收缩压升高较为明显，结果导致脉压增大，而且，不同个体之间血压有较大差异。

4. 高血压的概念

前面我们说了，高血压和正常血压的划分没有明确的界限，高血压的标准是根据临床和流行病学资料界定的。高血压的概念为："成人安静休息坐位时，上臂肱动脉部位的血压，采用经核准的水银柱或电子血压计（目前均建议用电子血压计），非同日3次或3次以上在未服用降压药物的情况下，诊室收缩压达到或超过140 mmHg和/或舒张压达到或超过90 mmHg。"

需要注意的是，高血压的诊断不仅是指在未服用降压药物的情况下血压达到上述标准，那些过去已经被诊断为高血压的患者，在服用降压药物时，即使血压低于上述标准，也应该诊断为高血压。

高血压可分为原发性高血压和继发性高血压。原发性高血压是以动脉压升高为主要临床表现的心血管综合征，它常与其他心血管危险因素（如吸烟、肥胖、高血脂等）共存，是非常重要的心脑血管疾病危险因素。继发性高血压是指由某些确定的疾病或病因（如肾脏疾病、内分泌疾病、颅脑病变等）引起的血压升高。继发性高血压大约占到所有高血压的5%，这种高血压可以通过相应的治疗得到根治或改善。通过对血压相关知识的学习，可以对高血压有一个更深刻、准确的理解，在高血压管理过程中，在测血压、服用降压药、更换降压药种类等方面，都有一个更为清晰的指导。

## 二、引起高血压的原因

高血压是由心输出量和外周血管阻力两个基本因素决定的，心输出量又受心脏舒缩功能、心率、血容量和回心血量等因素的影响，而外周血管阻力主要决定于血管口径和血液黏度，血管口径又受神经、体液和血管本身等各种复杂因素的影响。

高血压是一种长期、慢性的疾病，引起高血压的原因有很多，包括心理的、生理的、社会的因素以及由其他疾病引起的继发性高血压。

1. 超重、肥胖

体重通常是衡量肥胖程度的指标，一般采用体重指数，即体重（kg）除以身高的平方（$m^2$）所得的数值，正常值的范围是18.5 ~ 23.9 kg/$m^2$（大于24 kg/$m^2$且小于等于

27.9 $kg/m^2$ 为超重，大于 28 $kg/m^2$ 为肥胖）。资料显示，超重和肥胖是引起高血压的高危因素，高血压患者中大约 1/3 的人具有不同程度的肥胖，且血压与体重指数显著成正相关。肥胖的类型也与高血压的发生密切相关，腹型肥胖的人更容易发生高血压。尽管高血压的发生是由多种因素所导致的，但保持正常体重是防止高血压发生的重要措施之一。

2. 体重指数

体重指数增加是高血压病最危险的因素。肥胖人脂肪多，这不仅引起动脉硬化，而且还因脂肪组织内微血管的增多，造成血流量增加，结果易产生高血压。有关资料显示，超重、肥胖者高血压患病率较体重正常者要高 2 ~ 3 倍。

3. 饮食

食入过多的食盐，可导致高血压。此外，钾和钙食量过低，优质蛋白质的摄入不足，也被认为是可使血压升高的因素之一。

4. 性别、年龄

年龄与高血压关系也很大。就总人群来说，年龄每增加 10 岁，高血压发病的相对危险性增加 29.3% ~ 42.5%。女性在更年期以前，患高血压的比例较男性略低，但更年期后则与男性患高血压病的概率无明显差别，甚至多于男性。

5. 性格

性格与高血压也密切相关，性格、情绪都会促使人体内发生很多微妙的变化，比如，一些促使血管收缩的激素在发怒、急躁时分泌旺盛，而血管收缩便会引起血压的升高，长期如此，将会引发高血压。

6. 工作压力过重

随着社会的不断进步，竞争也越来越激烈，人们的生活节奏越来越快，各方面的压力也越来越大，人体随之发生一系列变化，其中，儿茶酚胺分泌增多，它们会引起血管的收缩，加重心脏负荷，引发高血压。

7. 饮酒

过量饮酒与血压之间存在剂量—反应的关系，随着饮酒量的增加，收缩压和舒张压也逐渐升高，长期这样，高血压发病率增大。过度饮酒还有导致脑卒中的危险。《中国高血压防治指南》建议男性每日饮酒不超过 30 g，女性应不超过 20 g。

8. 吸烟

吸一支普通的香烟，可使收缩压升高 10 ~ 30 mmHg，长期大量地吸烟，也就是说，每日抽 30 ~ 40 支香烟，可引起小动脉的持续性收缩，日积月累，小动脉壁的平滑肌变性，血管内膜渐渐增厚，形成小动脉硬化。

9. 遗传因素

高血压具有明显的家族聚集性，父母均有高血压，子女的发病概率高达46%，约60%的高血压患者可询问到有高血压家族史。高血压的遗传可能存在主要基因显性遗传和多基因关联遗传两种方式。在遗传表型上，不仅血压升高发生率体现遗传性，在血压高度、并发症发病率及其他有关因素方面（如肥胖）也有遗传性。

## 三、高血压的症状

1. 头痛

疼痛部位多在后脑，并伴有恶心、呕吐等症状。若经常感到头痛，而且很剧烈，同时又恶心作呕，就可能是患上高血压的信号。

2. 眩晕

女性患者较常出现这一症状，可能会在突然蹲下或起立时有所感觉。

3. 耳鸣

双耳耳鸣，持续时间较长。

4. 心悸气短

高血压会导致心肌肥厚、心脏扩大、心肌梗死、心功能不全，这些都会引起心悸气短的症状。

5. 失眠

失眠多表现为入睡困难、早醒、睡眠不踏实、易做噩梦、易惊醒，这与大脑皮质功能紊乱及自主神经功能失调有关。

6. 肢体麻木

高血压患者常感觉手指、脚趾麻木或皮肤如蚁行感，手指不灵活。身体其他部位也可能出现麻木，还可能感觉异常，甚至半身不遂。

## 四、高血压的自我监测

定期测量血压非常重要。自己可以用一个上臂式电子血压计在家里监测血压。测量血压有一些注意事项。

1. 选择合适的设备

要确保袖带适合。在购买血压计前，测量上臂围，然后选择一台袖带尺寸合适的血压计。

2. 测前不喝饮料、不运动

在测量血压前 30 min 内不要喝含咖啡因的饮料、不要运动。

3. 坐姿正确

坐时背部挺直并靠在一把坚硬的椅子上。不要交叉双脚或双臂。脚要平放在地板上，手臂支持在坚硬的物体表面，且上臂与心脏处于同一水平。

4. 保持安静

静静地坐 4 ~ 5 min，在测量之前和期间不要与任何人说话。

5. 多次读数

测量血压时，一般应测 2 ~ 3 次，记录每次的测量结果。两次测量间隔至少 1 min。

6. 每天同一时间测量

由于血压波动，在每天的同一时间测量血压很重要。推荐测压时间：第一次测量在早晨，第二次测量在晚上。

7. 做好记录

把所有的血压测量结果记录在一个本中。可以把血压测量记录本出示给医生，如果定期测量的血压经常不在正常范围内，要及时就诊征求医生的治疗意见。

## 五、治疗方法

1. 高血压治疗的基本原则

（1）综合治疗原则

高血压是一种以动脉血压持续升高为特征的进行性心血管综合征，常伴有其他危险因素、靶器官损害或临床疾患，需要进行综合干预。

（2）长期治疗原则

抗高血压治疗包括非药物和药物两种方法，大多数患者需长期，甚至终身坚持治疗。

（3）定期治疗原则

定期测量血压；规范治疗手段，改善治疗依从性，尽可能实现降压达标；坚持长期平稳有效地控制血压。

2. 高血压治疗目标

治疗高血压的主要目的是尽可能降低心脑血管并发症发病率和死亡率，因此，应在治疗高血压的同时，干预其他可逆性心血管危险因素（如吸烟、高胆固醇血症或糖尿病等），并适当处理同时存在的各种临床情况。危险因素越多，其程度越严重，若还兼有临床情况，则心血管病的绝对危险就越高，对这些危险因素的干预力度也应越大。

心血管危险与血压之间的关系在很大范围内成正相关，即便在低于 140/90 mmHg 的所谓正常血压范围内也没有明显的最低危险阈值。因此，应尽可能实现降压达标。

一般高血压患者，应将血压（收缩压 / 舒张压）降至 140/90 mmHg 以下；65 岁及以上的老年人的收缩压应控制在 150 mmHg 以下，如能耐受还可进一步降低；伴有肾脏疾病、糖尿病、病情稳定的冠心病或脑血管病的高血压患者治疗更宜个体化，一般可以将血压降至 130/80 mmHg 以下。伴有严重肾脏疾病或糖尿病，或处于急性期的冠心病或脑血管病患者，应按照相关指南进行血压管理。舒张压低于 60 mmHg 的冠心病患者，应在密切监测血压的情况下逐渐实现降压达标。

3. 非药物治疗（生活方式干预）

非药物治疗主要指生活方式干预，即去除不利于生理和心理健康的行为和习惯。它不仅可以预防或延迟高血压的发生，还可以降低血压，提高降压药物的疗效，从而降低心血管风险。

（1）减少钠盐摄入

钠盐可显著升高血压。我国各地居民的钠盐摄入量均显著高于目前世界卫生组织每日应少于 6 g 的推荐量，因此，所有高血压患者均应采取各种措施，尽可能减少钠盐的摄入量。

（2）控制体重

超重和肥胖是导致血压升高的重要原因之一，而以腹部脂肪堆积为典型特征的中心性肥胖还会进一步增加高血压等心血管与代谢性疾病的风险，适当降低升高的体重，减少体内脂肪含量，可显著降低血压。衡量超重和肥胖最简便和常用的生理测量指标是体重指数，成年人正常体重指数为 18.5 ~ 23.9 kg/m$^2$。最有效的减重措施是控制能量摄入和增加体力活动。

（3）不吸烟

吸烟是一种不健康行为，是心血管病和癌症的主要原因之一。被动吸烟也会显著增加心血管疾病的发病率。吸烟可导致血管内皮损害，显著增加高血压患者发生动脉粥样硬化性疾病的概率。戒烟的益处是十分明显的，而且任何年龄段的人戒烟均能获益。

（4）限制饮酒

长期大量饮酒可导致血压升高，限制饮酒量则可显著降低高血压的发病风险。每日酒精摄入量，男性不应超过 25 g，女性不应超过 15 g，不提倡高血压患者饮酒，如饮酒，则应少量，白酒、葡萄酒（或米酒）与啤酒的量分别少于 50 mL、100 mL、300 mL。

（5）体育运动

一般的体力活动可增加能量消耗，对健康十分有益。而定期的体育锻炼则可产生治疗作用，可降低血压、改善糖代谢等。因此，建议每天进行 30 min 左右的体力活动；而每周则应有 1 次以上的有氧体育锻炼，如步行、慢跑、骑车、游泳、做健美操、跳舞和非比赛性划船等。

（6）减轻精神压力，保持心理平衡

心理或精神压力引起心理应激（反应），即人体对环境中心理和生理因素的刺激做出的反应。长期、过量的心理反应，尤其是负性的心理反应会显著增加心血管患病风险。应采取各种措施，帮助患者预防和缓解精神压力，纠正和治疗病态心理，必要时建议患者寻求专业心理辅导或治疗。

## 六、高血压的药物治疗

1. 高血压药物治疗的目的

对高血压患者实施降压药物治疗，通过降低血压，有效预防或延迟脑卒中、心肌梗死、心力衰竭、肾功能不全等心脑血管并发症发生；有效控制高血压的疾病进程，预防高血压急症、亚急症等的发生。

2. 降压达标的方式

将血压降低到目标水平（140/90 mmHg 以下；高风险患者 130/80 mmHg 以下；老年人收缩压 150 mmHg 以下），可以显著降低心脑血管并发症的发病风险。及时将血压降低到目标血压水平，但并非越快越好。大多数高血压患者应根据病情在数周至数月内（而非数天）将血压逐渐降至目标水平。年轻、病程较短的高血压患者，降压速度可快一点儿；但老年人、病程较长或已有靶器官损害或有并发症的患者，降压速度则应慢一点儿。

3. 降压药物治疗的时机

高危、很高危或 3 级高血压患者，应立即开始降压药物治疗。确诊的 2 级高血压患者，应考虑开始药物治疗；1 级高血压患者，可在生活方式干预数周后，血压仍大于或等于 140/90 mmHg 时，再开始降压药物治疗。

4. 降压药物应用的基本原则

（1）小剂量

初始治疗时通常应采用较小的有效治疗剂量，并根据需要，逐步增加剂量。

（2）尽量应用长效制剂

尽可能使用一天一次给药且有持续 24 h 降压作用的长效药物，以有效控制夜间血压与晨峰血压，更有效预防心脑血管并发症发生。

（3）联合用药

想增加降压效果又不增加不良反应，在低剂量单药治疗疗效不满意时，可以采用两种或多种降压药物联合治疗。事实上，2 级以上高血压为达到目标血压常需联合治疗。对血压大于或等于 160/100 mmHg 或中危及以上患者，起始即可采用两种小剂量药联合治疗，或用小剂量固定复方制剂。

（4）个体化

根据患者具体情况和耐受性及个人意愿或长期承受能力，选择适合患者的降压药物。

## 七、降压药的选择

引发高血压的因素很多，每个患者的个体差异性也很大，用药不能套用别人的方法。一种药物对部分患者有效，而对另外一部分患者也许并不适宜。此外，患者为自己选用降压药物时，还要根据自己的病情（有无心、脑、肾并发症）、年龄、既往用药效果、副作用等诸多因素来制定最佳治疗方案。

1. 有显著的降压效果

用药后如能稳定且长时间地将血压控制在 140/90 mmHg 以下，即可称为疗效明显。降压程度应将血压降到患者能够耐受的水平为宜，降得过快、过低时人会感觉不适。当然，对于高龄患者，或者屡犯心绞痛、脑供血不足或肾功能不全者，降压不宜过快、过低，否则会加重上述脏器的损伤。

2. 药物不良反应较小

实践表明，多数降压药物均会给患者带来不同程度的不良反应，常见的有血脂升高、咳嗽、鼻塞、多毛、直立性低血压、精神抑郁、水钠潴留（水肿）、性功能减退等。由于高血压的治疗需要长期，甚至终生用药，在选用降压药物时，应尽量避免不良反应较多、较大的药物。选择合并用药，可以减少单一药品对某一内脏器官的损害，达到分散副作用的目的。

3. 服药方式简便

某些降压药物虽然效果显著，但一日之中需多次服药，这对于工作繁忙、经常出差、行动不便的中年患者是非常不利的。因此，近些年来，长效降压药（每日只需服一次即可控制全天血压）接踵而至，为高血压患者带来不小的便利。

## 八、高血压用药误区

1. 难受了才吃药

有些患者把降压药当成止疼药、止咳药来使用，当出现头晕、头痛症状才吃药，其实这种做法很危险。很多高血压患者本身没有明显症状，但高血压对健康的威胁并不会因此而消除，一旦被确诊为高血压，即使没有症状也要吃药。另外，降压药吃吃停停会导致血压忽高忽低，不但不利于血压稳定，还容易诱发心脑血管疾病。

2. 跟风吃药

有的患者习惯道听途说，听说某种降压药好，就自己去买来吃，结果引发其他疾病。另外，还有些患者喜欢打听偏方、买降压帽、戴降压皮带，殊不知这些做法都会延误病情。高血压治疗要根据每个人的血压水平、危险因素、其他疾病制定不同的治疗方案。因此，选什么药、怎么吃都需要医生具体指导，自己不能够擅自做主。

3. 频繁换药

有一些患者不按照医生的指导用药，而是自作主张换来换去，结果导致血压波动，血压长期得不到有效控制。其实用任何药治病都有一个过程，降压太快的并不一定是好药。有的降压药作用比较温和，从服药到理想平稳控制血压一般需 1 周时间，在此期间不要来回换药。

4. 担心副作用

有些患者看到降压药说明书上的副作用就特别担心，因此排斥吃降压药，或改服其他所谓“没有副作用”的药物。其实，副作用只是对一些特殊患者或特殊情况做出的提示，并不是说会出现在每个人身上。此外，采取联合用药可以减小单一用药的副作用。

5. 用药时间不对

血压会根据时间不停波动，在服用降压药时也要讲究时间。很多人早上起床后血压容易出现高峰，诱发心脑血管病急性发作。这类患者在早上起来第一件事就是吃降压药，但如果晨练完或吃完早饭再吃药，就很容易导致意外的发生。高血压患者最好能在每年春夏、秋冬季节交替时做两次 24 小时动态血压监测，了解自己的血压变化。

6. 服药不测血压

要想知道降压药有没有效果、药量是否合适，不仅要观察症状是否减轻，更重要的是每天测量血压。高血压患者每天应至少测量一次血压，而每天早晨起床后测量的结果比较准确。

## 九、高血压的饮食疗法

1. 芹菜粥

芹菜连根 120 g，粳米 250 g。将芹菜洗净，切成 6 cm 长的段，粳米淘净。芹菜、粳米放入锅内，加适量清水，用武火烧沸后转用文火，炖至米烂成粥，再加少许盐和味精，搅匀即成。

2. 菊花粥

菊花 15 g，粳米 100 g。菊花摘去蒂，上笼蒸后，取出晒干或阴干，然后磨成细末，备用。粳米淘净放入锅内，加适量清水，用武火烧沸后，转用文火煮至半成熟，再加菊花细末，继续用文火煮至米烂成粥。每日两次，早餐晚餐食用。

3. 荷叶粥

新鲜荷叶 1 张，粳米 100 g，冰糖少许。将鲜荷叶洗净煎汤，再用荷叶汤同粳米、冰糖煮粥。早晚餐温热食。

4. 醋泡花生米

将生花生米浸泡醋中，5 天后食用，每天早上吃 10 ~ 15 粒，有降压、止血以及降低胆固醇的作用。

5. 绿豆海带粥

绿豆、海带各 100 g，大米适量。将海带切碎与绿豆、大米同煮成粥。可长期当晚餐食用。

6. 绞股蓝茶

绞股蓝茶能够调节血压，降低血脂，调节血糖，促进尿酸排泄。血脂、血压、血糖、血尿酸过高或异常者可以服用。

## 十、高血压患者的日常保健

1. 中午小睡

工作了一上午的高血压患者在午饭后可稍稍活动，然后小睡一会儿，一般以半小时为宜，老年人也可延长半小时。无条件平卧入睡时，可仰坐在沙发上闭目养神，使全身放松，这样有利于降压。

2. 晚餐宜少

有些中年高血压患者对晚餐并不在乎，有时毫无顾忌地大吃大喝，导致胃肠功能负担加重、影响睡眠，不利于降低血压。晚餐宜吃易消化食物，应配些汤类，不要怕夜间多尿而不敢饮水或进粥食。进水量不足，可使夜间血液黏稠，促使血栓形成。

3. 娱乐有节

睡前娱乐活动要有节制，这是高血压患者必须注意的一点。下棋、打麻将、打扑克等活动要限制时间，一般以 1 ~ 2 h 为宜。高血压患者要学习控制情绪，坚持以娱乐健身为目的，不可计较输赢，不可过于认真或激动，否则会导致血压升高。看电视也应控制好时间，不宜长时间坐在电视屏幕前，也不要看内容过于刺激的节目，否则会影响睡眠。

4. 睡前泡脚

高血压患者要按时就寝，养成上床前用温水泡脚的习惯，然后按摩双足心，促进血液循环，有利于解除一天的疲乏。尽量少用或不用安眠药，力争自然入睡，不养成依赖催眠药物的习惯。

5. 缓慢起床

早晨醒来，不要急于起床，应先在床上仰卧，活动一下四肢和头颈部，伸一下懒腰，使肢体肌肉和血管平滑肌恢复适当张力，以适应起床时的体位变化，避免引起头晕。然后慢慢坐起，稍微活动几次上肢，再下床活动，这样血压不会有太大波动。

## 十一、综合防治高血压

治疗高血压的主要目的是最大限度地降低心血管病发病率和死亡率。降压目标：普通高血压患者血压降至 140/90 mmHg 以下，年轻人或糖尿病及肾病患者降至 130/80 mmHg 以下，老年人收缩压降至 150 mmHg 以下，如能耐受，还可进一步降低。除了遵医嘱进行合理用药外，还应注意以下几方面的非药物治疗措施。

1. 合理膳食

（1）控制能量的摄入

控制体重，防治肥胖。提倡吃复合糖类，如淀粉、玉米；少吃葡萄糖、果糖及蔗糖。

（2）限制脂肪的摄入

烹调时，选用植物油，可多吃海鱼。海鱼含有不饱和脂肪酸，能使胆固醇氧化，从而降低血浆胆固醇，还可延长血小板的凝聚，抑制血栓形成，防止脑卒中。此外，海鱼还含有较多的亚油酸，对增加微血管的弹性，防止血管破裂，防止高血压并发症有一定的作用。

（3）适量摄入蛋白质

高血压患者每日的蛋白质摄入量以每千克体重 1 g 为宜。每周吃 2 ~ 3 次鱼类，可增强血管弹性和通透性，增加尿钠排出，从而降低血压。如高血压合并肾功能不全，应限制蛋白质的摄入。

（4）多吃含钾、钙丰富而含钠低的食品

多吃马铃薯、茄子、海带、莴笋、牛奶、酸牛奶、虾皮等食品。少吃肉汤类，因为肉汤中含氮浸出物增加，能够促进体内尿酸增加，加重心、肝、肾脏的负担。

（5）限制盐的摄入量

每日应逐渐减至 5 g 以下。这里的食盐量指烹调用盐及其他食物中所含钠折合成食盐的总量。

（6）多吃新鲜蔬菜、水果

每天吃新鲜蔬菜不少于 400 g，水果 100 ~ 200 g。

（7）适当增加海产品摄入

多吃一些海产品，如海带、紫菜、海产鱼等。

2. 适量运动

最好是做有氧运动，有氧运动同减肥一样可以降低血压，散步、慢跑、打太极拳、骑自行车和游泳都是有氧运动。

3. 戒烟限酒

在高血压的预防方面，戒烟限酒是不可忽视的措施之一。吸烟会导致高血压的发生，有研究表明，吸烟后心率增加的同时，收缩压也会增加。因为烟草中含有的尼古丁（烟碱）会刺激神经系统，加速心率，同时也会促进肾上腺释放大量儿茶酚胺，收缩小动脉，导致血压升高；尼古丁还会刺激血管中的化学感受器，反射性地引起血压升高。长期大量吸烟还会诱发大动脉粥样硬化，小动脉内膜逐渐增厚，使整个血管逐渐硬化，所以，吸烟对机体有百害而无一利。与吸烟相比，饮酒对身体的利弊存在争议，有些人认为喝少量的酒是有益的，有些人则认为是有害的。但是从医学的角度，我们不建议任何人饮酒，因为酒中含有不同浓度的酒精，酒精或多或少都会刺激血管，久而久之会导致动脉硬化的发生，引起或加重高血压。

4. 心理平衡

紧张、易怒、情绪不稳都是使血压升高的诱因。患者可通过改变自己的行为方式，培养对自然环境和社会的良好适应能力，避免情绪激动及过度紧张、焦虑，遇事要冷静、沉着。当精神压力较大时应设法释放，向朋友、亲人倾吐或参加轻松愉快的业余活动；将精神倾注于音乐或寄情于风景等事物中，使自己保持良好的状态，形成宽广的胸怀，从而维持稳定的血压。

## 第四节　生活方式与糖尿病

每年的 11 月 14 日是世界糖尿病日。糖尿病已经成为影响我国人民健康的一个重要疾病，世界卫生组织预计，糖尿病患病人数还会明显增加。若不及早采取预防和控制措施，我国糖尿病人数会明显增加。

糖尿病是一种常见病和多发病，其发病率随着人们生活水平的提高，人口老化和生活方式的改变而显著增加。国际糖尿病联盟（the International Diabetes Federation, IDF）的资料显示，2013 年全球糖尿病在 20 ~ 79 岁成人中的患病率为 8.3%，患者人数已达 3.82 亿，中国 2013 年糖尿病的患病人数为 9 840 万，居全球首位，糖尿病及其并发症已成为严重威胁人民健康的世界性公共卫生问题。

《全球糖尿病地图（第 10 版）》，对全球糖尿病的当前状况及未来发展趋势进行了系统的分析与预测：目前全球范围内估计有 5.37 亿成年人（年龄为 20 ~ 79 岁）患有糖尿病，占该年龄段世界总人口的 10.5%。预计到 2030 年与 2045 年，这一数字将达到 6.43 亿（11.3%）与 7.83 亿（12.2%）。

在 IDF 的区域划分中，我国属于西太平洋区域，我国目前有接近 1.57 亿（未计入港澳台数据）糖尿病患者，位于世界首位。调整年龄因素之后的统计结果显示，糖尿病发病率接近或超过 10%，亦远超其他国家和地区。

针对糖尿病患病率的增加，生活方式变化是一个不可忽视的因素，如不健康饮食、缺少体育运动和肥胖，而这些因素通常与城市化、机械化和工业化相联系。人们通常称之为“富裕病”或“行为与生活方式病”。

### 一、糖尿病的概念

人体是一个有机的整体，血糖调节也是生命活动调节的重要组成部分，它是保持内环境稳态的重要条件，血糖的调节途径包括体液调节和神经调节两个方面（图 17–1）。当人体的血糖调节失衡后会引起多种疾病，其中糖尿病的发病率较高，对人体危害比较严重。为此我们应当养成良好的生活习惯，更加珍

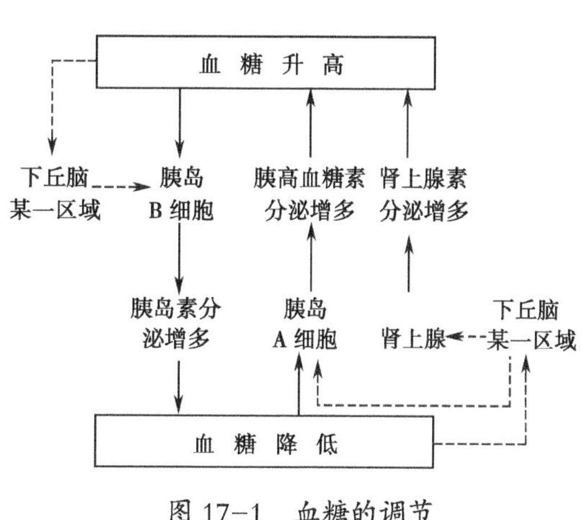

图 17–1　血糖的调节

爱自己的健康与生命。

人体血液中含有一定浓度的葡萄糖，简称血糖。血糖是供给人体活动所需的主要能量来源（如膳食中的糖类供给全身热量的 50% ~ 65%）。在正常情况下，人体血糖含量保持动态平衡（图 17–2），在 4.0 ~ 6.1 mmol/L 之间波动，最高不超过 9.1 mmol/L。

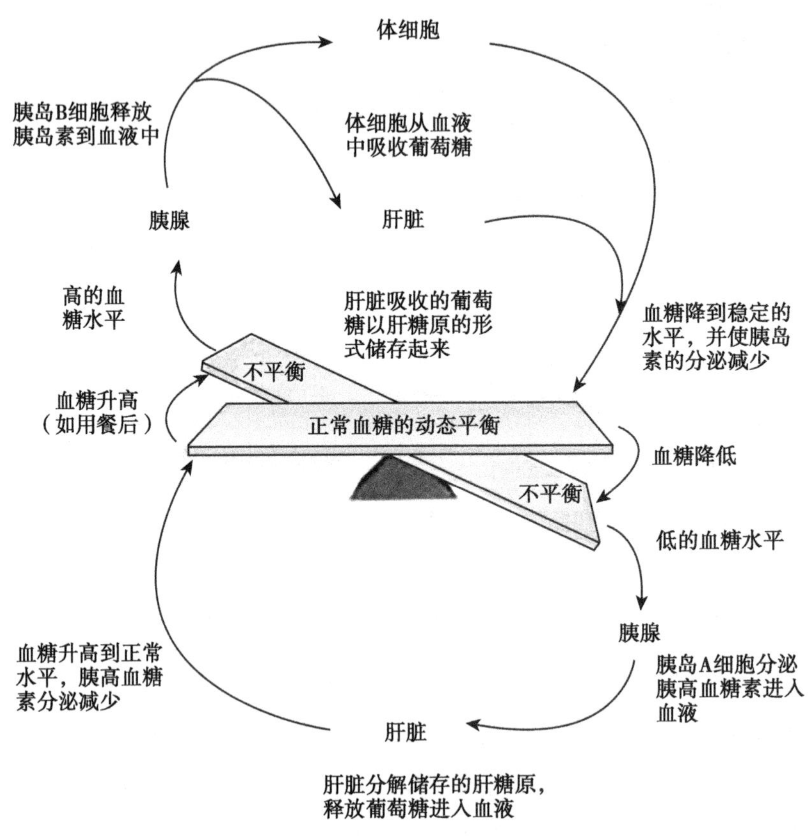


图 17–2　血糖的动态平衡

胰岛素是由胰岛 B 细胞分泌的。胰岛素的作用是促进糖、脂肪、蛋白质三大营养物质的合成代谢，它的最主要功能是调节糖代谢，促进全身组织对糖的摄取、储存和利用，从而使血糖浓度降低。

体内血糖的产生和利用受胰岛素（insulin）和胰高血糖素（glucagon）等激素的调节。胰岛素由胰岛 B 细胞分泌，它一方面能促使血糖合成糖原，加速血糖的氧化分解并促进血糖转变成脂肪等非糖物质；另一方面又能抑制肝糖原的分解和非糖物质转化为葡萄糖。通过这两个方面的作用，使血糖含量降低。胰高血糖素由胰岛 A 细胞分泌，主要作用于肝脏，促进肝糖原分解进入血液，促进脂肪酸和氨基酸等非糖物质转化成葡萄糖，最终使血糖含量升高。正常机体的血糖含量在这两种激素的协调作用下维持相对稳定的状态。

另外，其他激素也可以影响血糖的含量，如肾上腺素、肾上腺糖皮质激素、甲状腺激素、生长激素等均有提高血糖含量的功能。

人体血糖的调节以体液调节为主，同时又受到神经的调节。当血糖含量升高时，下丘脑的相关区域兴奋，通过副交感神经直接刺激胰岛 B 细胞释放胰岛素，并同时抑制胰岛 A 细胞分泌胰高血糖素，从而使血糖降低。当血糖含量降低时，下丘脑的另一区域兴奋，通过交感神经作用于胰岛 A 细胞分泌胰高血糖素，使得血糖含量上升。另外，神经系统还通过控制甲状腺和肾上腺的分泌活动来调节血糖含量。

但是，机体一旦受到一些因素的影响，就会发生糖代谢紊乱，甚至引发糖尿病。

因此，糖尿病是一种因胰岛素绝对或相对分泌不足和（或）胰岛素利用障碍引起的碳水化合物、蛋白质、脂肪代谢紊乱性疾病，以高血糖为主要标志。人在患糖尿病期间，长时间的高血糖会导致各种组织，特别是眼、肾、心脏、血管、神经的慢性损害、功能障碍，必须高度警惕。

## 二、糖尿病的病因

1. 遗传因素

1 型或 2 型糖尿病均存在明显的遗传异质性。糖尿病存在家族发病倾向，1/4 ~ 1/2 患者有糖尿病家族史。临床上至少有 60 种以上的遗传综合征可伴有糖尿病。有多个 DNA 位点参与 1 型糖尿病的发病，其中以 HLA 抗原基因中 DQ 位点多态性关系最为密切。目前已发现多种明确的基因突变与 2 型糖尿病相关，如胰岛素基因、胰岛素受体基因、葡萄糖激酶基因、线粒体基因等。

2. 环境因素

进食过多，体力活动减少导致的肥胖是 2 型糖尿病最主要的环境因素，使具有 2 型糖尿病遗传易感性的个体容易发病。1 型糖尿病患者存在免疫系统异常，在感染某些病毒如柯萨奇病毒、风疹病毒、腮腺病毒等后导致自身免疫反应，破坏胰岛 B 细胞。

3. 以下因素可能诱发或加重糖尿病

（1）饮食和运动

饮食控制是糖尿病治疗的基础，它有助于减轻胰岛负担，降低血糖，减少药物用量及控制体重。同样，运动量不足可引起血糖升高。

（2）胰岛功能异常

胰岛功能衰退或胰岛素抵抗会导致血糖升高。糖尿病如果没能及时得到科学治疗，胰岛功能衰竭后就会使胰岛素的分泌量受到影响，分解葡萄糖的能力下降，表现出血糖升高的现象。

（3）药物使用不当

药物使用不当会让血糖忽高忽低。每种降糖药都有特定的受体，餐后血糖高和空腹血糖高的患者所用药物也不应相同。另外，用药时间、习惯等都会影响血糖。打胰岛素的患者，要选择适合的胰岛素种类，并且还要掌握胰岛素的用量和注射时间，使用不当也很难将血糖控制好。

（4）应激因素

患者因外伤、手术、感染发热，遭受严重精神创伤，发生呕吐、失眠、生气、焦虑、烦躁、劳累以及急性心肌梗死等应激情况，可使血糖迅速升高，甚至诱发糖尿病酮症酸中毒。多种应激导致血糖升高。气候、感冒、外伤、情绪都会影响血糖水平。

（5）睡眠不好

睡觉睡得好不好，也会对血糖波动有很大影响。如果一个人失眠的话，那么他第二天的血糖可能就很高。

（6）情绪变化

人体内存在多种影响血糖水平的激素，如肾上腺素、生长激素等都可以升高血糖，但可以降低血糖的，只有胰岛素。

（7）工作环境、生活环境的突然变化

环境的突然变化会导致患者暂时性机体不良反应。

（8）长期便秘

长期便秘会导致代谢紊乱、血液循环不畅，也会影响血糖。

（9）饮水不足

饮水不足容易导致代谢失衡，有时也会影响血糖的变化。

## 三、糖尿病的临床表现

糖尿病是由遗传因素、免疫功能紊乱、微生物感染、自由基毒素、精神因素等各种致病因子作用于机体导致胰岛功能减退、胰岛素抵抗等而引发的糖、蛋白质、脂肪、水和电解质等一系列代谢紊乱综合征。

1. 多饮、多尿、多食和消瘦

血糖严重升高时，机体会出现典型的“三多一少”症状，即多饮、多尿、多食和消瘦，多见于1型糖尿病。发生酮症或酮症酸中毒时“三多一少”症状更为明显。

2. 肥胖

肥胖症状多见于2型糖尿病。2型糖尿病发病前患者常会发胖，若得不到及时治疗，体重会逐渐下降。

糖尿病（血糖）一旦控制不好会引发并发症，导致肾、眼、足等部位的衰竭病变，且无法治愈。

## 四、糖尿病的诊断

糖尿病的诊断一般不难，空腹血糖大于或等于7.0 mmol/L，餐后2 h血糖大于或等于11.1 mmol/L即可确诊。

1. 1型糖尿病

发病年龄轻，大多低于30岁，起病突然，多饮、多尿、多食、消瘦症状明显，血糖水平高，不少患者以酮症酸中毒为首发症状，血清胰岛素和C肽水平低下，抗胰岛细胞抗体、胰岛素自身抗体或谷氨酸脱羧酶抗体可呈阳性。单用口服药无效，需用胰岛素治疗。

2. 2型糖尿病

常见于中老年人，肥胖者发病率高，常可伴有高血压、血脂异常、动脉硬化等疾病。起病隐匿，早期无任何症状，或仅有轻度乏力、口渴症状，血糖增高不明显者需做糖耐量试验才能确诊。血清胰岛素水平早期正常或增高，晚期低下。血糖得不到控制时，还会出现诸多并发症（图17–3），后果严重。

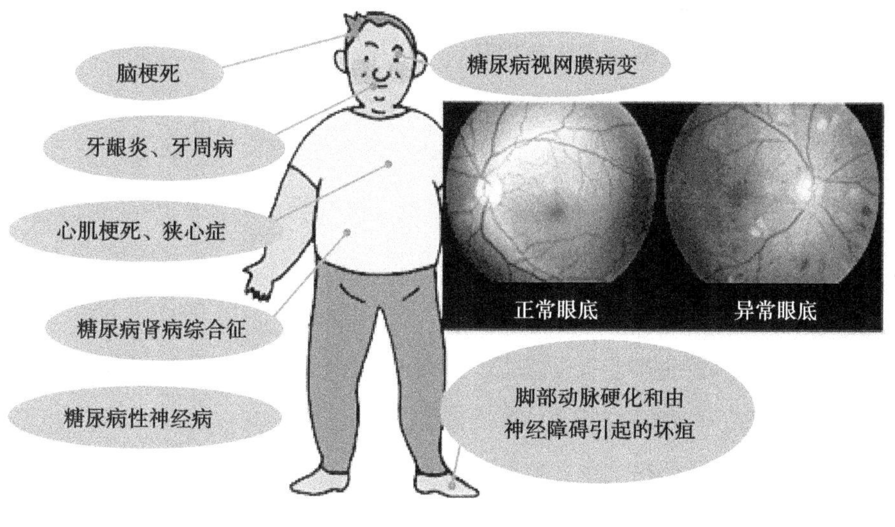


图17–3 糖尿病的并发症

## 五、糖尿病的治疗

目前尚无根治糖尿病的方法，但通过多种治疗手段可以控制好糖尿病。治疗手段主要包括六个方面：糖尿病患者的教育、自我监测血糖、口服药物治疗、注射胰岛素治疗、运动治疗、饮食治疗。

1. 糖尿病患者的教育

要引导糖尿病患者懂得糖尿病的基本知识，树立战胜疾病的信心，知道如何控制糖尿病，也了解控制好糖尿病对健康的益处。根据每个糖尿病患者的病情特点制定恰当的治疗方案。

2. 自我监测血糖

随着小型快捷血糖测定仪的逐步普及，患者可以根据血糖水平随时调整降血糖药物的剂量。1 型糖尿病进行强化治疗时每天至少监测 4 次血糖，血糖不稳定时要监测 8 次（三餐前、后，睡前和凌晨 3：00）。强化治疗时空腹血糖应控制在 7.2 mmol/L 以下，餐后 2 h 血糖小于 10 mmol/L。2 型糖尿病患者自我监测血糖的频率可适当减少。

3. 口服药物治疗

（1）磺脲类药物

经饮食控制、运动、降低体重等干预后，对疗效尚不满意的 2 型糖尿病患者可使用磺脲类药物。这种药物的降糖机制主要是刺激胰岛素分泌，所以对有一定胰岛功能者疗效较好。对一些发病年龄较轻、体形不胖的糖尿病患者也有一定疗效。但肥胖者使用磺脲类药物时，要特别注意饮食控制，使体重逐渐下降，与双胍类或 $\alpha$- 葡萄糖苷酶抑制剂降糖药联用较好。下列情况禁用磺脲类药物：一是严重肝、肾功能不全；二是合并严重感染，创伤及大手术期间，可临时改用胰岛素治疗；三是糖尿病酮症、酮症酸中毒期间，可临时改用胰岛素治疗；四是妊娠期糖尿病患者不宜用口服降糖药；五是对磺脲类药物过敏或出现明显不良反应。

（2）双胍类降糖药

这类药物降血糖的主要机制是增加外周组织对葡萄糖的利用，增加葡萄糖的无氧酵解，减少胃肠道对葡萄糖的吸收，降低体重。

双胍类降糖药的适应证如下：肥胖型 2 型糖尿病，单用饮食治疗效果不满意者；2 型糖尿病单用磺脲类药物效果不好者；1 型糖尿病用胰岛素治疗病情不稳定者；2 型糖尿病继发性失效改用胰岛素治疗时，可加用双胍类药物，能减少胰岛素用量。

双胍类降糖药的禁忌证如下：患有严重肝、肾、心、肺疾病，消耗性疾病，营养不良，缺氧性疾病；糖尿病酮症，酮症酸中毒；伴有严重感染、手术、创伤等应激状况时暂停双胍类药物，改用胰岛素治疗；妊娠期等特殊情况。

双胍类降糖药的不良反应如下：一是胃肠道反应，表现为恶心、呕吐、食欲下降、腹痛、腹泻，发生率可达 20%。为避免这些不良反应，应在餐中或餐后服药。二是头痛、头晕、金属味。三是乳酸酸中毒，多见于长期、大量应用盐酸苯乙胍片，伴有肝、肾功能减退，缺氧性疾病，急性感染、胃肠道疾病时，格列本脲片引起酸中毒的机会较少。

（3）α- 葡萄糖苷酶抑制剂

1 型和 2 型糖尿病均可使用，可以与磺脲类、双胍类或胰岛素联用。包括伏格列波糖、阿卡波糖等。主要不良反应有腹痛、肠胀气、腹泻、肛门排气增多。

（4）胰岛素增敏剂

可增强胰岛素作用，改善糖代谢。可以单用，也可与磺脲类、双胍类或胰岛素联用。有肝脏病或心功能不全者不宜应用。

（5）格列奈类胰岛素促分泌剂

瑞格列奈为快速促胰岛素分泌剂，餐前即刻口服，每次主餐时服，不进餐不服。那格列奈的作用类似于瑞格列奈。

4. 注射胰岛素治疗

胰岛素制剂包括动物胰岛素、人胰岛素和胰岛素类似物。根据作用时间分为短效、中效和长效胰岛素，并已制成混合制剂，如诺和灵 30 R、优泌林 70/30。

1 型糖尿病患者需要用胰岛素治疗。非强化治疗者每天注射 2 ~ 3 次，强化治疗者每日注射 3 ~ 4 次，或用胰岛素泵治疗。需经常调整剂量。

对于口服降糖药失效的 2 型糖尿病患者，应先采用联合治疗方式，方法为原用口服降糖药剂量不变，睡前（22：00）注射中效胰岛素或长效胰岛素类似物，一般每隔 3 天调整 1 次，目的是将空腹血糖降到 4.9 ~ 8.0 mmol/L，无效者停用口服降糖药，改为每天注射 2 次胰岛素。胰岛素治疗的最大不良反应为低血糖。

5. 运动治疗

增加体力活动可提高机体对胰岛素的敏感性，降低体重，减少身体脂肪量，增强体力，提高工作能力和生活质量。运动的强度和时间长短应根据患者的总体健康状况来定，确定适合患者的运动量和患者感兴趣的项目。运动形式可多样，如散步、快步走、健美操、跳舞、打太极拳、跑步、游泳等。

6. 饮食治疗

饮食治疗是各种类型糖尿病治疗的基础，一部分轻型糖尿病患者单用饮食治疗就可控制病情，对糖尿病前期人群，通过饮食干预，有些可以逆转。

（1）总热量

总热量的需要量要根据患者的年龄、性别、身高、体重、体力活动量、病情等综合因素来确定。首先要算出每个人的标准体重，可参照下述公式：标准体重（kg）= 身高（cm）−105，或标准体重（kg）=［身高（cm）−100］×0.9；女性的标准体重应再减去 2 kg。也可根据年龄、性别、身高查表确定。算出标准体重后再依据每个人日常体力活动情况，估算出每千克标准体重热量需要量。根据标准体重计算出每日所需要热量后，还要根据患者的其他情况进行相应调整。儿童、青春期、哺乳期、营养不良、消瘦以及有慢性消耗性疾病者，应酌情增加总热量。肥胖者要严格限制总热量和脂肪含量，给予低热量饮食，每天总热量不超过 6 278.7 kJ，一般以每月降低 0.5 ~ 1.0 kg 体重为宜，待接近标准体重时，再按上述方法计算每天总热量。另外，年龄大者比年龄小者需要热量少，成年女性比男性所需热量要少一些。

（2）碳水化合物

碳水化合物每克产热量 16.7 kJ，是热量的主要来源，碳水化合物应占饮食总热量的 55% ~ 65%。根据我国人民生活习惯，每人每天可进主食（米或面）250 ~ 400 g，初步估计，休息者每天应进主食 200 ~ 250 g，轻度体力劳动者 250 ~ 300 g，中度体力劳动者 300 ~ 400 g，重体力劳动者 400 g 以上。

（3）蛋白质

蛋白质每克产热量 16.7 kJ，占总热量的 12% ~ 15%。蛋白质的需要量，成人每千克体重约为 1 g。儿童、孕妇、哺乳期妇女、有消耗性疾病者宜增加至每千克体重 1.5 ~ 2.0 g。糖尿病肾病者应减少蛋白质摄入量，每千克体重 0.8 g，若已有肾功能不全，应摄入高质量蛋白质，摄入量应进一步减至每千克体重 0.6 g。

（4）脂肪

脂肪的能量较高，每克产热量 37.7 kJ。脂肪产生的热量约占总热量的 25%，一般不超过 30%。脂肪的需要量，每日每千克体重 0.8 ~ 1 g。动物脂肪主要含饱和脂肪酸，植物油中多含不饱和脂肪酸。糖尿病患者易患动脉粥样硬化，以食用植物油为主。

糖尿病患者除血糖偏高外，还常有血脂偏高、肾脏并发症等问题。因此糖尿病患者应戒除高脂肪、高胆固醇的饮食，适当控制饮食总热量及体重，养成规律运动的习惯，同时还要忌酒及避免摄食过甜、过咸和含钾高的食物，以控制病情。

## 六、糖尿病患者的日常保健

随着生活条件越来越好，糖尿病的发病率也越来越高。资料显示，目前中国20岁以上患糖尿病的人数已达1.57亿。对于患者来说，持续血糖控制不佳会对他们的身体造成非常多的损害，比如心血管疾病、视网膜病变、足部溃烂导致的截肢，甚至死亡。如何防治糖尿病？患病之后如何控制病情？都是人们越来越关心的问题。

1. 少油少脂管住嘴

有血脂偏高问题的糖尿病患者应先检查自己的一日三餐，如果常吃一些会使血脂升高的食物，如肥肉、五花肉、猪油、猪皮、鸡鸭皮、动物内脏、蟹黄、鱼卵、蹄膀、油炸食物、油煎食物等，务必要戒除，至少要控制食量。大部分的鱼肉所含脂肪量比猪、牛、羊肉少。烹调时，也应避免使用动物油、奶油、棕榈油或含油高汤，尽量用菜油、色拉油或茶油。

日常饮食以清淡为主，少食膏粱厚味。如果糖尿病患者并发肾脏病变，出现蛋白尿、少尿、电解质不正常、高血压、水肿等症状时，饮食上应限制蛋白质的摄取，并且要注意食用蛋白质的品质，每天摄入蛋白质应至少有2/3是来自优质动物性蛋白，如肉类、蛋、奶类，其余1/3由豆制品、蔬菜供应。

若需要限磷，应避免食用各类奶制品、蛋黄、内脏、汽水、可乐、坚果类、全谷类等食物。肉食宜白水煮熟后烹饪，以帮助脱磷。

2. 低盐低糖高纤维

糖尿病合并肾病的患者，应避免摄取过多的钠盐，以免造成水潴留，加重水肿。每日食盐用量应不超过5 g。慎食以下食物：含钠盐较高的调味料，如豆瓣酱、辣椒酱、蚝油；含钠盐高的腌制品，如酱菜、酱瓜、泡菜、榨菜、腌雪里蕻；含钠盐高的加工食品，如肉松、肉干、火腿、腊肉、咸蛋、卤味、香肠等。蔬菜、水果、燕麦、豆类富含纤维、类黄酮素、抗氧化维生素等，具有保护心血管的作用，对患者有益。但当血钾过高时，为减少钾的摄取，应避免生食蔬菜；水果方面应少吃黑枣、红枣、石榴、草莓、香蕉、龙眼、哈密瓜、番茄、水果干等；咖啡、浓茶也应避免饮用。

3. 适量运动益处多

随着治疗手段的提高和健康意识的进步，消瘦的糖尿病患者越来越少，肥胖者越来越多。肥胖者应积极减肥，因为肥胖不只是身材的问题，还可能带来健康上的隐患，适当地控制热量并做有氧运动，可有效化解肥胖的困扰，有助于血脂正常化，提高胰岛素的敏感性。但在运动过程中要预防低血糖，尽量避免在胰岛素或口服降糖药作用最强时运动，可选择在餐后 0.5 ~ 1 h 参加运动，此时血糖较高，不易发生低血糖。有条件自我监测血糖的患者可在运动前后各测血糖一次，及时发现低血糖，并了解哪种运动形式、何种运动量可以有效降糖。

## 七、糖尿病的预防

糖尿病多与生活习惯有关，防治有重点。研究表明，60% 的糖尿病和不健康的生活方式有关：缺少运动，多吃高热量的垃圾食品，会导致吸收的能量远远大于消耗的能量，使人容易发胖，而肥胖是糖尿病的重要诱因之一。医学专家表示，预防糖尿病最重要的一点就是改变自己的生活方式：控制饮食，适量摄入主食，减轻体重。

1. 养成良好的生活习惯

要做到生活有规律，饮食有节制，劳逸适度。睡眠不足会直接导致血糖浓度升高，并增加体内的压力激素含量。所以，每天应该养成不间断睡 7 ~ 8 h 的习惯。

2. 戒烟

吸烟不仅仅影响呼吸道，还容易引起呼吸系统疾病；同时也是很多慢性疾病的诱发因素，所以戒烟也是预防糖尿病的方式之一。

与不吸烟的糖尿病患者相比，吸烟的糖尿病患者发生大血管病变如动脉粥样硬化、脑卒中、心肌梗死、下肢脉管炎和足坏死的危险性大大增加。

3. 戒酒

酒精会干扰胰岛素的功能，应尽量避免饮酒。

4. 控制脂肪摄入量

高血脂会促使大血管并发症的发生、发展。食用较多数量的红肉会增加 2 型糖尿病的患病风险。因为红肉是饱和脂肪、胆固醇和动物蛋白的主要来源，会增加人们患上 2 型糖尿病的概率。

5. 食用坚果

准确地说，是食用杏仁、核桃和其他树生坚果。研究表明，经常食用树生坚果与降低糖尿病患病风险之间存在着相关性。即使是食用花生（归类为豆科植物，而非坚果）也会起到有益作用。然而，经常食用并不意味着大量食用，每天吃一小把就可以了，避免热量堆积。

6. 适量吃柑橘类水果

早期的动物研究发现，柑橘类水果的提取物能延缓葡萄糖的吸收，同时也能抑制葡萄糖在小肠和肝脏内的代谢，有助于预防糖尿病。

7. 适当锻炼

每天早、中、晚各散步 30 min，也可视条件开展其他健身活动。即使是在餐后半个小时散步 15 min，也能让餐后血糖水平在 3 小时内显著下降。另一项研究成果表明，在餐前进行短暂但较为剧烈的运动，对于控制血糖进行长时间的运动更为有效。从事力量训练的研究者发现，力量训练或者抗阻力训练都比有氧锻炼更能维持血糖水平的平稳。

8. 学会放松

遇事不急、不怒，保持情绪稳定。大喜大怒会升高血糖。

9. 定期监测

平时常测尿糖，有条件自测血糖则更好。特殊情况下，如发热、腹泻或全身不适，及时就诊。经常量血压，保持血压在正常值。

10. 每年至少做一次全面检查

包括测视力，看眼底，查 24 h 尿白蛋白和神经系统体检等。

要高度重视身体健康，平时多学习一些保持健康和预防疾病的知识。

## 第五节　生活方式与甲状腺功能亢进症

甲状腺是位于颈部前端、甲状软骨下方的一个很小但却很重要的内分泌腺，它释放的激素参与内分泌系统、心血管系统、神经系统和免疫系统等功能的调控。

甲状腺功能亢进症，简称甲亢，是指甲状腺合成、释放过多的甲状腺激素，通过血液循环，作用于全身的组织和器官，使神经、循环、消化等各系统兴奋性增高、机体代谢亢进，进而引发的一系列临床综合征。

### 一、甲状腺激素的产生、转化和吸收过程中的一些关键物质

1. 促甲状腺激素释放激素（TRH）

TRH 产生于下丘脑，它将产生促甲状腺激素的信号传递给脑垂体。

2. 促甲状腺激素（TSH）

TSH 由垂体产生，它会刺激甲状腺产生甲状腺激素。TSH 一方面受到下丘脑分泌的 TRH 的促进性影响，另一方面又受到甲状腺激素反馈性的抑制性影响，两者相互拮抗，共同组成下丘脑 – 垂体 – 甲状腺功能轴。

3. 甲状腺素（$T_4$）和三碘甲状腺原氨酸（$T_3$）

$T_4$和$T_3$统称为甲状腺激素，是由甲状腺产生的。$T_4$是甲状腺激素的非活性形式，必须转化为$T_3$，人体才能使用它。甲状腺激素在外周血中大部分与载体蛋白结合，发挥生理作用的主要是游离的$T_4$和$T_3$，它们与载体蛋白分离，结合到细胞受体上，从而发挥它们的功能。

4. 甲状腺素结合球蛋白（TBG）

TBG是与甲状腺激素$T_4$和$T_3$结合并将这些激素通过血液运输到身体各个组织的载体蛋白。过多的TBG会导致游离的$T_4$和$T_3$水平降低。

5. 甲状腺抗体

在自身免疫的情况下，甲状腺抗体会攻击和损害甲状腺，比如甲状腺过氧化物酶抗体（TPO-Ab）和甲状腺球蛋白抗体（TgAb）。

## 二、甲状腺功能亢进症的病因

1. 遗传因素

如果家族中有甲亢患者，一定要引起注意，在日常生活中要加强个人护理，遗传易感性的原因有待进一步深入研究。

2. 环境因素

环境因素对于甲亢的致病也是有所影响的。环境因素主要包括各种诱发甲亢发病的因素，例如创伤、精神刺激、感染等。虽然不少甲亢的诱发主要与自身免疫、遗传因素有关，但发不发病却和环境因素有密切关系。遇到诱发因素的刺激就会发病，而避免诱发因素就不会发病。

3. 情绪因素

多数情况下，甲亢患者会脾气暴躁或多疑易怒，所以甲亢的出现与人体的情绪因素有直接关系。在目前的生活中，很多人都会有精神压力，而这些精神压力会让人体莫名其妙地感到焦虑，更有可能对体内激素水平产生明显的影响，所以最终可能会导致甲亢的发生。

4. 碘摄入量增加

甲亢的发生和日常饮食也有很大的关系。许多日常食物中碘含量较高。如果摄入的碘过多，会促进甲状腺激素的合成，增加甲亢的发生概率。

5. 内分泌失调

内分泌长期失调也会引起甲亢，因为压力比较大，所以很多人都会有明显的失眠症状，尤其是在晚上之后，如果压力比较大，人体会更容易胡思乱想，就会出现严重的睡眠障碍。晚上睡觉的时候，如果人体处于一种没有办法调节的状态，自然会出现内分泌失调，容易形成甲亢。

6. 免疫因素

身体的免疫调节功能紊乱，或者是患有慢性免疫系统疾病，以及滥用免疫抑制剂之类的药物等情况，都是导致甲亢发作的重要原因。例如，弥漫性甲状腺肿是一种自身免疫性疾病，患者体内的免疫细胞会攻击甲状腺细胞，导致甲状腺细胞过度分泌甲状腺激素。

7. 其他原因

甲状腺结节是引起甲亢的常见原因之一，一些结节会导致甲状腺功能异常，分泌过多甲状腺激素而引起甲亢。垂体腺瘤是起源于垂体前叶腺垂体细胞的良性肿瘤，其中促甲状腺激素分泌瘤可分泌大量的促甲状腺激素，进而引起甲亢。甲状腺滤泡癌是一种常见的甲状腺癌，因功能增高或癌肿组织巨大，导致滤泡性癌组织分泌过多的甲状腺激素，诱发甲亢。

## 三、甲状腺功能亢进症的症状

1. 一般症状

临床表现是多食、善饥、体重下降，也就是患者食量很大，特别容易饥饿，但是在这种情况下体重却不升反降。

2. 全身症状

全身症状包括出汗、手抖、怕热、皮肤潮湿等，部分患者会出现脾气烦躁、明显失眠、过度焦虑、多言好动、记忆力减退，以及心慌、胸闷等症状，严重的可能会有心动过速、心律失常、心房颤动、心脏增大、脉压差增大以及甲亢性肌病（如周期性瘫痪）等表现。无论是男性还是女性，生殖能力都会下降。女性患者还可能出现月经减少，甚至是闭经现象。

3. 体征

（1）甲状腺肿大

甲状腺肿大一般不引起压迫。由于腺体内血管扩张、血流加快，可触及震颤，闻及杂音。原发性甲亢的腺体肿大多为弥漫性，两侧常对称；而继发性甲亢的肿大腺体呈结节状，两侧多不对称。

（2）眼征

典型者可见眼睑肿胀、结膜充血水肿，双侧眼球突出、眼裂增宽、瞳孔散大。个别突眼严重者，上下眼睑难以闭合，甚至不能盖住角膜。其他眼征还有凝视时眨眼减少、眼向下看时上眼睑不随眼球下闭、两眼内聚能力差等。原发性甲亢常伴有眼球突，故又称“突眼性甲状腺肿”。

## 四、甲状腺功能亢进症的诊断

依据典型临床表现和相关检查来作出诊断，其中辅助检查包括基础代谢率测定、碘 –131 测定、甲状腺激素测定等。

临床表现：有高代谢症状和体征，如疲乏无力、怕热多汗、皮肤潮湿、多食善饥、体重显著下降。神经系统症状有紧张焦虑、易怒、失眠不安、记忆力减退、手震颤等。心血管系统症状有心慌、气短、心动过速等。

甲状腺功能检查：可根据甲状腺功能检查中血清的甲状腺激素水平的增高以及促甲状腺激素水平的降低来判断。

甲状腺超声检查：检查是否存在血流丰富现象。

其他检查：比如甲状腺的相关抗体检查、甲状腺摄碘率检查等。

## 五、甲状腺功能亢进症的鉴别诊断

单纯性甲状腺肿：除甲状腺肿大外，并无甲亢的症状和体征。

神经官能症：没有任何器质性病变，只有一些功能性的症状。

单纯性甲状腺结节：没有相应的症状和体征。

其他：结核病和风湿病常有低热、多汗、心动过速等症状，以腹泻为主要表现者应予鉴别；老年甲亢的表现多不典型，常有淡漠、厌食、明显消瘦等症状，容易被误诊为癌症；单侧浸润性突眼症需与眶内和颅底肿瘤鉴别；甲亢伴有肌病者，需与家族性周期性麻痹和重症肌无力鉴别。

## 六、甲状腺功能亢进症的治疗

1. 一般疗法

适当休息，戒烟戒酒，保持健康的生活方式，限制碘的摄入。

2. 药物治疗

口服抗甲状腺药物是常用的一种安全、经济的治疗方法，适用于大多数甲亢患者。

在治疗过程中，需要定期监测肝肾功能，注意药物过敏反应和毒性反应。

3. 放射碘治疗

放射碘治疗可能损伤部分甲状腺组织。同位素碘 –131 疗法，通过释放 β 射线刺激甲状腺，破坏甲状腺滤泡上皮细胞，治愈率高，复发率低。

4. 手术治疗

手术治疗主要用于中重度甲亢患者、长期药物治疗无效者或因甲状腺肿大出现压迫症状者。需要充分的术前准备，治愈率高，但术后有复发的风险。

### 七、甲状腺功能亢进症的预防

针对甲亢的预防建议是在日常的生活方式上引起注意。

生活规律：避免焦虑、紧张、精神刺激、工作压力过大，稳定情绪、保持良好的心态。规律作息，保证充足睡眠，避免过度劳累。参加体育锻炼，增强免疫力。

注意饮食：均衡饮食，多吃蔬菜、水果等富含维生素的食物。有证据表明高碘饮食可促进甲亢的发生，所以应低碘饮食，海带、紫菜、海苔等含碘量高的海产品应适量食用。

防治感染：如有感染要尽量及时进行治疗，防止发生一些变态反应。

身体健康检查：身体健康检查时应加测甲状腺超声检查、甲状腺功能检查，以早发现甲亢。被动发现甲亢的患者，其病情会多延误 2 ~ 3 年之久。

## 第六节 生活方式与甲状腺功能减退症

甲状腺功能减退症，又称甲减，是由多种原因导致的低甲状腺素血症或甲状腺激素抵抗而引起的全身低代谢综合征。

### 一、甲状腺功能减退症的原因

1. 自身免疫性甲状腺炎

自身免疫是甲状腺功能减退最常见的原因之一。自身免疫性甲状腺炎，又称桥本甲状腺炎，和其他自身免疫性疾病一样，桥本甲状腺炎也是一种免疫系统异常的表现。免疫系统误将甲状腺视为外来病原体，产生甲状腺抗体来攻击它，逐步破坏甲状腺组织，这会严重损害甲状腺功能，造成甲状腺激素水平降低，进而导致甲状腺功能低下。幽门螺杆菌感染也可能与桥本甲状腺炎有关，在一些桥本甲状腺炎患者体内发现了一种毒性特别强的幽门螺杆菌菌株。这种幽门螺杆菌菌株与参与甲状腺激素合成的一种酶有着非常相似的基因序列。这种相似性可能引发交叉反应，损伤甲状腺组织并导致随后的自身免疫反应。因此，治疗幽门螺杆菌感染可以降低甲状腺自身抗体的水平。

2. 环境毒素

甲状腺很容易受到环境毒素的损害，并且很容易积累重金属和类似甲状腺激素结构或含有卤族元素的毒素。环境毒素主要包括以下几个方面。①工业化学品：高氯酸盐、多氯联苯等常见的工业污染物，都被发现会破坏甲状腺功能。②杀虫剂和除草剂：杀虫剂和除草剂可以通过抑制甲状腺激素基因的表达、阻碍甲状腺对碘的吸收、与甲状腺激素转运蛋白结合、减少细胞对甲状腺激素的吸收以及增加机体对甲状腺激素的清除，来干扰甲状腺的功能。③日常消费品：一些日常消费品中发现的毒素，如阻燃剂（电器、家具和建筑材料等中存在）、增塑剂（如双酚 A 和邻苯二甲酸酯）、三氯生（香皂、洗手液等中常用的抗菌成分）以及全氟辛酸（来自不粘锅具和耐污面料等），也可以伤害我们的甲状腺。④重金属：镉、铅、汞等重金属可通过多种机制影响甲状腺。由于工业化和污染，这些重金属在我们的环境中越来越常见。其中有许多毒素会直接损害甲状腺，而其他毒素则可能干扰甲状腺激素 $T_4$ 和 $T_3$ 的产生，降低甲状腺受体的敏感性，阻碍 $T_4$ 向 $T_3$ 的转化，在甲状腺激素的产生、转化和重吸收过程中引发其他问题。

3. 血糖不稳定

与甲状腺功能减退一样，血糖不稳定也非常常见，这也意味着越来越多的人面临着甲状腺疾病和其他主要健康问题的风险。甲状腺和血糖之间的关系很复杂，甲状腺激素作用于血糖代谢，所以如果甲状腺不能正常工作，血糖平衡也可能出现问题；同样，血糖也可以作用于甲状腺，如果患有代谢综合征，甲状腺功能可能也会受到影响。有资料表明，胰岛素抵抗（常见于慢性高血糖人群）会导致桥本甲状腺炎患者甲状腺的破坏加剧。低血糖也可以通过抑制垂体的功能来损害甲状腺，因为垂体产生的 TSH 会刺激甲状腺产生甲状腺激素 $T_4$ 和 $T_3$。

4. 食物不耐受

麸质不耐受似乎与桥本甲状腺炎密切相关。许多患有桥本甲状腺炎的人同时也患有乳糜泻，无麸质饮食通常有助于改善他们的甲状腺健康。麸质中的主要蛋白质之一——麦醇溶蛋白的分子结构，与甲状腺的结构非常相似。如果一个人对麸质敏感，当摄入麸质时，免疫系统就会标记出麦醇溶蛋白并对其进行攻击，在此过程中也可能错误地攻击甲状腺。导致甲状腺肿大的食物也会给甲状腺功能减退的人带来问题，它们通常通过干扰甲状腺对碘的吸收而引起甲状腺肿大。

5. 甲状腺受到破坏

甲状腺的重要功能就是分泌甲状腺激素，促进生长发育，调节代谢。如果甲状腺受到破坏，就会引起甲状腺功能减退。导致甲状腺破坏的因素很多，比如颈部放疗、放射性碘治疗等。

6. 药物性因素

患者过量服用治疗甲亢的药物，比如硫脲类药物，也会引起甲状腺功能减退。

7. 甲状腺的其他病变

发生亚急性甲状腺炎后，如果治疗不及时会进入甲减期，出现甲状腺功能减退的现象；甲状腺是比较敏感的，如果甲状腺内发生病变，比如淀粉样变性等，也会引起甲状腺功能减退；发生甲状腺癌后如果选择手术治疗，就需要切除部分甲状腺组织，这也是导致患者出现甲状腺功能减退的原因。

8. 肠道菌群失调

肠道菌群与健康的关系更为密切。肠道和甲状腺之间的关系非常复杂，肠道健康与否，直接影响甲状腺的功能。甲状腺产生的 $T_4$ 必须转化为活性的 $T_3$ 形式，才能在体内发挥其积极作用。如果不能有效地将 $T_4$ 转化为 $T_3$，机体就无法获得健康的甲状腺功能所带来的益处。肠道菌群失衡是影响甲状腺激素转化的主要因素。事实上，有 20% 的 $T_4$ 在肠道中转化为 $T_3$ 形式，因此如果肠道存在问题，肠道菌群生活在不健康的肠道内，即肠道存在过多的病原体，肠道中甲状腺激素的转化就会出现异常。此外，肠道和免疫系统也紧密相连，肠道屏障通透性增加或肠瘘可能在桥本甲状腺炎的发生、发展中也发挥着作用。甲状腺激素在肠道屏障中所起的保护作用，可能有助于预防肠道炎症的发生。

9. 下丘脑 - 垂体 - 肾上腺轴功能紊乱

下丘脑 - 垂体 - 肾上腺轴（HPA 轴）是人体的中枢应激反应系统。HPA 轴协调皮质醇的释放，这是一种对即时应激做出快速反应的激素。然而，慢性压力会破坏这一过程，导致 HPA 轴功能紊乱。甲状腺与 HPA 轴是紧密相连的。我们已经知道，下丘脑会产生 TRH，刺激垂体产生 TSH，而 TSH 向甲状腺发出信号，刺激甲状腺激素 $T_4$ 和 $T_3$ 的产生。下丘脑和 / 或垂体的紊乱也会干扰这一过程并影响甲状腺的功能。慢性压力还会促进炎症性细胞因子的释放，降低下丘脑和垂体的功能，进而影响甲状腺的功能，抑制甲状腺激素的产生和转化，导致甲状腺激素抵抗并影响其他对正常甲状腺功能至关重要的激素；细胞因子产生的改变也可能与自身免疫有关。过度运动也会破坏 HPA 轴，并可能加剧甲状腺功能减退。过度、剧烈的运动对身体来说也是一种压力源，可能会对甲状腺健康产生负面影响。

10. 先天性因素

先天性甲状腺功能减退症，即胚胎期或者新生儿期出现的甲状腺功能减退。患者可能智力发育不全，另外身材也矮小，所以临床上又叫呆小病。

11. 营养缺乏

甲状腺需要特定的营养来维持正常工作，特定营养的缺乏可能导致甲状腺功能减退。碘是甲状腺激素合成的原材料，甲状腺激素中含有丰富的碘，缺碘会导致甲状腺功能减退和甲状腺肿大。在世界范围内，碘缺乏是甲状腺功能减退最常见的原因。锌也是合成甲状腺激素所必需的，缺锌已被证明会导致甲状腺功能减退。而硒是甲状腺激素 $T_4$ 转化为 $T_3$ 所必需的，缺硒会加重碘摄入不足所引起的问题。

## 二、甲状腺功能减退症的症状

甲状腺功能减退症的临床表现多种多样，而且常常不具特异性。

1. 一般症状

最常见的症状是疲劳和体重增加。此外，患者还可能有冷感，这是由于基础代谢率降低所致。

2. 皮肤和毛发的改变

甲减患者的皮肤常常显得粗糙、色素沉着、冷而干燥。此外，头发也可能变得干燥、粗糙，容易断裂。

3. 对心血管系统的影响

患者可能出现心率减慢、血压下降等症状。若长期未治疗，可能会导致心肌能量代谢障碍，发生心力衰竭。

4. 对消化系统的影响

由于胃肠道蠕动减慢，患者可能出现食欲减退、便秘等症状。

5. 对神经系统的影响

患者可能出现反应迟钝、记忆力减退、精神状态差，甚至抑郁的症状。在儿童中，严重的甲状腺功能减退症可能导致智力发育迟滞。

6. 对女性生殖系统的影响

女性患者可能出现月经紊乱，如周期延长、经量减少，甚至闭经。对于备孕的女性，甲状腺功能减退可能影响其生育能力；男性患者出现阳痿、性欲减退等。

7. 对其他系统的影响

患者可能出现低体温、肌肉痛、关节痛等症状。严重的甲状腺功能减退症可能导致黏液性水肿，表现为面部、手部、足部的肿胀以及声音嘶哑等。

## 三、甲状腺功能减退症的诊断

甲状腺功能减退症的诊断标准包括临床症状、实验室检查、甲状腺超声检查等。

临床症状：甲状腺功能减退症可能是由自身免疫性疾病、药物、手术等多种原因引起的。患者会出现面色苍白、声音嘶哑、皮肤干燥、反应迟钝等诸多非特异性临床症状。

实验室检查：甲减患者的甲状腺激素水平会下降，促甲状腺激素水平会升高。患者可以通过实验室检查的方式，检测甲状腺功能相关的激素是否正常，其中TSH检测是一项重要的指标。当甲状腺功能减退时，通过负反馈机制，血清 TSH 水平通常会升高，所以这是诊断甲减最重要的实验室检测指标；血清游离 $T_4$ 和总 $T_4$ 水平降低也可见于甲减；抗甲状腺抗体检测，如 TPO-Ab 和 TgAb，可帮助识别自身免疫性甲状腺病。

甲状腺超声检查：患者还可以通过甲状腺超声检查的方式，检测甲状腺的形态以及血流情况。超声检查可以帮助评估甲状腺的大小、形态、回声以及血流情况，有助于确定甲状腺病变的性质。

还可以通过体格检查、甲状腺核素显像等方式进行诊断。

## 四、甲状腺功能减退症的治疗

涉及治疗疾病时，应该尽量使用有效且造成最少伤害的治疗方案，最好是完全没有伤害。对于甲减患者，治疗方案通常包括改变饮食和生活方式，可能还包括添加某些补充剂和进行适当的药物治疗。

1. 一般治疗

保持低脂高纤维饮食有助于促进排便，避免血脂升高；甲减患者可能会出现寒战，需要保暖。

（1）饮食和生活方式干预

无麸质饮食：如果患有桥本甲状腺炎，建议从饮食中去除麸质。

抗炎饮食：抗炎饮食对桥本甲状腺炎患者非常有益，这也是促进肠道健康的好饮食。这种饮食不含精制糖和高度加工的食品。也应该注意那些容易引发免疫反应的食物，比如牛奶、鸡蛋、豆类等常见的食物过敏原，如果摄入这类食物会加重症状，那就应该尽量避免。

选择有机食品：有机食品可以帮助避免杀虫剂和除草剂等有害毒素。

摄入足够的可发酵膳食纤维：食用富含可发酵膳食纤维的食物，可以帮助改善肠道健康，可以试试苹果、柑橘类水果、胡萝卜、洋葱、大蒜、芦笋和绿皮香蕉等。

减少导致甲状腺肿大食物的摄入并正确烹饪：一些十字花科蔬菜和蔷薇科水果会通过干扰甲状腺对碘的吸收而导致甲状腺肿大。甲状腺出现问题的人应该适当控制这类食物的摄入。同时，煮和蒸也可以帮助减少食物中导致甲状腺肿大的成分的含量，保证从饮食中摄入足够的碘和硒。

（2）管理好压力

缓解压力，可以帮助缓解导致甲状腺问题的 HPA 轴功能紊乱。

（3）养成良好的睡眠习惯

良好的睡眠对我们的身体健康是必须的，也是肠道健康的先决条件和保障。

（4）适量运动

制订一个可持续的运动计划，有规律的运动对我们的肠道健康、血糖代谢和压力管理都有很多好处，但重要的是要找到合适的平衡，切记不要过度。

（5）日光浴

接受足够的日晒。日晒可以帮助补充维生素 D，已被证明对自身免疫性疾病有良好的保护作用。

2. 激素替代疗法

可遵医嘱补充左甲状腺素，一般在早餐前空腹服用，服药后至少 30 min 后进食。虽然我们通常不建议盲目用药，但是在药物有效且利大于弊、没有其他非药物替代品能够达到同样效果的情况下，适当选择药物治疗也是非常必要的。

3. 危重病例的紧急处理

甲减诱发黏液性水肿昏迷时，需口服或静脉补充左甲状腺素。给氧，保持呼吸道通畅，保暖，也可以用静脉注射氢化可的松等药物治疗。

4. 手术治疗

一般情况下，若患者患有垂体肿瘤，可能会导致促甲状腺激素减少，出现甲状腺功能减退的现象。此时患者需要在医生指导下进行手术治疗。

## 五、甲状腺功能减退症的预防

预防甲状腺功能减退症可以采取以下措施。

①饮食护理：保持营养均衡饮食很重要，摄入足够的碘对维持甲状腺正常功能至

关重要，海鱼、海带等富含碘的食物可以加入日常饮食中。此外，多摄入富含维生素D以及铁、锌和硒等微量元素的食物，也有助于促进甲状腺健康。

②运动锻炼：规律锻炼也是预防甲减的重要措施之一。适当的体育锻炼可以提高新陈代谢率，增强身体免疫力，并促进甲状腺激素的正常分泌。每周进行3～5次中等强度的有氧运动，快走、游泳或骑自行车等都是不错的选择。

③情绪调理：要多培养一些兴趣爱好，精神上有寄托，行动上有目标；家庭成员之间多关心、多鼓励、多包容，既有利于自身良好情绪的调节，又可以避免不良情绪的刺激与再度伤害。

④生活调理：要规律作息，避免熬夜；对于辛辣食物、浓茶、咖啡、酒以及煎炸、烧烤等油腻性食物应尽量避免。

## 第七节　生活方式与高脂血症

随着生活质量和生活水平的提高，在人们的幸福感普遍提升的同时，患高脂血症的人群数量也在不断攀升。高脂血症，俗称高血脂，是指血浆中的血脂成分超过正常范围的状态，分为高甘油三酯血症、高胆固醇血症以及混合型高脂血症。血浆中的脂类除胆固醇和甘油三酯外，还包括磷脂、糖脂、固醇和类固醇，广泛存在于人体各组织中，它们是细胞的基础代谢必需物质。血脂的来源有外源和内源两部分，外源是指经消化吸收进入血液的食物中的脂类，内源是体内合成组织动员出来的脂类。血脂的去路是不断被组织摄取，或作为能源储存，或作为燃料氧化供能，或构成生物膜及其他物质。高脂血症需要高度重视，有可能会导致脂质在血管中沉积，出现动脉粥样硬化，严重危害身体的健康；也可能会使脑血管意外等疾病的风险进一步增加，所以预防就显得尤为重要。

### 一、高脂血症的发病原因

1. 原发性高脂血症

人们可能会很奇怪，有些人体重正常甚至还有些偏瘦，也会出现高血脂症。其实这多是遗传与环境因素相互作用的结果，是由单基因缺陷或多基因缺陷使参与脂蛋白转运和代谢的受体、酶或载脂蛋白异常所致，此类人群大多有家族倾向性。

2. 继发性高脂血症

继发性高脂血症与自身代谢相关，多继发于代谢紊乱性疾病，如糖尿病、高血压、冠心病、甲状腺功能减退症、肝肾疾病、肥胖症、肾上腺皮质功能亢进症等。也有因为药物因素如性激素制剂、类固醇激素制剂等引起的血脂增高。

3. 其他类型高脂血症

这种类型的高脂血症与人们日常的生活方式关系更为密切，主要影响因素如下。

（1）饮食因素

因为血脂部分受饮食因素调控，尤其是甘油三酯受影响比较大。如果进食一顿高油食物，血浆中的甘油三酯水平就会升高比较多，所以血脂升高很大一部分还是和进食有关。临床发现，很多继发性高脂血症人群都有一个相同的爱好，那就是喜欢高热量、高脂肪、高胆固醇、高盐的食物，他们的餐桌上往往以各种肉类、甜品为主，尤其偏爱油炸食品，蔬菜和水果却相对比较少，这就容易导致营养不均衡，摄入过多的油脂，加上缺少必要的维生素难以让脂肪转化，直接引起血脂的升高，导致脂肪堆积在体内。另外除了油炸食物、动物内脏、动物脂肪之类的食物之外，还有花生、瓜子等坚果类的脂肪含量也是比较高的，如果大量摄入，也会引起血脂偏高。

（2）不良生活习惯

长期不运动或运动量不足、久坐、长躺，均不利于清除血浆中的脂质，导致脂肪堆积体内；长期熬夜、焦虑、精神紧张等不良情绪也都会导致继发性高脂血症；长期吸烟、大量酗酒等诸多不良生活方式，会严重影响人体的免疫功能和细胞分泌，更易诱发继发性高脂血症。

（3）衰老

衰老是一个不可抗拒的因素。随着年龄的增长，机体本身的基础代谢率也会呈现下降趋势，所以可以看到老年人高脂血症的发病率也高于正常人。这跟自身的衰老、整个机体的代谢减慢有密切关系。

## 二、高脂血症的易感人群

一般情况下，高血脂可发生于任何年龄人群，但以下人群比较易患。

①有高脂血症家族史患者。

②高血压、糖尿病、脂肪肝患者。

③长期吸烟、酗酒者。

④肥胖者（不过肥胖的人不一定都血脂高）。

⑤中老年人（男性≥45 岁，女性≥55 岁）。

⑥绝经后女性。

⑦缺乏运动者。

⑧长期高脂、高糖饮食者。

⑨心脑血管疾病患者。

## 三、高脂血症的症状

高脂血症的发生是由于人体脂肪代谢或运转异常使血浆中一种或多种脂质高于正常值。它对人体的损害是隐匿、逐渐、进行性和全身性的，而且轻度高脂血症通常没有任何不适的感觉，但没有症状不等于血脂不高，定期检查血脂至关重要。

### 1. 一般症状

在血脂升高不显著时一般没有明显的不适症状，但当其继续升高后，可能会出现头晕、神疲乏力、失眠、健忘、肢体麻木、胸闷、心悸等，有时会与其他疾病的临床症状相混淆。如果血脂长期偏高，血液浓度、黏稠度就会增加，循环就会减慢，大脑供血、供氧量就会明显减少，由此引发相应的症状。

### 2. 斑点和睑黄瘤

血脂高时，脂质也会在皮肤中沉淀，在面部相应的部位有时可见豆粒大小的黄色结节，有的为黄色突起，类似小硬结样；大多是睑黄瘤，就是常出现在眼睑周围、颜色偏黄的一种沉着样瘤体。很多人症状出现时立刻可见，但大多不伴有明显的局部症状。有人手部和面部也会出现斑点，大多不凸起于皮肤表面，也不伴有皮肤瘙痒症状。

### 3. 肝脏损害

血脂高会引起脂肪肝，如果不注意及时降血脂，有可能会出现肝损害，导致肝肿大。患者不但会有转氨酶升高的表现，而且也常常有食欲不振等消化系统的症状出现。

### 4. 角膜环或视力下降

该症状并不多见，也可出现在40岁以下的人群中，一般出现在虹膜周围，表现为白色环状物，早期多不伴有视物模糊或者视力下降的情况。部分高脂血症患者会出现视物模糊和视力下降的症状，这主要是因为血液变得黏稠，血流速度减慢，导致视网膜或者视神经出现暂时性的缺血缺氧。

## 四、高脂血症的诊断

血脂水平是诊断高脂血症的标准，由于检测的方法不同，其具体正常范围各不相同。高脂血症的判断主要是依据总胆固醇、甘油三酯、低密度脂蛋白胆固醇、高密度脂蛋白胆固醇的情况。

血脂检查中总胆固醇的正常范围为 5.23 ~ 5.69 mmol/L；甘油三酯的范围为 0.56 ~ 1.7 mmol/L，高密度脂蛋白胆固醇的正常范围为 >1.00 mmol/L；低密度脂蛋白胆固醇的正常范围为 <3.12 mmol/L；脂蛋白的正常浓度为 <300 mg/L；磷脂的正常范围为 1.3 ~ 3.2 mmol/L；游离脂肪酸的正常范围为 0.4 ~ 0.9 mmol/L。而当总胆固醇、甘油三酯、低密度脂蛋白胆固醇等数值超过其正常范围时，即可诊断为高脂血症（注：如果通过检查，对应检查数值不在上述正常范围内，则表明可能有高血脂情况，需要引起重视。医院和检测设备不同，可能最终检测结果和血脂标准值存在差异，具体可以将检查报告交给医生，让医生根据检测数据评估是否患有高脂血症）。

## 五、高脂血症的治疗

高脂血症逐渐被人们重视的原因是，它是引起高血压、糖耐量异常、糖尿病等疾病的重要因素，并可导致脑卒中、冠心病、心肌梗死等很多严重疾病。同时高脂血症还可引发脂肪肝、肝硬化、胆石症、胰腺炎、眼底出血、失明、外周血管病、跛行、高尿酸血症等多种疾病，所以必须高度重视高脂血症的危害，进行积极的干预和治疗。

一般情况下，一旦发现血脂升高，首先建议进行饮食和运动调整，以促进血脂水平的恢复；如生活方式干预不理想，可在医生指导下选用降脂药物治疗。

1. 非药物治疗

（1）均衡饮食

饮食是影响血脂水平的直接的、也是重要的因素之一。通过科学合理地搭配食物，患者的血脂情况一般都可以明显改善。首先是减少高脂、高糖、高盐食物的摄入，因为这些食物中通常含有大量的饱和脂肪、糖分和盐分，可能引起胆固醇和甘油三酯水平的升高；尽量不吃肥肉、猪蹄、动物内脏、蟹黄、鱼子、虾子等高脂肪、高胆固醇的食物，可以换成鱼肉、鸡胸肉等低脂高蛋白的肉类；同时可以多摄入富含膳食纤维的食物，如蔬菜、水果和全谷物，以及荞麦、玉米、小米、黑米、薏米、杂豆类等多种粗粮，这样有助于促进胆固醇的排出，降低血脂水平。

（2）适量运动

适当进行有氧体育运动，如快走、慢跑、游泳等，对于降低血脂水平会有显著效果。有氧运动不仅有助于提高新陈代谢，还能增加高密度脂蛋白胆固醇（有益的胆固醇）的水平，同时减少低密度脂蛋白胆固醇（有害的胆固醇）的含量，从而有效改善血脂水平。建议进行每周 5 ~ 7 天、每次 30 min 中等强度的运动，但运动强度要因人而异，以运动后不会觉得过于劳累、精神状态良好为标准。

（3）保持健康体重

肥胖是导致高血脂的一个主要原因。过多的脂肪堆积会促进体内胆固醇和甘油三酯的合成，导致血脂水平升高，因此控制体重是高脂血症调理的重要环节。采取合理的饮食控制和适量运动，可以帮助我们维持健康的体重，减轻高血脂带来的风险。

（4）戒烟限酒

烟草和酒精是引发高脂血症的危险因素之一。吸烟会对血管内皮细胞造成损害，增加动脉粥样硬化的风险，进而导致高脂血症；大量酗酒也会导致血浆中甘油三酯和胆固醇的含量增加。因此，戒烟限酒对于保持血脂水平至关重要。

除此以外，还应该调整生活节奏，避免长期熬夜，这有助于加快机体代谢。高脂血症会对自身健康造成影响，平时需要保持健康的生活方式。可以看出，非药物治疗是日常预防高脂血症的重要措施。

2. 药物治疗

如果高脂血症情况较为严重，通过非药物方法干预效果不理想，可以遵照医嘱服用药物进行治疗。常用的是他汀类药物，如辛伐他汀、氟伐他汀、阿托伐他汀、瑞舒伐他汀等。如果使用他汀类药物，血脂还是降不下来，可以加用胆固醇吸收抑制剂，如依折麦布。如果还降不下来，可以在这两种药的基础上，再加用 PCSK9 抑制剂，如依洛尤单抗。以上药物均需在医生指导下使用。此外，如果合并其他疾病，如糖尿病、冠心病等，需同时遵医嘱进行积极的综合治疗。

## 第八节　生活方式与脂肪肝

近年来，随着我国人民生活水平的不断提高，人们摄入了大量的高脂肪类食物，同时酒精的消费量也明显增加，这些因素导致我国人民脂肪肝的发病率有逐年上升的趋势。脂肪肝是指由各种原因引起的以肝实质细胞脂肪变性和脂肪贮积为特征的临床病理综合征。通常与身体肥胖或者是长期饮酒和营养不良等生活方式相关，属于肝脏疾病、消化系统范畴。

### 一、脂肪肝的发病原因

1. 饮食因素

脂肪肝的形成与饮食有密切的关系。

（1）摄入过多高脂高糖食物

日常生活中，长期吃大鱼大肉、油炸食品以及甜食，会使肝脏的脂肪合成过多，当肝脏中脂肪含量过高，超过了肝脏正常处理的限度时，肝脏的负担就会增大，进而干扰对脂肪的代谢，打破肝脏的输入输出平衡，脂肪就会在肝脏内堆积，形成脂肪肝。

（2）饮食无节制

长期暴饮暴食，或者经常吃夜宵，会引起内脏性肥胖，同时还会影响到肝脏的代谢功能，导致一些脂类物质无法被快速分解与代谢。

（3）营养不良

当蛋白质摄入不足时，身体就会缺乏蛋白质，容易造成营养不良的现象。机体出现营养不良时，甘油三酯代谢就会出现异常，影响肝脏的正常功能，使脂肪堆积在肝细胞内而引发脂肪肝。

（4）饥饿

当人体出现饥饿感时，血糖就会降低，脂肪组织就会被脂肪酸吸收，血液中的游离脂肪酸升高，从而导致脂肪肝。

2. 长期大量饮酒

酒中的乙醇进入人体后会使脂质沉积，导致肝脏中的脂肪氧化减少，从而诱发酒精性脂肪肝；同时，乙醇代谢转化为乙醛后，会和蛋白质结合并形成乙醛－蛋白复合物，这种成分对于肝细胞有着直接的损伤，会使肝细胞代谢脂肪的能力明显下降，导致肝细胞中的脂肪长期堆积，从而诱发脂肪肝。

3. 长期缺乏运动

长期缺乏运动，体内的一些热量无法被及时消耗掉，就会以脂肪的形式被储存，细胞内就会出现过多的脂肪，从而增大患上脂肪肝的概率。同时，长期不运动人群整体的消化以及代谢速度会非常缓慢，体内的一些糖分和脂类物质无法被快速代谢掉，也很容易形成脂肪肝。

4. 药物原因

滥用药物会导致脂肪代谢功能障碍。长期服用糖皮质激素、甲氨蝶呤等药物的人群，患上特殊类型脂肪肝的概率会明显加大。因为进入体内的药物大部分需要在肝脏内代谢并分解，无形中增加了肝脏的负担，甚至会导致肝细胞出现中毒现象，出现一系列病变，从而增加患上脂肪肝的风险。另外，长期服用降糖、降压、降脂类药物，或者是长期服用一些抗生素类药物，也会使得肝脏细胞中毒，肝脏功能受损，发生脂肪肝的概率也会增加。

5. 其他疾病

病毒感染、长期使用肠外营养、肝胆病变以及自身免疫性疾病均可导致肝细胞代谢脂肪酸异常，出现脂肪肝。另外，糖尿病也会导致脂肪肝的发生。糖尿病患者体内的葡萄糖和脂肪酸不能被有效利用，脂蛋白合成出现障碍，大多数葡萄糖和脂肪酸在肝脏内转变成脂肪，最终使脂肪在肝脏堆积下来，引发脂肪肝。

## 二、脂肪肝的症状

根据脂肪在肝细胞内的堆积量，临床上把脂肪肝分为轻度、中度和重度脂肪肝。病情轻重不同，临床表现也会有所不同。

1. 轻度脂肪肝

当肝细胞内的脂肪含量超过肝脏总质量（湿重）的 5% 时，就是出现了脂肪肝，一般不超过 10% 都算轻度脂肪肝。此时只是脂肪在肝内浸润，还没有影响到肝功能，所以一般没有明显的临床症状，多数患者在体检做 B 超、CT 检查时，才会发现患有这种疾病。少数比较敏感的患者会出现轻微的食欲不振、容易疲劳等症状。

2. 中度脂肪肝

此时肝脏内的脂肪含量增加，占肝脏总质量（湿重）的 10% ~ 25%。常见的症状如下。

①食欲不振：脂肪的大量堆积，会损伤肝细胞，导致肝功能下降，所以会影响到消化功能，出现食欲不振、厌油腻、恶心呕吐等不适症状。尤其是饱食、喝酒后，肝脏负担加重，这种症状会更加严重。

②疲乏无力：脂肪肝发展到中期后，患者常常会有疲乏无力感，稍微活动一会儿就会气喘吁吁，感觉体力明显下降。

③右上腹隐痛：当出现中度脂肪肝时，可能会伴随脂肪性肝炎，有肝脏肿大表现。肿大的肝脏会牵拉到肝包膜，出现腹部隐痛症状。

3. 重度脂肪肝

肝脏内的脂肪含量超过肝脏湿重的 25%，则为重度脂肪肝。常见的症状如下。

①右上腹疼痛：重度脂肪肝和中度脂肪肝一样，都会出现右上腹疼痛的症状，重度脂肪肝引起的疼痛感会更加明显。

②水肿或腹水：重度脂肪肝还常常带来低钾血症、低钠血症的表现，伴随着腹水、下肢水肿等症状。

③胆汁淤积：脂肪肝病情严重后，肝细胞内脂肪堆积过多，会压迫到相邻的组织

器官，导致胆汁排泄受到影响，引起胆汁淤积。

④肝脏肿大：脂肪肝发展到重度后，还会引起肝肿大，此时再不注意治疗，有可能会演变为肝硬化。

## 三、脂肪肝的分型及诊断

脂肪肝的病因复杂多样，因此其诊断是一个综合的诊断，主要依靠病史、临床表现、实验室检查以及影像学检查，但确切的诊断需要肝组织活检。

1. 脂肪肝的临床分型

脂肪肝主要有酒精性脂肪肝和非酒精性脂肪肝的区别。二者的鉴别在于前者有酗酒史，尤其是经常饮用酒精含量高的白酒；后者无饮酒史或饮酒折含乙醇量小于参考值（男性每周 140 g，女性每周 70 g）。依据肝脂肪变性占据所获取肝组织标本量的范围，脂肪肝分为 5 级，见表 17–1。

**表 17–1　脂肪肝分级**

| 级别 | 肝脂肪变性范围 | 级别 | 肝脂肪变性范围 |
| --- | --- | --- | --- |
| F0 | ＜5% | F3 | 50% ~ 75% |
| F1 | 5% ~ 30% | F4 | ＞75% |
| F2 | 30% ~ 50% | | |

注：5% ~ 30% 表示大于等于 5%，小于 30%。

2. 脂肪肝的诊断

（1）易感因素

易感因素主要指不良生活方式及习惯，包括肥胖症、糖尿病、高脂血症等疾病史和用药史。

（2）症状和体征

临床起病隐匿，症状轻微且无特异性。部分患者有时可出现肝区隐痛、腹胀、疲乏无力、食欲不振等症状。临床检查有时可见肝脏肿大、平滑柔软、边缘钝圆、无明显压痛，且无其他确定肝病者。

（3）实验室检查

有高脂血症，即血液中甘油三酯、总胆固醇、$\beta$– 脂蛋白有明显升高。血清中谷草转氨酶、谷丙转氨酶、胆碱酯酶、碱性磷酸酶轻度增高。但这些均为非特异性变化，不一定是脂肪肝引起的，也可能是其他肝病导致的。

（4）影像学检查

符合脂肪性肝病的影像学诊断标准。

超声波检查：B超现已作为脂肪肝的首选诊断方法，并广泛用于人群脂肪肝发病率的流行病学调查。可见肝区近场回声弥漫性增强（强于肾脏和脾脏）；远场回声逐渐衰减；肝内管道结构显示不清；肝脏轻至中度肿大，边缘角圆钝；肝右叶包膜及横膈回声显示不清或不完整。具备上述第1项及第2～4项中一项者为轻度脂肪肝；具备上述第1项及第2～4项中两项者为中度脂肪肝；具备上述第1项以及第2～4项中两项和第5项者为重度脂肪肝。彩色多普勒血流显像提示肝内彩色血流信号减少或不易显示，但肝内血管走向正常。

CT检查：弥漫性脂肪肝表现为肝的密度（CT值）普遍低于脾脏、肾脏和肝内血管，增强后肝内血管影显示得非常清楚，其形态走向均无异常。CT值的高低与肝脂肪沉积量呈明显负相关，因脾脏CT值常较固定，故肝/脾CT值的比值可作为衡量脂肪肝程度的参考标准，或作为随访疗效的依据。CT检查对脂肪肝的诊断具有优越性，其准确性优于B超检查，但费用昂贵且具有放射性。另外，磁共振及肝动脉造影主要用于超声及CT检查诊断困难者，特别是难以与肝脏肿瘤鉴别的局灶性脂肪肝患者。

（5）组织学改变

组织学改变符合脂肪性肝病的病理学诊断标准。在光学显微镜下，可见肝细胞内、外脂肪浸润；在电子显微镜下，可见中性脂肪堆积在线粒体或其他细胞器中。

## 四、脂肪肝的治疗

现在生活条件越来越好，饮食结构也在不断发生改变，但是脂肪肝的发病率却越来越高，而且发病年龄有逐步年轻化的趋势。脂肪肝的治疗是一个综合性的治疗过程，需要全方位考虑饮食、运动、药物治疗等诸多因素。另外，在治疗过程中，也需要积极配合医生定期复查和监测，以评估病情的进展和治疗效果。常见的治疗手段如下。

①病因治疗：脂肪肝常与其他疾病如高血压、高脂血症、糖尿病等同时存在。因此，控制相关疾病对改善脂肪肝有重要意义。如果存在相关疾病，应积极治疗和控制。

②生活调理：要做到生活规律、不熬夜；戒烟、戒酒；控制血糖以及合理减肥、减重等。

③控制饮食：纠正营养失衡，根据患者伴随的不同疾病状态及理想体重，制定出每日热量摄入标准，合理分配糖、脂肪和蛋白质的比例；稳定机体内环境，如酸碱平衡及微量元素的调整。

④适当体育锻炼：体育锻炼可以消耗过多的热量，促进肝细胞的脂肪代谢，减轻脂肪肝的程度。患者进行体育锻炼应以有氧运动为主，如骑单车、慢跑、快走、游泳、打球、打太极拳等，运动强度以达到满意心率为止。一般成年人心率达到 120 ~ 160 次 /min，且保持 30 min 以上，才能起到消耗过多热量的作用。

⑤药物治疗：轻症的患者一般不用药物治疗，只要注意饮食调整和改变生活方式即可。中、重度脂肪肝患者的肝脏转氨酶有明显增高时，可在医生指导下口服保肝降酶药物，如护肝片、甘利欣等药物。口服药物不见好转的重症患者应去消化内科就诊，必要时住院治疗。

⑥管理潜在风险因素：避免暴饮暴食，避免使用激素和有毒物质，定期监测肝功能和血脂水平等。

⑦预后及转归：一般预后良好，少数患者的脂肪肝可导致肝纤维化、肝硬化。

总的来说，通过综合的治疗手段，可以逐渐控制血脂，从而使脂肪肝逐渐好转或逆转。

## 五、脂肪肝的预防

预防脂肪肝，可以遵循以下几点。

①保持愉快的心情，慎用药物：心情开朗可以减少疾病的发生，同时还需知晓药物对肝脏是否有害处。任何药物进入体内都要经过肝脏解毒、肾脏排泄，所以，平时吃药要慎重，更不要随便吃广告上宣传的各类保健品，特别是对肝脏有损害的药物，绝对不能服用。

②合理膳食：看似简单的一日三餐，却是影响人体健康极为关键的环节。所以每日三餐的饮食，要做到粗细搭配，营养均衡。主食不要过于精细，应适量多吃一些粗粮，如燕麦、玉米、甘薯、豆制品等。这些食物中含极丰富的亚油酸、钙、硒、卵磷脂、维生素 E 和较多的纤维素，可降低血清胆固醇、甘油三酯含量，中和体内因过量食用肉食和蛋类所产生的酸，保持人体酸碱平衡，并可以将肠道内过多的脂肪、糖类、代谢废物及时排出体外，起到降脂作用。同时，还要确保每天补充足够的瓜果蔬菜，保证体内维生素与无机盐的需求，但是要适量。

③保障水的摄入充足：水是机体的营养成分之一，多喝水不仅能减少毒素对肝脏的损伤，还可补充体液，增强血液循环，促进新陈代谢。多喝水还可促进腺体分泌消化液，尤其是胰液、胆汁，有利于消化、吸收和废物的排出，减少代谢产物和毒素在体内的蓄积和对肝脏的损害。

④锻炼身体：可以根据自己的体质、条件和工作性质，选择适宜的运动项目，如步行、慢跑、太极拳、乒乓球、羽毛球、体操等运动。要从小运动量开始，循序渐进，逐步达到适当的运动量，以加强体内脂肪的消耗。

⑤控制体重：预防脂肪肝还要注意控制体重，肥胖是导致脂肪肝出现的原因之一，只有把体重控制到健康水平，才能更好地预防脂肪肝的发生。

## 第九节　生活方式与乳腺增生

乳腺增生是指乳腺组织的增生及退行性改变。乳腺增生在日常生活中较为常见，也是女性最常见的乳腺疾病之一。中国女性乳腺腺体非常致密。有些患者事实上没有乳腺增生，但由于乳腺组织比较致密，摸上去可能有一块增厚的情况，所以检查时报告上可能显示乳腺增生的诊断。

乳腺组织是性激素的靶器官，所以卵巢功能正常的女性，在内分泌激素的影响下，其乳腺组织都会发生周期性增生、复原的组织改变。在增生期，有些人可能自觉乳房疼痛，或触到乳腺有些增厚，特别是月经前期更为明显；经期过后，上述症状就能自行消退，这些是生理性改变，不算是病，也不需治疗，不要轻易给经前乳房出现胀痛者都戴上乳腺增生的帽子。乳腺增生必须区分是生理性的还是病理性的。部分女性每次月经前期乳腺出现肿块，并有持续长短不一的疼痛，有的连续数月，也可长达数年。这种情况下乳腺在组织学上的改变包括腺泡、腺管或腺小叶周围纤维组织增生，这样的乳腺增生通常又叫乳腺小叶增生，属于生理性的乳腺增生。生理性的乳腺增生大多可自愈，有的在妊娠、哺乳后症状完全消失，有的在绝经 1 ~ 2 年后自愈。病理性的乳腺增生在组织学上有小乳管高度扩张而形成囊肿，乳管上皮细胞增生，多数中、小乳管发生乳头状瘤等表现。由于该病不但上皮增生，尚有囊肿形成，所以被称为囊性乳腺增生症。该病可发生癌变，虽然概率较低，但也必须引起高度重视。对于乳腺增生必须区别对待，不能笼统处理。

### 一、乳腺增生的病因

1. 不良生活习惯

一般饮食不科学、作息不规律、长期熬夜的人更容易得乳腺增生，并且在发现乳腺增生以后如果没有改善生活方式，会使病情加重。长期食用高脂肪、高热量的食物，会导致女性体内脂肪堆积，从而增加乳腺增生的发病率。此外，长期服用含雌激素的保健品、避孕药以及嗜酒和吸烟等不良生活习惯也会诱发乳腺疾病。这些不良因素还会加重已有的乳腺增生症状。

2. 精神因素

人们生存的外部环境、工作与生活条件、人际关系等各种压力均可以使机体的内环境发生改变，从而引起免疫系统、内分泌系统等多系统发生功能紊乱，进而使免疫细胞激素的分泌出现异常，对身体造成不良的影响。长期处于过大的压力当中的女性，也是乳腺增生的高发人群。

3. 内分泌失调

乳腺增生主要是患者体内雌孕激素比例的失调，尤其是雌激素水平增高所导致的。这种情况发生以后会导致乳腺结构过度增生以及复旧不全，从而导致乳腺结构紊乱，引起乳腺增生。乳腺性激素受体的质和量异常，使乳腺各部分增生程度参差不齐。

4. 其他因素

女性高龄不育、内分泌失调、性生活失调、人工流产、穿戴过紧内衣等，都容易导致乳腺增生。

## 二、乳腺增生对女性的影响

1. 伴随症状

乳腺增生常伴随经期后延、经痛加剧、经量少、身倦无力、腰酸肢冷、小腹畏寒等症状。

2. 发生癌变

乳腺增生有癌变的可能，但并非每种类型的乳腺增生都会陷入癌变的泥潭里。乳腺增生在组织学上被分为很多种类，不同种类发生癌变的可能性各不相同。乳腺小叶增生在所有乳腺增生中占 70%，毫无癌变的可能；导管上皮增生但不伴有细胞异型的占 20%，其中只有 1% ~ 2% 的概率发生癌变；导管上皮增生伴有细胞异型的占 10%，其中：轻度细胞异型的有 2% ~ 4% 的概率发生癌变，重度细胞异型的有 75% ~ 100% 的概率发生癌变。

3. 情绪改变

乳腺增生常常会有明显的情绪改变，如生气、紧张、发怒、焦虑、抑郁等。此外，乳腺增生对女性的影响还包括：有时生活规律会被迫颠倒错乱，身体免疫机能会因劳累而每况愈下，乳房局部会因情绪变化而痛得心烦。

## 三、乳腺增生的症状

乳腺增生好发于30～50岁的女性。乳腺增生在临床上的表现是一侧或两侧的乳房出现单个或多个肿块，多数患者会伴有周期性的乳房疼痛，并且多和情绪、月经周期有明显的关系。一般女性月经来潮之前的1周左右，症状会比较明显，行经后肿块和疼痛会减轻，连续3个月不能自行缓解。

1. 症状与体征

乳腺增生的常见症状与体征如下。

①乳房疼痛：患者一侧或两侧乳房胀痛、刺痛或隐痛不适，疼痛严重不可触摸、行走。疼痛以乳房肿块为中心，可向腋窝、胸胁、肩背、上肢放射。疼痛随着情绪与月经周期变化而波动，常于月经前或生气时、郁闷时加重，月经来潮后疼痛明显减轻或消失。

②乳房肿块：患者一侧或双侧乳房可出现单个或多个肿块，乳房肿块好发于乳房的外上方，呈片块状、结节状、颗粒状或条索状，以片块状多见。肿块边界不清，中等或稍硬，活动与周围组织无粘连，可有触痛，肿块大小不一，小者如砂粒，大者可超过4 cm。乳房肿块在月经前增大，月经来潮后缩小变软。

③乳头溢液：少数患者可出现乳头溢液或瘙痒。这种溢液为自发溢液，一般为草黄色或棕色浆液性液体。

④月经失调：患者可兼见月经前后，不定期，量少或色淡；可伴痛经。

⑤情绪变化：患者常感心情不愉快或心烦易怒，每遇生气、精神紧张或劳累后加重。

## 四、乳腺增生的诊断

乳腺增生的诊断，主要依据临床症状，如乳腺疼痛、乳头溢液、乳腺结节或肿块，是否伴有焦虑、抑郁等不良情绪。结合相应检查结果，在排除其他乳腺疾病后，即可作出诊断。具体诊断方法如下。

①基本情况：伴有周期性乳房疼痛，且多与情绪及月经周期有明显关系，一般月经来潮前1周左右症状加重，行经后肿块及疼痛明显减轻，且连续3个月不能自行缓解。这在乳腺增生的诊断标准中更为常见。

②排除生理性乳房疼痛等疾病：如月经前轻度乳房肿胀疼痛、青春期乳房疼痛和无肿块的乳房疼痛，也是乳腺增生诊断的重要标准。

③触诊：临床体检乳房内可触及单个或多个大小不等的不规则结节，质韧，多位于外上象限，结节与周围组织无粘连，可被推动，常有轻度触痛，腋下淋巴结不大。

④辅助检查：可利用钼靶 X 射线摄影或干板 X 射线摄影、B 超、红外线热象图等辅助检测手段，必要时可进行肿块针吸细胞学检查及局部活组织病理检查，以排除乳腺癌、乳腺纤维腺瘤等其他良性或恶性乳腺疾病。

## 五、乳腺增生与一些疾病的鉴别

### 1. 乳腺增生与乳腺纤维腺瘤

两者均可见到乳房肿块，单发或多发，质地韧实。乳腺增生的乳房肿块大多为双侧多发。肿块大小不一，呈结节状、片块状、条索状或颗粒状，质地一般较软，亦可呈硬韧。偶有单侧单发者，但多伴有经前乳房胀痛，触之亦感疼痛。乳房肿块的大小性状可随月经而发生周期性的变化，发病年龄以中青年为多。乳腺纤维腺瘤的乳房肿块大多为单侧单发，肿块多为圆形或卵圆形，边界清晰，活动度大，质地一般韧实；亦有多发者，但一般无乳房胀痛，或仅有轻度经期乳房不适感，无触痛。乳房肿块的大小性状不因月经周期而发生变化，患者年龄多在 30 岁以下，以 20 ~ 25 岁最多见。

### 2. 乳腺增生与乳腺癌

两者均可见到乳房肿块。但乳腺增生的乳房肿块质地一般较软，或中等硬度。肿块多为双侧多发，大小不一，可为结节状、片块状、条索状或颗粒状，活动度适中，与皮肤及周围组织无粘连。肿块的大小性状常随月经周期及情绪变化而发生变化，且肿块生长缓慢，好发于中青年女性。乳腺癌的乳房肿块质地一般较硬，有的坚硬如石。肿块大多为单侧单发，可呈圆形、卵圆形或不规则形，可长到很大，活动度小，易与皮肤及周围组织发生粘连。肿块与月经周期及情绪变化无关，可在短时间内迅速增大，好发于中老年女性。此外，在乳房的钼靶 X 射线胶片上，乳腺癌常表现为肿块影、细小钙化点、异常血管影及毛刺等；肿块针吸细胞学检查中，乳腺癌中可找到异型细胞。最终诊断须以组织病理检查结果为准。

## 六、乳腺增生的治疗

乳腺增生的常见治疗方法如下。

①自我调节、心理疏导：乳腺增生的发生往往与生活不规律、精神紧张、压力过大有关。对于症状较轻的患者，通过缓解生活和工作压力、消除烦恼、调整心态，即可达到缓解症状的目的。

②中医药治疗：对于症状较重者，可给予中药治疗。中医认为乳腺增生始于肝郁、而后血瘀痰凝成块。治疗应按照疏肝理气、活血化瘀以及软坚散结等治疗原则，在医生的指导下可口服中成药，如加味逍遥丸、小金丸、乳癖消、乳康片等药物。还可进行针灸治疗，以膻中、屋翳、合谷、足三里为主穴。肝郁气结者配太冲，肝肾阴虚者配太溪，伴有月经不调者配三阴交，伴胸闷不适者配外关。

③西药治疗：持续性疼痛且中药治疗效果欠佳的病人，可在医生的指导下，短期口服他莫昔芬，以达到缓解疼痛的目的，但因该药有一定的副作用，所以不作为首选药物。维生素 A、维生素 $B_6$ 也有调节性激素的作用，可作为乳腺增生的辅助用药。

④手术治疗：乳腺增生本身没有手术适应证，但临床遇到个别与乳腺癌不易鉴别的乳腺结节时，也可采用活检方式明确诊断或手术切除。

乳腺增生属于良性疾患，癌变概率比较低，所以只要在医生的指导下积极治疗，避免不良情绪刺激，保持愉悦心情，预后一般良好。

## 七、乳腺增生的注意事项

乳腺增生的注意事项如下。

①合理膳食：改变饮食习惯，少吃油炸食品、动物脂肪、甜食及大补食品，要多吃蔬菜和水果，适当多吃一些粗粮。要吃少盐饮食，腌制食品的含盐量非常高，尽量避免吃腌制食品，因为摄入过多的盐分容易刺激雌激素的分泌，造成乳腺增生加重。不能够吃辛辣、刺激的食物，如葱、姜、蒜、花椒、辣椒等，因为佐料非常容易刺激女性生殖系统，使女性内分泌失调，加重病情。

②生活规律：生活要有规律、劳逸结合；保持性生活和谐，可调节内分泌失调；保持大便通畅，可减轻乳腺胀痛；戒烟戒酒。保持良好的生活习惯，对自己的健康负责。

③强身健体：尽量多运动，增强体质、控制体重、提高免疫力。有研究显示，肥胖对机体免疫系统有深层次影响，肥胖者面临疾病的危险远远高于正常体重的人群。

④科学用药：禁止滥用避孕药及含雌激素的美容用品，尽量不食用以雌激素喂养的鸡、牛等动物及其制品。

## 八、乳腺增生的自我检查和定期复查

### 1. 自查

首先应观察乳腺的发育情况，如两侧乳房是否对称、大小是否相似，两侧乳头是否在同一水平线上，乳头是否有回缩凹陷；再观察乳头、乳晕有无糜烂，乳房皮肤色泽如何、有无水肿和橘皮样变、是否有红肿等炎性表现，乳腺区浅表静脉是否怒张等。

2. 影像检查

乳房超声检查对于早期难以触及的乳腺癌敏感性很差，采用彩色超声可显著提高敏感性。超声检查时，必须注意妇女年龄、是否月经来潮、有无妊娠和由此带来的生理性乳房变化。采用高分辨力 7.5 MHz 或 5 ~ 10 MHz 超声和彩色超声可显著提高敏感性。

## 九、乳腺增生的预防

乳腺增生是常见的乳腺疾病，而导致女性患乳腺增生的原因众多，所以日常生活中要做好相关的预防措施，才能远离乳腺增生所带来的困扰。

乳腺增生的预防措施如下。

①进行普查：乳腺普查能够在早期发现乳腺疾病特别是早期乳腺癌，使之得到及时治疗；定期乳房自我检查也能及时发现乳房的可疑肿块、乳头异常溢液；若有乳房疼痛或乳头糜烂、脱屑、瘙痒等症状，应及时到医院检查，明确诊断。

②保持心情愉悦：生活要规律、劳逸结合，调节好情绪，心理、社会因素对乳腺疾病的发生、发展和预后起着十分重要的作用，不良情绪是易患乳腺疾病的因素之一。所以，重视情绪调节，保持良好的精神状态，避免不良的精神刺激，对乳腺疾病的预防有着极为重要的作用。

③调理饮食：中国古代膳食理论“五谷为养，五果为助，五畜为益，五菜为充”，正符合现代饮食搭配要求。平时宜多进食蔬菜、水果、菌类、鱼类、精肉、海带、紫菜及五谷杂粮等食物，少食高脂肪、高糖的食物，忌食火烤、熏制、腌制、辛辣食品；少喝含酒精及咖啡因的饮料，以免引起神经兴奋，对内分泌的调节不利。

④保持和谐的性生活：主张和倡导和谐的性生活。正常和谐的夫妻性生活是对内分泌的一种调节，可以降低女性体内的雌激素水平，降低乳腺增生的发生率。

⑤重视母乳喂养：适时婚育、哺乳对乳腺有利。母乳喂养的孩子会有较强的抵抗力；同时，充分的哺乳（正常哺乳 6 ~ 12 个月），能使女性的乳腺得到充分发育，部分乳腺增生可以自愈，这符合中医学“通则不痛”的原理。

⑥避免多次流产：做好避孕工作，减少流产。怀孕生育是一个正常的生理过程，人为的药物流产及人工流产却会引起内分泌系统紊乱，造成女性体内雌激素水平失衡，

从而导致乳腺增生。

⑦穿合适的内衣：胸罩除了能防止乳房下垂外，更重要的功能是避免已受压迫的乳房神经进一步受到压迫，从而起到保护乳房的作用。

⑧热敷：热敷可以缓解乳房的疼痛，采用冷热交替方法效果会更好。

可以看出，预防乳腺增生需要从多个方面入手，包括良好的心态和生活方式、调节内分泌、自我检查和定期检查乳腺等。只有坚持这些措施，才能更好地预防乳腺增生的发生。

## 第十节 生活方式与乳腺结节

乳腺结节和乳腺增生有一定的区别。一般情况下，乳腺增生表现为乳腺组织的弥漫性增大，边界不太清晰，质地较软，没有明显的压痛，在月经前乳房胀痛比较明显，月经来潮后就会缓解。乳腺结节的边界比较清晰，是局限性的包块，早期没有明显的压痛，随着肿块的增大，有时会出现疼痛感。

### 一、乳腺结节的发病原因

乳腺结节的发病原因，包括疾病因素、非疾病因素等。

1. 疾病因素

常见的疾病因素如下。

①乳腺炎：好发于哺乳期的女性，由乳汁淤积所引起的积乳囊肿，并发细菌感染，形成结节。如果患者不注意个人卫生，导致乳房部位受到细菌感染，可能会出现乳腺结节、肿胀、疼痛等症状。

②乳腺纤维囊性变：好发于35岁左右的女性，表现为乳房多灶性小结节，质软。

③乳腺纤维腺瘤：乳腺的良性疾病，好发于20～25岁的年轻女性，表现为乳腺无痛结节，活动度大，质韧，圆形或椭圆形。

④乳房单纯囊肿：常为良性病变，少部分为恶性。表现为乳腺结节，常于月经前期出现疼痛，月经后症状缓解。

⑤乳腺导管内乳头状瘤：常为良性疾病，部分会发生恶性病变。临床表现是无痛性的血性乳头溢液和乳腺结节，好发于中老年女性。

⑥乳腺癌：常见的乳腺恶性肿瘤，好发于围绝经期或绝经期的女性，表现为乳房不规则肿块，边界不清，质硬，活动度小。

2. 非疾病因素

外伤所致的乳腺脂肪坏死、乳腺血肿等，均可形成乳腺结节。

3. 其他

乳腺结节的形成原因还有很多，如遗传因素、饮食因素、环境因素等。

①遗传因素：乳腺结节可能与遗传因素有关，如果家族中有人存在乳腺结节的情况，后代出现乳腺结节的概率会比较大。

②饮食因素：如果平时不注意个人饮食，经常食用激素含量高的食物，可能会导致体内雌激素水平过高，进而诱发乳腺增生，形成乳腺结节。

③环境因素：如果平时长时间生活在污染较严重的环境中，工作压力过大，可能会导致内分泌失调，使乳腺导管受到压迫，影响血液循环，从而形成乳腺结节。

## 二、乳腺结节的症状

乳腺结节常见的症状如下。

①乳房疼痛：这种疼痛可能是持续性的，也可能是间歇性的，与月经周期有一定的关系。如果出现乳腺结节，患者的乳房会有疼痛症状，尤其是在月经来潮前，疼痛症状会更加严重。在情绪波动比较大、过于劳累的时候乳房胀痛症状也会加重。

②乳房肿块：当出现乳腺结节的时候，用手触摸可以感觉到乳房中有肿块。这种肿块一般表面不光滑，可以推动，有颗粒感。

③局部变化：有时乳房局部会发生改变，某些乳腺结节可能导致乳房的外观发生变化，如皮肤凹陷或凸起、皮肤红肿、皮肤纹理改变等。

## 三、乳腺结节的诊断

乳腺结节的诊断指标包括自发性检查、物理检查、X射线检查、彩色多普勒超声检查、核磁共振扫描、CT扫描和病理活检等，可根据不同情况选取适当诊断指标，以达到更好的诊断效果。乳腺结节的常见诊断方法如下。

①观察乳腺外部体征：包括观察两侧乳房是否对称、乳房皮肤有无改变、乳头有无内陷或隆起、腋窝和锁骨上窝有无包块和瘢痕等，触摸乳房有无硬结、弹性是否消失，乳头有无分泌物等。医生通过视诊观察受检者乳房外观、大小是否存在异常，通过触诊可以初步判断2 cm以上结节的良恶性。

②影像学检查：检查病灶大小、形态是否规则、边界是否清晰、回声是否均匀、是否有淋巴结异常变化、病灶增长速度等。通常乳腺结节为良性时，乳腺外部无异常，

触摸时也无肿块，超声结果为回声均匀，无异常血流信号，双侧腋窝未见肿大淋巴结；恶性时则可观察到双侧乳房不对称、乳头溢液、乳头内陷、有橘皮样皮肤，触摸时有乳腺肿块，超声检查显示肿块增长速度快、回声不均，并可显示血流分布，腋窝淋巴结肿大。这时需要及时进行组织活检，明确病理。乳腺 X 射线检查怀疑有恶性病灶时，可以进一步做乳腺核磁共振成像检查。

③病理活检：经过系统评估后的 BI-RADS4 类乳腺结节，可在影像引导定位下进行空心针穿刺活检或切除活检做组织学诊断。

## 四、乳腺结节的治疗

治疗乳腺结节可以采用如下方法。

①定期监测：对于良性的、没有明显症状的结节，可以定期去医院进行乳腺影像学检查来观察结节的变化。如果结节保持稳定或缩小，且没有出现其他异常特征，一般无须进行特殊治疗。

②西药治疗：某些情况下，医生可能会考虑使用西药治疗乳腺结节。例如，对于某些类型的良性结节或激素依赖性结节，激素类药物可能被使用来抑制结节的生长。

③中医药治疗：从中医病机学来讲，乳腺结节的发生与肝肾不足、阴虚痰凝有关，其相应的治法是疏肝解郁、化痰散瘀、调补气血、滋补肝肾。患者可以在医生的指导下使用乳癖消胶囊、逍遥丸等药物进行治疗。

总之，由于个体差异大，治疗不存在绝对的最好、最快、最有效，应根据结节的具体部位和结节的大小，再结合结节的细胞学穿刺检查等，进行个体化综合治疗。建议女性每月进行乳房自检，提高防癌意识，发现乳房异常变化及时就医。在日常生活中，注意保持心情愉悦，饮食清淡，睡眠充足。

## 五、乳腺结节的预防

预防乳腺结节需要养成良好的生活习惯、保持良好的心态、积极治疗乳腺方面的疾病。

1. 保持健康的生活方式

保持健康的生活方式如养成良好的饮食习惯、进行适量的运动、保证充足的睡眠时间、戒烟限酒等，都可以有效地降低乳腺结节的发生率。

2. 保持乐观向上的心态

长期处于压力过大的状态可能会导致体内激素分泌紊乱，从而诱发乳腺结节。大家应保持良好的心态，避免情绪激动、抑郁，可以适当进行户外运动，如慢跑、游泳等，以排解压力。

3. 饮食清淡

女性在上了年纪之后，患乳腺结节的概率会上升。可以从饮食上作出调节，坚持清淡的饮食，不要吃得太油腻也不能吃得太咸。另外不能太依赖保健品，保健品只能作为营养的补充，人们在日常生活中完全可以在饮食当中获得充足的营养。

4. 积极治疗乳腺方面的疾病

如果已经存在乳腺方面的疾病，如乳腺增生、乳腺炎等，要积极治疗，可以遵医嘱服用乳癖消片、乳宁片等药物。

5. 定期检查

定期进行乳腺检查是预防乳腺结节的重要措施。乳腺结节的诊断通常需要进行乳腺超声、乳腺 X 射线摄影、乳腺磁共振等检查。

## 第十一节　生活方式与子宫肌瘤

子宫肌瘤全称为子宫平滑肌瘤，是女性生殖器官中最常见的一种良性肿瘤。子宫肌瘤主要由子宫平滑肌细胞增生而成，含有少量纤维结缔组织。

### 一、子宫肌瘤的发病原因

有关子宫肌瘤的病因迄今仍不十分清楚，可能涉及正常肌层的细胞突变、性激素及局部生长因子间的较为复杂的相互作用。

1. 激素因素

子宫肌瘤是一种激素依赖性肿瘤。激素水平的变化是子宫肌瘤形成的重要因素之一。雌激素以及孕激素都可以调节子宫内膜周期性增生和脱落。但是如果激素水平失衡，子宫内膜的增生也就会出现异常现象，从而导致子宫肌瘤的形成。还有学者认为生长激素（GH）也与肌瘤生长有关，能协同雌激素促进有丝分裂进而促进肌瘤生长，并推测人胎盘催乳素（HPL）也能协同雌激素促进有丝分裂，认为妊娠期子宫肌瘤生长加速除与妊娠期高激素环境有关外，可能 HPL 也参与了调解作用。

2. 卵巢功能

激素代谢均受高级神经中枢的控制调节，故神经中枢活动也可能对肌瘤的发病有影响。子宫肌瘤多见于育龄、丧偶及性生活不协调的妇女，因此长期性生活失调而引起盆腔慢性充血也可能是诱发子宫肌瘤的原因之一。

3. 遗传因素

有家族史的女性患上子宫肌瘤的风险更高，因为遗传突变可能在子宫肌瘤的发生中起到一定的作用。一些研究还发现，子宫肌瘤的发生与特定基因的突变有关，这说明，某些基因的突变可能导致肌瘤细胞的异常增殖和生长。

4. 生活方式和环境因素

生活方式和环境因素也可能对子宫肌瘤的形成具有一定的影响。肥胖被认为是引起子宫肌瘤的危险因素之一，因为脂肪细胞可以产生雌激素，从而促进肌瘤的生长。饮食习惯也可能与子宫肌瘤的发生有关，例如高脂肪、高糖和低纤维的饮食可能增加患子宫肌瘤的风险。此外，长期暴露于环境中的化学物质，如农药和有机溶剂，也可能对子宫肌瘤的形成具有一定的影响。

## 二、子宫肌瘤的症状

大多数患者无明显症状，仅在盆腔检查或超声检查时偶被发现。如有症状，则与肌瘤生长部位、速度、有无变性及有无并发症关系密切，而与肌瘤大小、数目多少关系相对较小。子宫内有多个子宫浆膜下肌瘤者未必有症状，而一个较小的子宫黏膜下肌瘤常可引起不规则阴道出血或月经过多。

1. 子宫出血

子宫出血为子宫肌瘤最主要的症状，出现于半数以上的患者。其中以周期性出血为多，可表现为月经量增多、经期延长或周期缩短。亦可表现为不具有月经周期性的不规则阴道出血。子宫出血以子宫黏膜下肌瘤及子宫肌壁间肌瘤较多见，而子宫浆膜下肌瘤很少引起子宫出血。

2. 腹部包块及压迫症状

当肌瘤逐渐生长至使子宫增大超过 3 个月妊娠子宫大小或为位于子宫底部的较大子宫浆膜下肌瘤时，常能在腹部摸到包块，清晨膀胱充盈时更为明显。包块呈实性，可活动，无压痛。肌瘤长到一定大小时可引起周围器官压迫症状：子宫前壁肌瘤贴近膀胱者可产生尿频、尿急；巨大宫颈肌瘤压迫膀胱可引起排尿不畅甚至尿潴留；子宫后壁肌瘤特别是峡部肌瘤可压迫直肠，引起大便不畅、排便后不适感；巨大阔韧带肌瘤可压迫输尿管，甚至引起肾盂积水。

3. 疼痛

一般情况下子宫肌瘤不引起疼痛，但不少患者有下腹坠胀感，腰背酸痛。当子宫浆膜下肌瘤发生蒂扭转或子宫肌瘤发生红色变性时可产生急性腹痛，子宫肌瘤合并子宫内膜异位症或子宫腺肌瘤亦不少见，还会伴有痛经。

4. 白带增多

子宫腔增大，子宫内膜腺体增多，加之盆腔充血，可使白带增加。子宫或宫颈的黏膜下肌瘤发生溃疡、感染、坏死时，则产生血性或脓性白带。

5. 不孕与流产

有些子宫肌瘤患者伴不孕或易发生流产，子宫肌瘤对受孕及妊娠结局的影响可能与其生长部位、大小及数目有关。巨大子宫肌瘤可引起宫腔变形，妨碍孕囊着床及胚胎生长发育；子宫肌瘤压迫输卵管可导致管腔不通畅；子宫黏膜下肌瘤可阻碍孕囊着床或影响精子进入宫腔。子宫肌瘤患者的自然流产率高于正常人群，其比例约为4∶1。

6. 贫血

长期月经过多或不规则阴道出血可引起失血性贫血。较严重的贫血多见于子宫黏膜下肌瘤患者。

7. 其他

极少数子宫肌瘤患者可伴随红细胞增多症、低血糖，一般认为与肿瘤产生异位激素有关。

## 三、子宫肌瘤的诊断

子宫肌瘤的诊断是综合性的，依据临床症状、体征、辅助检查进行诊断。

1. 腹部检查

当子宫增大超过3个月妊娠大小或有较大宫底部浆膜下肌瘤时，可在耻骨联合上方或下腹部正中扪及包块，包块为实性，无压痛。若为多发性子宫肌瘤，则肿块的外形呈不规则状。

2. 盆腔检查

盆腔检查时可见患者的子宫呈不同程度增大；欠规则，子宫表面有不规则突起，呈实性，若有变性，则质地较软。检查时子宫肌瘤的体征因类型不同而有所不同：带蒂浆膜下肌瘤若蒂较长，子宫旁可扪及实质性包块，活动自如，此种情况易与卵巢肿瘤混淆；黏膜下肌瘤下降至宫颈管口处，宫口松，检查者手指伸入宫颈口内可触及光滑球形的瘤体，若已脱出于宫颈口外则可见到肿瘤，肿瘤表面呈暗红色，有时有溃疡、坏死；较大的宫颈肌瘤可使宫颈移位及变形，宫颈可被展平或上移至耻骨联合后方。

3. 超声检查

超声检查为目前最为常用的辅助诊断方法。它可显示子宫增大，形状不规则，肌瘤数目、部位、大小及肌瘤内部是否均匀或液化、囊变等。超声检查既有助于鉴别子宫肌瘤、卵巢肿瘤或其他盆腔肿块，也可以为肌瘤是否有变性提供参考。

4. 诊断性刮宫

通过宫腔探针探测子宫腔大小及方向，感觉宫腔形态，了解宫腔内有无肿块及其所在部位。对于子宫异常出血的患者，常需鉴别子宫内膜病变，诊断性刮宫具有重要价值。

5. 宫腔镜检查

在宫腔镜下可直接观察宫腔形态、有无赘生物，有助于子宫黏膜下肌瘤的诊断。

6. 腹腔镜检查

当需鉴别子宫肌瘤与卵巢肿瘤或其他盆腔肿块时，可进行腹腔镜检查，直接观察子宫大小、形态以及肿瘤生长部位并初步判断其性质。

7. 磁共振检查

一般情况下，无须采用磁共振检查。如果需要鉴别瘤体是子宫肌瘤还是子宫肉瘤，则可进行磁共振检查，尤其是增强延迟显像检查。在腹腔镜手术前，进行磁共振检查有助于临床医师在术前和术中了解子宫肌瘤的位置，减少其残留。

## 四、子宫肌瘤的鉴别诊断

子宫肌瘤的鉴别诊断主要依据影像学的检查（主要为超声和磁共振检查）所见。

1. 子宫肌瘤与子宫腺肌瘤

子宫腺肌瘤属于子宫腺肌症的一种特殊类型。大多数子宫腺肌症的病灶都比较弥漫，没有清晰边界，并且患者有痛经表现；子宫腺肌瘤是指子宫腺肌病灶比较局限，就像子宫肌瘤一样，患者可有或者没有痛经表现，大多数用超声可以鉴别。但是也有极少数的子宫腺肌瘤和子宫肌瘤用超声分辨不清，需要手术或者磁共振才能确诊。

2. 子宫肌瘤与卵巢肿瘤

随着超声的发展，现在基本都能区别开来，但是由于部分浆膜下带蒂的肌瘤与卵巢肿瘤很接近，部分囊性变的子宫浆膜下肌瘤与卵巢囊肿超声表现也很相像，临床中也会出现误诊。

3. 子宫肌瘤与子宫肉瘤

子宫肉瘤大多数血供异常丰富，同时生长迅速，乳酸脱氢酶升高，可以通过这些表现鉴别。

4. 子宫肌瘤与子宫内膜癌

大多数根据症状能够区分，但如果是子宫内膜癌合并子宫肌瘤，检查时医生很容易发现子宫肌瘤而忽略子宫内膜癌，并且子宫肌瘤也会引起月经的改变，就更容易忽略了。所以，检测出子宫肌瘤伴有月经不规则或者绝经后阴道出血，一定要先做诊刮，排除内膜病变。

5. 子宫肌瘤与子宫颈癌

外生型子宫颈癌大多也能区分，而内生型宫颈癌很容易被误诊为宫颈黏膜下肌瘤，一般需要做脱落细胞检查，进行宫颈活检才能区分出来。

6. 子宫肌瘤与盆腔炎性包块

一般需要结合病史来区分，大多数盆腔炎性包块患者都有盆腔炎或者盆腔感染病史。

7. 子宫肌瘤与子宫畸形

如果患者有发育不完全的双子宫，临床上很有可能把另一个子宫当作肌瘤处理了。对于子宫肌瘤与子宫畸形，一般通过超声能够鉴别。

8. 子宫肌瘤与妊娠子宫

现在超声和早孕技术较为发达，一般不会出现无法区分二者的情况。但在肌瘤囊性变质得比较软的时候，子宫肌瘤容易与妊娠子宫混淆，特别是患者既往有子宫肌瘤病史，现在有停经、早孕反应时。

## 五、子宫肌瘤的治疗

治疗子宫肌瘤可以采用以下方法。

①随诊观察；如患者无明显症状，且无恶变征象，可定期随诊观察。

②药物治疗：药物治疗是治疗子宫肌瘤的常见手段之一。药物治疗主要通过调节激素水平来控制子宫肌瘤的生长。常用的药物有口服避孕药、黄体酮类药物和促性腺激素释放激素类药物。口服避孕药不仅可以抑制雌激素的分泌，还可以减缓子宫肌瘤的生长速度。黄体酮类药物不仅可以使子宫内膜增厚，而且还可以减轻子宫肌瘤引起的疼痛，减少出血量。促性腺激素释放激素类药物可以抑制卵巢功能，减少雌激素的分泌，从而减缓子宫肌瘤的生长速度。药物治疗通常适用于子宫肌瘤较小、症状轻微的患者。

③手术治疗：对于较大或引起明显不适的子宫肌瘤，手术切除是常规选择。根据

具体情况，可以选择保留子宫或切除子宫的手术方式。而对于子宫肌瘤体积较大、数量较多的患者，有很大的可能需要进行子宫切除手术。子宫切除手术可以完全摘除子宫，缺点就是无法生育、激素分泌可能出现异常，优点就是从根本上解决子宫肌瘤问题。

此外，还有其他一些辅助治疗方法可以帮助治疗子宫肌瘤，包括介入治疗以及激光治疗。介入治疗是指通过导管将药物以及栓塞剂直接注入肌瘤血管，从而阻断供血，让肌瘤萎缩。激光治疗是利用激光直接损坏肌瘤组织，从而达到治疗的目的。

## 六、子宫肌瘤的预防

预防子宫肌瘤可以采用以下方法。

①定期检查：随着医疗技术的发展，一些较小的子宫肌瘤也能被发现。因此定期检查是及早发现子宫肌瘤的重要方法之一。

②均衡饮食：饮食要清淡，保持营养的均衡，不能暴饮暴食。避免食用过多高脂、高热量的食物和辛辣刺激的食品。

③锻炼身体：适当的运动可以帮助女性维持健康的体重，增强免疫力，并减少疾病的发生风险。适合的运动方式包括散步、游泳、瑜伽等。

④心情愉悦：要保持身心健康，避免长时间精神压力过大。长时间的紧张和焦虑会影响内分泌系统的正常工作，增加疾病的发生风险。要避免大怒大悲、多思多虑，尽量做到知足常乐。

⑤生活规律：防止过度疲劳，经期尤须注意休息；保持足够的睡眠，不要熬夜。

⑥局部清洁：保持外阴清洁、干燥，内裤宜宽大。若白带过多，应注意随时冲洗外阴。日常生活中，尤其是在性生活、月经期间要注意个人卫生，勤换内裤，保持外阴清洁，避免各种原因引起的感染。

⑦切勿滥用激素类药物，做好安全的避孕措施：尽可能避免意外怀孕的发生，尽量不使用紧急避孕药物，尽量避免人工流产。

⑧其他方面：要戒烟、戒酒，保持良好的生活习惯，提高机体免疫力。

## 七、子宫肌瘤的自查

根据子宫肌瘤引起的相应临床症状，可以通过一些方法来进行自我检查，以便早期发现、早期诊断、早期治疗。自查方法如下。

①观血：月经增多、绝经后出血或接触性出血等，常常是由于宫颈或宫体发生肿

瘤所致，所以，对于除正常月经以外的出血，都要究其原因，以对症诊治。

②观带：正常白带是少量略显黏稠的无色透明分泌物，无异味，随着月经周期会有轻微变化，但脓性、血性、水样白带等都是不正常的。

③自摸肿块：清晨，空腹平卧于床，略弯双膝，放松腹部，用双手在下腹部按触，由轻浅到重深，较大的肿物是可以发现的。

④疼痛：如果感觉下腹部、腰背部或骶尾部等处疼痛，要引起注意。

自查发现异常，最好及时到医院检查。尽管子宫肌瘤的发病率呈上升趋势，但在大多数情况下，子宫肌瘤都是良性的，通过一定的措施可以治疗且预后良好。

## 第十二节　生活方式与骨质疏松症

骨质疏松症跟骨关节炎一样，是当前威胁中老年人健康的一种非常常见的疾病。有人对骨质疏松症有所了解，但可能知道的知识还不十分全面。

在现代社会，骨质疏松症不再是老年人的“专利”。它已经超出了正常老年衰退的范畴。一些年轻人，由于生活作息混乱，饮食习惯不好，缺乏运动和锻炼，长期待在室内不见阳光，也会患有骨质疏松症。骨质疏松症又称“现代病”，这种疾病与人们的不良生活方式有密切关系。医学上对骨质疏松症的定义为“以骨量减少、骨的微细结构破坏导致骨脆性和骨折危险性增加为特征的慢性进行性疾病”。

### 一、骨质疏松症的分类

骨质疏松症一般包含以下两类。

①原发性骨质疏松：主要由年龄因素和女性绝经引起的性激素水平降低所致，常见于绝经后的女性、老年男性，在临床中比较常见。

②继发性骨质疏松：常由内分泌代谢疾病或全身性疾病引起，如糖尿病、甲亢、风湿性疾病等。

### 二、骨质疏松症的原因

引起骨质疏松症的原因多种多样，常见的有以下几种。

1. 雌激素缺乏

女性绝经后雌激素的缺乏，可以导致破骨细胞活性增加、骨量减少加剧，从而引起骨质疏松症及骨质疏松性骨折等。人体内失去了雌激素的保护，骨质就会大量流失。

2. 增龄

随着年龄的增长，人类本身各种系统的退化造成体内钙质流失，骨骼新生能力下降，骨骼破坏程度大于新生程度。这类骨质疏松症一般多见于男性。女性如患上这种类型的骨质疏松症，一般和绝经关系不大。

3. 疾病

某些疾病会导致破骨细胞活性增强、成骨细胞活性减弱，从而引起骨量的减少。这类疾病的种类较多。例如甲状腺、甲状旁腺或者垂体发生病变，有时会造成体内的钙、磷代谢紊乱，从而引起骨质疏松症。还有类风湿性关节炎、各种结缔组织病、慢性胃肠道疾病（如慢性肠炎、肠结核、溃疡性结肠炎等），都容易引起骨量减少，导致骨质疏松症。

4. 药物因素

某些药物会引起骨代谢异常，从而引起骨质疏松症。这类药物中最常见的就是激素，例如治疗结缔组织病及哮喘、肾病综合征的常用激素，就很容易引起骨量减少。

5. 遗传因素

目前已有资料显示，骨质疏松症与遗传因素关系密切，并有种族倾向性。还有研究指出，骨密度与维生素 D 受体基因型的多态性密切相关。

6. 生活方式因素

（1）饮食因素

钙是人体最丰富也是最重要的矿物质，占体重的 2% 左右，其中 99% 存在于骨骼和牙齿中。骨基质主要由碱性磷酸钙等无机盐组成，其中按规则排列着大量纤维束和黏蛋白，前者使骨硬挺坚实，后者使骨有弹性和韧性。人出生前身体内的钙质来自母体，出生后主要靠营养吸收。如果日常饮食中长期缺乏含钙质的食物，如牛奶、鱼、虾、蚌、萝卜、芹菜、菠菜、白菜、卷心菜、甘蓝和各种豆制品等，就可能导致骨质疏松症的发生。

（2）酗酒和吸烟

长期大量饮酒和酗酒者，容易患骨质疏松症。酒精进入人体后，在肝脏内代谢解毒。长期大量饮酒，肝脏受到损害而功能下降，导致营养物质代谢异常。饮酒时人们一般都会多吃菜，高脂类食物摄入过多，会造成机体钙营养代谢失衡，不仅会影响食物中钙的吸收，还会使骨钙大量“迁移”和尿排钙量大幅度增加，从而导致骨骼严重缺钙，最终引发骨质疏松症。

吸烟会导致不同程度的钙吸收障碍，从而引发骨质疏松症。

（3）日光照射不足

维生素D是人体必需的营养素，其作用是帮助人体吸收钙质。没有它，食物中钙质再多人体也无法吸收。维生素D的来源不太广泛，但在日光中紫外线的照射下，人体可以利用吸收的原料自行转化。因此，一般来说，只要经常进行适当的户外活动，接受阳光照射，维生素D就不会缺乏。但在现实生活中，有些人接受阳光照射的机会比较少，导致体内维生素D不足，影响了钙质吸收，导致骨质疏松症。

（4）运动量不足

骨骼系统的主要功能是支撑、保护和运动，在正常范围内活动越多，肌肉越发达，骨骼吸收钙也就越多。航天员在太空吃的“太空食品”，营养丰富而均衡，并不缺少钙质和维生素D。但在失重状态下生活几个月，其骨质损失相当惊人。因此，他们在太空必须设法进行体育锻炼，通过肌肉收缩，使骨骼受力，以预防肌肉萎缩和骨质疏松。尽管如此，他们回到地面，也还需要进行一段长时间的康复训练和体能恢复。由此可见，运动对保持骨密度是非常重要的。现在人们生活越来越舒适，注意锻炼身体尤为关键。

## 三、骨质疏松症的症状

轻度骨质疏松症的症状并不明显，有时病人自我感觉的轻重程度也不尽相同，主要表现在以下几个方面。

1. 疼痛

患者多发生腰背部疼痛。疼痛沿脊柱向双侧扩散，患者在平躺或保持坐位时疼痛会减轻；如果过于后仰，保持长时间站立、久坐时疼痛加剧；日间疼痛轻，夜间和清晨醒来时加重；弯腰、肌肉运动、大声咳嗽以及便秘患者用力排便时，疼痛会加剧。

一般骨量减少12%以上时即可出现骨痛。老年骨质疏松症出现骨痛的一般机理为：椎体骨小梁萎缩、数量减少，椎体压缩变形，脊柱前屈，腰肌为了纠正脊柱前屈，加倍收缩，致使肌肉疲劳甚至痉挛，产生疼痛。胸腰椎压缩性骨折，亦可产生急性疼痛；相应部位的脊柱棘突可有强烈压痛及叩击痛，一般2～3周后可逐渐减轻，部分患者可呈慢性腰痛；若压迫相应的脊神经可产生四肢放射痛、双下肢感觉运动障碍、肋间神经痛等不同的疼痛表现形式。

2. 身高降低

身高降低多在疼痛后出现。脊椎椎体前部多由松质骨组成，而且此部位是身体的支柱，负荷大，尤其第11、12胸椎及第1腰椎，负荷更大，容易压缩变形，使脊椎前倾，背曲加剧，形成驼背。随着年龄增长，骨质疏松加重，驼背曲度加大，致使膝关节拘挛显著。正常成年人有 26 节椎体，每一椎体高度约 2 cm。老年人骨质疏松时椎体压缩，每个椎体缩短 2 mm 左右，身长缩短 3 ~ 6 cm，这样就出现了身高降低的现象。

3. 骨折

骨质疏松时骨密度降低，骨韧性减小，在外力作用下容易发生骨折。骨折是骨质疏松症患者常见的和最严重的并发症。有部分患者就是在发生骨折后，才做了全面检查，最后被诊断为骨质疏松症。

4. 呼吸困难

骨折可能影响胸廓、脊椎以及肺脏的功能，有的病人会出现呼吸困难、胸闷气喘等症状。

5. 疲劳

骨质疏松可能会使肌肉疲劳，从而影响患者日常活动的能力。

## 四、骨质疏松症的诊断

骨质疏松症的诊断方法：基于双能 X 射线吸收法（DEXA）测量的骨密度结果，以健康成人的骨峰值为参考点进行比较，最终的计算结果用骨密度值（T 值）表示；同时，结合相应的临床表现来确诊骨质疏松症的程度。

1. 影像

DEXA 骨密度测量是目前通用的骨质疏松症诊断指标。对于绝经后女性、50 岁及以上男性，其 T 值和同性别、同种族的健康成人的骨峰值相比，降低大于或等于 2.5 个标准差，则可诊断为骨质疏松症。如果骨密度降低程度符合骨质疏松症诊断标准，同时伴有一处或多处脆性骨折，则情况比较严重。

2. 症状

当出现髋部或椎体的脆性骨折，不依赖于骨密度测定，临床上就可诊断为骨质疏松症；在肱骨近端、骨盆或前臂远端发生的脆性骨折，骨密度测定显示低骨量，即 DEXA 骨密度测量的 T 值降低 1 ~ 2.5 个标准差，也可诊断为骨质疏松症。

## 五、骨质疏松症的治疗

骨质疏松症不能完全治愈，治疗的目标主要是改善骨骼的生长发育，促进成年期达到理想的峰值骨量，维持骨量和骨质量，增加骨密度，预防增龄性的骨丢失，避免跌倒、骨折。骨质疏松症需要进行综合性的治疗，要明确病因——是原发性还是继发性。针对原发性的骨质疏松症，需要在生活方式干预的基础上，给予有利于骨健康的营养补充剂，同时在医生的指导下启动抗骨质疏松症的药物治疗。如果是继发性的骨质疏松症，一定要对原发病进行治疗，解除原发病以后，骨质疏松症治疗起来则更加有效，或治疗效果更加理想。

1. 基础措施

基础措施主要包括饮食和运动。饮食方面建议多食用富含钙的物质，保证适量的蛋白质摄入，低盐饮食。另外，要进行充足的日光晒，适当运动，增加肌肉的力量和平衡性，防止跌倒；戒烟限酒，避免过量饮用咖啡和碳酸饮料。

2. 药物治疗

在生活方式干预的基础上，适当补充钙剂和维生素 D，以补充钙和维生素 D 的不足。治疗骨质疏松症的药物有几大类，需要根据患者的具体病情，进行针对性的选择。

3. 介入手术

介入手术适用于有疼痛症状的新鲜或陈旧骨质疏松椎体压缩性骨折。手术时，向压缩的椎体内注入混有造影剂的骨水泥，使其沿骨小梁分布至整个椎体。这种手术不仅具有重建脊柱稳定性、增强椎体强度的作用，还可缓解患者疼痛。

4. 中医药治疗

根据个体情况，进行辨证施治，临床医生应根据患者具体病情酌情诊治。

## 六、骨质疏松症的危害

骨质疏松症属于常见的骨骼疾病，如果不积极配合医生进行治疗，可能会导致骨折的风险增加、骨骼畸形、内脏损伤等后果。

1. 慢性病控制不佳

很多人在骨质疏松发生后，因为活动量受限以及出现腿痛、腰痛等症状，不能够很好地进行户外活动，长期居家，这样就导致很多慢性疾病不能得到有效地控制。生活的质量与户外活动的数量、时间和身体状况以及慢性疾病的控制密不可分。中老年人容易出现高血压、糖尿病、高脂血症，甚至脑卒中等疾病，这些疾病的治疗都需要进行一定的户外活动，所以骨质疏松症患者的运动量减少会导致身体状况整体下降，慢性病不能得到有效控制，形成恶性循环。

2. 骨折的风险增加

骨质疏松出现后会使骨骼变得脆弱，意外跌倒或磕碰容易导致骨折等情况的发生。严重的骨质疏松症还会导致脊柱压缩、骨盆骨折等严重骨折，严重影响患者的行动能力和生活质量。骨折会带来很多不良后果，包括卧床后出现的很多并发症，如肺栓塞、下肢血管栓塞、肺炎、尿路感染或者是脑梗死等，所以中老年人不能长期卧床。

3. 其他危害

骨质疏松症还会出现骨骼畸形、残疾等情况，导致患者生活自理能力降低，如不能自己刷牙、洗脸、洗澡，甚至不能自己上厕所，给患者及家属带来痛苦。

### 七、骨质疏松症的预防

骨质疏松症属于常见慢性疾病的范畴，对于诸多慢性疾病而言，预防的意义远远大于治疗的意义。预防措施主要有以下几点。

①养成良好的生活习惯：良好的生活习惯是健康身体的护身符。在生活规律的同时，要戒掉吸烟嗜酒等一切不良的生活习惯。其中：不规律的生活会影响体内的酸碱度；吸烟会影响骨峰的形成；过量饮酒不利于骨骼的新陈代谢；喝浓咖啡会增加尿钙的排泄，影响身体对钙的吸收。可以看出，养成良好的生活习惯对健康至关重要。

②保持好心情：现代社会竞争激烈，人们的生活和工作压力很大，但压力过大会导致酸性物质沉积，导致钙流失和骨质疏松，所以任何年龄的人群，都要乐观进取、积极向上。

③控制饮食：人体内有很多缓冲对，可以保持体液的 pH 为 7.35 ~ 7.45，维持体液正常的酸碱平衡。当大量食用酸性食物时，身体会消耗大量骨骼中的钙，中和血液中的酸，以保持身体的酸碱平衡。平时多吃碱性食物，保持人体弱碱性的环境，是预防和治疗骨质疏松症的重要途径。所以，人们从儿童时期起，日常饮食就应有足够钙的摄入。

④适量负重运动和光照：进行户外运动和阳光照射可以调动体内维生素 D 的形成，有利于钙的吸收，这一点非常重要。负重运动则有助于增加骨密度。散步、慢跑、太极拳、跳绳、攀爬、俯卧撑等都是具有实际效果和意义的锻炼方法。

## 第十三节　生活方式与颈椎病变

颈椎病变又称颈椎综合征，是一种以退行性病理改变为基础的疾患。它主要是由于颈椎长期劳损、骨质增生，或椎间盘脱出、韧带增厚，致使颈椎脊髓、神经根或椎动脉受压而形成的。表现为椎节失稳、松动；髓核突出或脱出；骨刺形成；韧带肥厚和继发的椎管狭窄等。

## 一、颈椎病变的分型与发病原因

颈椎病是由于颈椎以及周围的软组织发生病理改变，刺激、压迫到脊髓、神经根、椎动脉、交感神经，而引起的相关症状。分型的特点是以病理改变为基础，以症状体征为依据。通过分型联想到症状，能够比较全面地反映颈椎病的复杂性，为诊断和鉴别诊断提供方便，为临床综合施治提供方便，为判断预后和劳动力鉴定提供理论依据。

1. 颈型颈椎病

颈型颈椎病又称软组织型颈椎病。此型的患者多是年轻人，而且症状比较轻，目前认为与长期低头伏案工作、学习有关，属于姿势性疲劳，以颈部、肩背部或项背部的局部肌肉酸痛、活动功能受限为主要表现，X 射线片常显示颈椎曲度改变。

2. 神经根型颈椎病

神经根型颈椎病比较常见。颈椎退行性变累及颈神经根，表现为颈神经根支配区感觉和运动障碍。好发于第 5 至第 6 颈椎、第 6 至第 7 颈椎间隙。主要症状为颈肩部疼痛，一侧上肢持续性或间歇性疼痛和（或）麻木，颈部活动、咳嗽时加重。患侧上肢有沉重、无力感，偶出现持物坠落。主要阳性体征为颈部僵直，活动受限，颈部肌肉痉挛，受累节段棘突压痛椎间孔挤压试验阳性，颈神经根牵拉试验阳性。第 5 颈椎神经根受累时，肩部前臂外侧痛觉减退，三角肌肌力减弱。第 6 颈椎神经根受累时，拇指痛觉减退，肱二头肌肌力减弱，肱二头肌肌腱反射减弱或消失。第 7 或第 8 颈椎神经根受累时，中、小指痛觉减退，肱三头肌肌力减弱，握力差，手部肌萎缩，肱三头肌肌腱反射消失。X 射线片常显示颈椎曲度改变，椎间隙和椎间孔狭窄，骨质增生等。

3. 脊髓型颈椎病

脊髓型颈椎病是比较危险的类型，主要是由颈椎椎管内发生的病变压迫脊髓所致，患者出现感觉运动和反射障碍。该病发病缓慢，逐渐加重或时轻时重，外伤时可急性发病或致病情突然加重。初发症状常为双下肢无力、发紧、沉重，逐渐进展出现足下踩棉花感，行走不稳。还可表现为一侧或双侧上肢疼痛、麻木、无力，持物坠落、双手笨拙、精细动作困难、躯干有束带感，可有尿急尿频、尿失禁或尿潴留、便秘等。一般具有脊髓长束受损的体征，如肌力减弱、肌张力增高、肌腱反射亢进，有时出现髌阵挛或踝阵挛。多数患者霍夫曼（Hoffmann）征及罗索利莫（Rossolimo）征阳性，部分患者巴宾斯基（Babinski）征阳性。常有针刺觉及温度觉减退，但并不一定与脊髓损害的程度一致，深感觉往往正常。有时上肢出现前角运动神经细胞损害的体征，如上肢力弱、肌肉萎缩、腱反射消失。CT 或 MRI 常显示某节段颈椎间盘突出，相应部位的颈髓受压，有时出现脊髓损伤的高信号区。

4. 椎动脉型颈椎病

因椎动脉受刺激或受压导致椎－基底动脉供血不足，典型症状为转头时突发眩晕、恶心呕吐、四肢无力、共济失调，甚至倾倒，但意识清醒，卧床休息症状可消失。主要阳性体征为椎动脉扭转试验阳性，X 射线片常显示钩椎关节增生，颈椎节段性不稳。

5. 交感神经型颈椎病

病变累及交感神经，引发交感神经功能紊乱，临床症状多样，可为头晕、头痛、颈肩背痛，眼部胀痛、干涩或流泪，视物不清、耳鸣或耳聋、面部麻木或半身麻木，无汗或多汗，心动过速或过缓，心律不齐，心前区疼痛、恶心、呕吐、腹胀、腹泻，失眠、情绪不稳定、对疾病恐惧多虑，等等。无特定阳性体征，有颈椎及椎旁压痛、心率和血压异常，影像学检查结果无特异性。如果同时有椎动脉型颈椎病，混合在一起，也可以诊断为混合型颈椎病，需根据损伤程度进行相应的治疗。

## 二、颈椎病变的症状

颈椎病变的种类多，症状复杂，每一型都有其特有的症状，但有些症状的特异性又不强。如果出现明显不适，建议尽快看医生。

颈椎病变常见的症状如下。

①颈肩痛：大多数颈椎病都会累及患者的肩部。人们长期保持某个姿势不动，不能让颈椎得到有效放松，导致颈肩部长时间处于紧绷状态，从而诱发肩周炎等疾病。其中颈型颈椎病最常见，主要表现为颈部僵硬、酸痛，肩背部疼痛，枕后区沉重。神经根型颈椎病可出现颈部疼痛，短期内加重，并向上肢放射。放射痛范围根据受压神经根不同而表现在不同部位。

②皮肤感觉异常：神经根型颈椎病可有感觉减退、过敏等异常表现。

③四肢感觉异常：脊髓型颈椎病患者可出现上肢或下肢麻木、无力、僵硬，双足踩棉花感，持物不稳，行走无力等症状。

④手脚活动异常：脊髓型颈椎病存在精细动作障碍，主要表现为脊髓受压以后中枢神经损伤导致的走路不稳、拾物不稳、全身有束带感或者是肢体有束带感。

⑤头晕：椎动脉型颈椎病会伴有恶心、耳鸣、偏头痛等症状，或转动颈椎时突发眩晕而猝倒。

⑥心前区不适：椎动脉型颈椎病可表现为心悸、心律失常。

⑦头颈部不适：交感神经型颈椎病存在颈项痛、头痛等表现。

⑧面部感觉异常：交感神经型颈椎病患者面部或躯干麻木发凉、痛觉迟钝。

⑨视力障碍：颈椎病也有可能导致眼胀痛、怕光、视力下降等症状。这是因为颈椎病易引起自主神经功能障碍，导致椎－基底动脉出现供血不足，枕叶神经中枢出现缺血，从而影响视力。

## 三、颈椎病变的诊断

早期的颈椎病，主要表现为颈肩部的酸胀、疼痛、不适。影像学上主要是颈椎曲度的改变，大部分没有特异性的表现。所以早期的颈椎病主要是根据症状和体征，做一个初步的诊断。但是如果说颈椎病进一步进展，出现了神经压迫的表现（如肢体麻木、无力或疼痛，行走困难，不能完成精细活动等），就需要做进一步的检查。

1. 自身症状

颈椎病患者在发病之后会出现颈部不适感，甚至还会出现上肢放射性疼痛和双下肢走路不稳等症状，随着病情的发展，很可能会出现活动受限或者恶心、呕吐等症状。

2. 影像学检查

出现颈椎病症状，需要及时到当地正规医院通过 X 射线或者 CT、核磁共振检查等做进一步的确诊，由医生判断是否出现了颈椎病，是否出现了神经压迫。X 射线摄影，也称 DR，不仅可以检查颈椎的生理曲度是否变直、变反，椎间孔是否狭窄，是否有神经受压的可能，还可以检查是否发生骨质增生和骨折。颈椎椎间盘的电脑断层扫描可以看到椎间盘是否突出、膨出，椎管是否狭窄，后纵韧带和黄韧带是否钙化增生，脊髓是否受压等。

3. 主要诊断依据

（1）颈型颈椎病

主要诊断依据如下。

①主诉头、颈、肩疼痛等异常感觉，并伴有相应的压痛点。

② X 射线片上颈椎显示曲度改变或椎间关节不稳等表现。

③排除颈部其他疾患（落枕、肩周炎、风湿性肌纤维组织炎、神经衰弱及其他非椎间盘退行性变所致的肩颈部疼痛）。

（2）神经根型颈椎病

主要诊断依据如下。

①具有较典型的神经根性症状（如麻木、疼痛），且范围与颈部的脊神经所支配的区域相一致。

②压头试验或臂丛牵拉试验阳性。

③影像学所见与临床表现相符合。

④痛点封闭无显效（诊断明确者可不做此试验）。

⑤排除颈椎外病变（胸廓出口综合征、网球肘、腕管综合征、肘管综合征、肩周炎、肱二头肌腱鞘炎等）所致的以上肢疼痛为主的疾患。

（3）脊髓型颈椎病

主要诊断依据如下。

①临床上出现颈部脊髓损伤的表现。

② X 射线片上显示椎体后缘骨质增生、椎管狭窄。影像学证实存在脊髓压迫。

③排除肌萎缩性脊旁侧索硬化症、脊髓肿瘤、脊髓损伤、继发性粘连性蛛网膜炎、多发性末梢神经炎。

（4）椎动脉型颈椎病

主要诊断依据如下。

①曾有猝倒发作，并伴有颈性眩晕。

②旋颈试验阳性。

③ X 射线片显示节段性不稳定或枢椎关节骨质增生。

④多伴有交感症状。

⑤排除眼源性、耳源性眩晕。

⑥排除椎动脉Ⅰ段（进入颈 6 横突孔以前的椎动脉段）和椎动脉Ⅲ段（出颈椎进入颅内以前的椎动脉段）受压所引起的基底动脉供血不全。

（5）交感神经型颈椎病

主要诊断依据如下。

①临床表现为头晕、眼花、耳鸣、手麻、心动过速、心前区疼痛等一系列交感神经症状。

② X 射线片有失稳或退变。

③椎动脉造影阴性。

## 四、颈椎病变的鉴别诊断

颈型颈椎病比较容易鉴别，以下重点介绍另外几种类型颈椎病的鉴别。

1. 神经根型颈椎病鉴别

颈肋综合征和前斜角肌综合征：病人年龄较轻，主要表现为臂丛下干受压的症状，如上肢内侧麻木、小鱼际肌和骨间肌萎缩。因锁骨下动脉常同时受压，故患肢苍白、发凉，桡动脉搏动减弱或消失。爱德生（Adson）试验（头转向患侧，深吸气后屏气，桡动脉搏动明显减弱或消失）阳性。颈椎摄片可证实颈肋综合征。

椎管内髓外硬膜下肿瘤、椎间孔及其外周的神经纤维瘤、肺尖附近的肿瘤：这些肿瘤均可引起上肢疼痛。颈椎摄片可能发现椎管内占位病变征象和椎间孔扩大而无颈椎退行性变，CT或MRI可直接显示肿瘤影像，一些病人还伴有霍纳（Horner）综合征。

神经痛性肌萎缩：常累及第5颈椎分布区，引起严重的疼痛，肩部肌肉无力和萎缩。但感觉障碍较轻，症状常能较快缓解，且一般不累及颈部。

心绞痛：疼痛可放射至上肢和肩颈部，但多为发作性，口服硝酸甘油片等能缓解，病人有冠心病史，一般不难鉴别。

风湿性多肌痛：类似臂丛神经痛，但不伴运动障碍。

2. 脊髓型颈椎病鉴别

肌萎缩性侧索硬化症：以痉挛型四肢瘫为主，无感觉障碍，且常侵犯延髓而出现后组颅神经症状。

多发性硬化：脑和脊髓常同时出现症状，膀胱功能障碍多发生于肢体运动障碍之前。

椎管内肿瘤：可发生于任何年龄，症状发展较快。各种影像学检查有助于鉴别。

脊髓空洞症：主要表现为感觉障碍，运动障碍出现较晚。MRI可清晰显示脊髓中央管增粗。

3. 椎动脉型颈椎病鉴别

内耳疾患：可以是迷路动脉栓塞，突发耳鸣、耳聋、眩晕，症状严重而不减。也可为梅尼埃病，头痛、眩晕、恶心、呕吐、耳鸣、耳聋、眼震、脉率减慢、血压下降。鉴别点是内耳疾患常与过度疲劳等因素有关，而非由颈部的活动所诱发。

眼源性眩晕：由屈光不正等原因所致。鉴别点是闭目时眩晕消失、有屈光不正、眼源性眼震阳性等。

动脉硬化症：鉴别点是有无高血压病史、椎动脉造影。

其他：如贫血或长期卧床后引起的眩晕及神经官能症等。

4. 交感神经型颈椎病鉴别

冠状动脉供血不全：其症状是心前区疼痛剧烈，伴有胸闷气短，只有一侧或两侧上肢尺侧的反射疼痛而无上肢颈脊神经根刺激症状；心电图有异常改变；服用硝酸酯类药物时，症状可以减轻。

神经官能症：没有颈椎病的X射线改变，无神经根和脊髓压迫症状，应用药物治疗有一定效果。但需长期观察，反复检查，以鉴别诊断。

## 五、颈椎病变的治疗

颈椎病变常见于长期低头工作的人群，如电脑打字员、司机、手工劳动者等。颈椎病根据分型不同，临床症状也不同，治疗方法也不同。颈椎病变的治疗原则就是缓解压迫症状，防止病情发展。

1. 治疗原则

（1）原则性与个体性

临床上，由于颈椎病变的病因复杂，发病原因各不相同，颈椎病变患者的情况也有所区别。因此，颈椎病变患者进行治疗时，一定要坚持原则性与个体性相结合。不同的颈椎病变患者，应当采取不同的方法。治疗方案应切实可行，具有针对性。

（2）局部与整体

颈椎病变往往表现为局部疼痛，而实际上是全身性的一种病变，因此，颈椎病变患者在治疗上要做到局部与整体相结合。只有坚持局部与整体相结合，针对颈椎病变的发病原因，对症下药，才能达到彻底治疗颈椎病变的目的。

（3）知晓颈椎病变常识

初步了解颈椎解剖特点，做到科学预防与治疗颈椎病变。颈椎病患者一定要掌握一两种颈椎自我保健方法，积极预防颈部疼痛发生，选择正确的门诊治疗，而且应循序渐进，持之以恒。颈椎病患者可以针对自身病症，选择多种方法，综合治疗，以求最佳效果。

（4）提高生存质量

颈椎病变的治疗应该提高生存质量，缓解患者痛苦，这是颈椎病变的治疗目的，同时也是治疗的原则。颈椎病变是一种慢性疾病，在漫长的治疗过程中，保证患者正常生活、维持其健康和劳动力，在延长其寿命的同时提高其生存质量，对于颈椎病变患者来说，是非常重要和有意义的。

（5）坚持自我治疗

自我治疗是极为重要的一种治疗颈椎病变的方法，颈椎病变患者只有长期坚持自我治疗，颈部的不适和疼痛才能够缓解、消失。自我治疗包括外贴治疗、牵引、运动疗法、灸疗、药枕、康复锻炼等方法。要根据不同病情，分类对待，长期坚持，对症治疗。

2. 治疗方法

治疗方法如下。

①一般治疗：改变工作和生活中的不良姿态，避免长时间低头屈颈，坚持颈部锻炼，增强颈部肌肉力量。

②选用合适的枕头：颈椎枕是治疗的基础。

③药物治疗：可以使用消炎止痛、使骨骼肌松弛、营养神经、舒筋活络、活血化瘀的药物。

④神经阻滞治疗：如颈部硬膜外神经阻滞治疗、星状神经节阻滞治疗。

⑤手术治疗：颈椎间盘突出严重者，行微创手术治疗，解除神经根压迫。

3. 康复手段

康复手段如下。

①颈椎牵引：可以使椎间盘的压力降低，从而使椎间盘放松，同时也可以使颈椎周围组织的压迫症状得到缓解，使局部肌肉放松，缓解疼痛。

②运动疗法：包括颈椎病的医疗体操、医疗体育等。

③中医疗法：包括按摩推拿疗法、针灸疗法等，通过刺激身体穴位，促进血液循环，缓解局部肌肉疲劳，可在一定程度上缓解疼痛。

④物理治疗：物理治疗包括电疗、磁疗、超声直流电药物离子导入法等。

## 六、颈椎病变的预防

颈椎病变主要与外伤、炎症和后天性因素等导致的颈椎骨结构、关节序列的病理改变有关。椎间盘突出及其有关的肌肉、肌腱、韧带、血管、神经等软组织损伤引起一系列临床症状和体征，久之发生骨质增生、韧带钙化、椎间盘变性等异常改变。在日常生活中，人们可以通过以下方法预防颈椎病变。

①保持良好的生活习惯：预防颈椎病变最佳的方法就是在生活中保持头部正确的姿势，不要偏头耸肩，看书、操作电脑时要正面注视，保持脊柱的正常形态。纠正颈椎的不良体位和习惯，减少颈椎受力。

②加强锻炼：如转头运动、耸肩运动等，可以促进局部血液循环，加快新陈代谢，防止局部过度劳累而使血液循环变差、乳酸堆积，防止过度老化而引起病变。工作期间，持续用电脑、手机 1 h 后就起来活动活动，或者做拉伸锻炼，加强颈后部肌肉力

量。练八段锦、打羽毛球、游泳等对颈椎病预防有很大益处。

③睡眠时保持颈部的自然曲度：一般成年人颈部垫高约 10 cm 较好。高枕会使颈部处于屈曲状态，其结果与低头姿势相同。侧卧时，枕头要加高至头部不出现侧屈。

④避免颈部外伤：乘车外出应系好安全带并避免在车上睡觉，以免急刹车时因颈部肌肉松弛损伤颈椎。

⑤避免风寒、潮湿：颈部受寒时，肌肉内毛细血管收缩、代谢物积累，引发肌肉痉挛，不仅会增加椎体之间的压力，还会使颈部肌肉容易紧张。如果只有一侧颈部肌肉痉挛，颈椎将长期处于不平衡状态。因此，颈部“感冒”不仅是发生颈椎病变的一个重要原因，而且还会导致颈椎病发作。因此，夏季颈部长时间吹风扇、睡在风口或冬季睡眠头压不紧等，会使颈部容易“感冒”，应尽量避免。另外，出汗后不要直接吹冷风，或用冷水冲洗头颈部。

⑥重视青少年颈椎健康：随着青少年学业竞争力的加剧，长时间的看书学习，对广大青少年的颈椎健康造成了极大危害，从而出现颈椎病发病低龄化的趋势。在中小学乃至大学中，应大力宣传有关颈椎的保健知识，教育学生重视颈椎健康，树立科学学习、健康学习的理念，从源头上堵截颈椎病发生。

⑦保持乐观心态：相关研究显示，长时间处于不良的情绪中会导致骨关节不能得到良好的休息，长此以往就会导致颈椎病的出现。所以，为了自己的身心健康、远离颈椎病的伤害，要在生活中尽可能保持良好的心情和乐观心态。

⑧适当休息：在生活中，如果总是缺乏休息，就会导致颈椎变得异常紧张，这个时候颈椎病就会出现，所以生活中最好保持动静结合的生活习惯。如果在平时经常感到颈椎僵硬酸痛，可以适当进行热敷来缓解。热敷可以促使血管舒张，加快血液循环速度，从而起到缓解和预防颈椎病的作用。平时也可经常按摩肩部和颈部，这同样也能起到放松局部肌肉组织的效果。

⑨自我按摩：颈部按摩可改善局部血液循环，缓解软组织紧张，消除颈部肌肉疲劳，防止颈部僵硬。方法如下：用双手拇指腹部放在风池穴（头颈交界处，后中线一指凹陷处），按揉。每日按摩 1 次；颈部疲劳不适时，也可随时按摩。

颈椎保健操能改善局部血液循环，防止颈部僵硬，增强颈部肌肉力量，对维持颈椎稳定、防止颈部肌肉慢性劳损具有重要意义。步骤如下：准备姿势——直立，双脚分开，与肩同宽，双手叉腰，眼睛直视前方，即头颈中立。前屈后伸——先前屈头颈后回至中立位，再向后伸头颈，后回至中立位。前屈头颈时，下颌应尽量接近胸部，后伸头颈时，应尽量让眼看到正上方。左右侧屈——自头颈中立位开始，先向左侧弯曲头颈，后回至中立位，再向右侧弯曲头颈，后回至中立位。左右侧屈头颈时，头应尽量向肩部靠拢。左右旋转——自头颈中立位开始，先向左旋转头颈，后回至中立位，再向右旋转头颈，后回至中位。左右环转——先将头颈从中立位向前弯曲；然后将头颈向左转一周，回到原位；再将头颈向右转一周，回到原位；最后将头颈回到中立位。

注意：上述动作应连续完成，不要每节单独重复；可以每天做 2 ~ 3 次。

从上面可以看出，其实颈椎病是一种十分容易预防的疾病。只要采取正确的方法，就可以让自己远离颈椎病的伤害。

## 第十四节　生活方式与腰椎病变

腰椎位于人体的中间位置，具有保护和支撑人体的重要作用。腰椎病变是一种常见的骨科疾病，腰椎一旦出现病变，会给人们的日常生活、身心健康带来巨大的伤害。由于工作的压力或者外伤，很多人的腰椎都会产生病变的情况。腰椎病变涵盖了腰椎间盘突出症、腰椎骨质增生、腰肌劳损、腰扭伤、腰椎退行性病变、风湿或类风湿性腰痛、腰椎结核和肿瘤等疾患。

### 一、腰椎病变常见的原因

腰椎病变通常是由久坐、过度的体力劳动、寒冷刺激以及外伤等因素引起的。也有部分患者本身存在骨质疏松或强直性脊柱炎的情况，因此要引起重视，并且积极地进行治疗干预。

1. 主要病因

腰椎病变的主要病因如下。

①损伤：反复弯腰、扭转等动作最易引起椎间盘损伤。不良的姿势也是主要因素，有些人的生活方式不太科学，宁愿坐着和躺着也不愿意站着，甚至什么活动都在床上进行，经常在床上看书、看电视，或者是在车上睡觉。其实这种行为会对自己的腰椎产生很大的伤害，从而出现腰椎病变，所以在平时生活中，人们一定要多注意自己的生活习惯，尽量不要让自己的腰椎出现病变。

②长期的震动：职业司机的腰椎容易受到伤害。他们一整天都在开车，腰椎不能得到一定的休息，并且长期处在颠簸的状态，腰椎所承受的压力就要变大。这样长期下去就会对腰椎产生很大的伤害，加速腰椎的病变。

③椎间盘退变：椎间盘退变是发生腰椎病变的根本原因，腰椎间盘在脊柱的运动和负荷中承受巨大的应力。随着年龄的增长，椎间盘逐渐发生退变，纤维环和髓核的含水量逐渐下降，髓核失去弹性，纤维环逐渐出现裂隙。在退变的基础上、劳损积累和外力的作用下，椎间盘发生破裂，髓核、纤维环甚至终板向后突出，严重者压迫神经产生症状。

④妊娠：妊娠期间整个韧带系统处于松弛状态，而腰骶部又要承受比平时更大的应力，这增加了椎间盘突出的风险。

⑤遗传因素：20 岁以下的青少年病人中约 32% 有阳性家族史。

⑥发育异常：腰椎骶化、骶椎腰化和关节突不对称等腰骶部先天发育异常，会使下腰椎承受异常应力，增加椎间盘的损伤。

2. 诱发因素

常见的诱发因素如下。

①急性外伤：急性外伤使得腰椎承受异常应力，髓核在突然外力的作用下，容易突出到椎管，引发腰椎病变。

②半弯腰持重：半弯腰持重物可使原本发生退行性改变的椎间盘，在外力的作用下，突然突出到椎管，引起腰椎病变。

③突然扭腰：突然扭腰会让弹性较差的椎间盘受到外力作用，突出到椎管，引起腰椎病变。

## 二、腰椎病变的常见类型

1. 退行性病变

随着年龄的增长，人体内的各个器官都在逐渐老化，腰椎也不例外。腰椎退行性病变可能会出现椎间盘变性、韧带松弛、关节不稳等问题，从而导致腰椎疼痛、僵硬和运动障碍等症状。

2. 损伤性病变

如果腰部遭受到外力的撞击或者经历过手术等创伤，可能会导致腰椎结构异常、神经受压等损伤性病变，从而引起腰椎疼痛、活动受限和感觉异常等症状。

3. 感染性病变

腰椎部位的感染性病变通常由细菌、病毒等病原体感染引起，可能会出现发热、打寒战、疼痛等症状，严重时可导致腰椎畸形。

4. 骨质疏松症

如果经常挑食或偏食，可能会导致体内缺乏钙元素，影响到骨密度，使骨质疏松症发生。骨质疏松症一般会引起全身骨痛、身体乏力、脊柱变形等症状，进而导致腰椎病变。

5. 其他病变

腰椎病变还可能是由肿瘤性病变引起的，也可能是由脊柱畸形引起的。

## 三、腰椎病变的症状

不同类型的腰椎病变引起的症状不完全相同，腰椎病变的常见症状通常包括腰痛、下肢放射痛、肢体麻木、尿失禁等。

1. 腰部疼痛

95% 以上的腰椎病患者有此症状。一种为腰部持续性钝痛，平卧位减轻，站立位则加剧，一般情况下尚可忍受，腰部可适度活动或慢步行走。另一种为突发的腰部痉挛样剧痛，难以忍受，需卧床休息，严重影响生活和工作。如腰椎间盘突出症、腰椎管狭窄等，会压迫神经根，引起剧烈的腰痛，尤其是在做重体力劳动或者长时间弯腰时更为明显。

2. 腰部强直

这种症状是由患者体内结核病菌的侵袭引起的。患者在腰痛的同时，出现了腰部强直的情况，不能弯腰拾东西。

3. 下肢放射痛

80% 的患者出现下肢放射痛，这种症状常在腰痛减轻或消失后出现，表现为由腰部至大腿及小腿后侧的放射性刺激或麻木感，直达足底部。重者可表现为由腰部至足部的电击样剧痛，且多伴有麻木感。疼痛轻者可行走，呈跛行状态；重者需卧床休息，喜欢屈腰、屈髋、屈膝位。下肢放射痛主要是由于腰椎病变导致的肌肉、韧带等软组织受到压迫。若坐骨神经受到压迫，可引起坐骨神经痛，这种疼痛呈放射性，可波及臀部、大腿后方、足背等处。

4. 肢体感觉异常

神经根受到压迫导致神经传导出现异常，长此以往神经根可能变性、坏死，从而引起感觉障碍，下肢出现麻木、感觉迟钝等症状。

5. 间歇性跛行

活动时，神经受压加剧，会引起下肢乏力，出现跛行。这种症状休息一段时间后可自行缓解，恢复正常活动。间歇性跛行的产生机理及临床表现与腰椎管狭窄症相似。

6. 尿失禁

腰椎病变时，可能会压迫马尾神经，导致括约肌功能障碍，从而出现尿失禁的症状。

## 四、腰椎病变的诊断

通过体格检查、影像学检查、特殊检查等方式，可以判断是否患有腰椎病。

1. 症状体征

患者的脊柱侧弯，腰椎弧度消失，病变椎旁压痛并向下肢放射，腰部活动受到限制；腰痛向臀部及下肢放射，腹压增加时（如咳嗽、打喷嚏时）疼痛加重；出现跛行，如步行时经常一手扶腰或同侧下肢，下肢怕负重。查体可发现患者有腰椎侧凸、腰椎生理性前凸消失、腰部有多处明确压痛点等。通过直腿抬高试验、股神经牵拉试验可以进一步确诊。

2. 影像学检查

X 射线平片检查通常作为腰椎病的常规检查，一般拍摄腰椎正侧位片，若怀疑脊椎不稳可以加照动力位片和双斜位片。在正位片上可见腰椎侧弯，在侧位片上可见生理性前凸减少或消失，椎间隙狭窄；在平片上还可以看到纤维环钙化、骨质增生、关节突肥大硬化等表现。CT 检查结果能显示腰椎骨组织结构及轮廓，可以判断是否存在骨性狭窄。MRI 既可以全面地观察各椎间盘退变情况，又可以了解髓核突出的程度和位置，并鉴别是否存在椎管内其他占位性病变，对腰椎病诊断具有重要价值。

3. 特殊检查

如要判断腰椎病患者是否存在神经病变，可以进行肌电图检查。肌电图等电生理检查有助于腰椎间盘突出的诊断，并可以推断神经受损的节段。

## 五、腰椎病变的治疗

腰椎的病变性质不一样，采用的治疗方法也不一样。可以通过一般治疗、药物治疗、手术治疗等方式来改善病情，从而使疾病得到缓解。

1. 一般治疗

平时需要多注意休息，避免做劳累的体力活，也应避免进行剧烈的运动，减轻腰部的负担。同时也需要注意饮食清淡，可以适当地吃鸡蛋、瘦肉等富含优质蛋白的食物，补充体内所需要的营养物质。还可以采用理疗、针灸、推拿、腰椎牵引等方法缓解腰痛、腰酸、腰胀以及腿痛症状。

2. 药物治疗

出现了明显的疼痛症状时，可以遵医嘱使用具有止痛作用的药物，比如布洛芬缓释胶囊、双氯芬酸钠缓释片等；也可以在医生的指导下使用具有补钙作用的药物，比如葡萄糖酸钙口服溶液、维生素 AD 滴剂等，以促进骨骼的生长发育。

3. 手术治疗

病情严重的患者，可以通过腰椎病灶清除术等相关的手术进行治疗。手术治疗能够减轻腰椎病给局部组织带来的损伤，以免引发严重的并发症。

## 六、腰椎病变的预防

养成良好的生活习惯、避免外伤、加强体育锻炼以及定期进行健康检查等措施可以预防腰椎病变。

1. 养成良好的生活习惯

预防腰椎病需要保持运动，避免久坐，远离不良生活习惯。正确的坐姿和站姿不仅可以提高学习和劳动的效率，还能防止腰部肌肉劳损，延缓腰椎间盘退变，从而预防腰椎间盘突出症。长期坐位的工作者或重体力劳动者，应定时伸腰、挺胸，避免长时间保持固定的姿势，从而减少腰椎间盘承受的压力；长期站立工作的劳动者，应不时将髋、膝关节微屈，以 15° 左右为宜，使骨盆前倾、腰椎变直，从而减轻腰椎负担。同时应注意腰背部保暖，日常根据天气变化及时增添衣物，以免腰部受凉。平时睡觉应选择软硬适中的床。太软会使得腰部始终保持弯曲，不利于腰肌的放松；过硬则会增加腰肌的负担。睡觉时可以选择侧卧，以减少腰部承受的压力。此外，吸烟过多也会导致腰背痛，这是因为烟叶中含有的某些化学物质能够使血管收缩，从而引起血管缺血缺氧，进一步增加腰椎间盘突出症的罹患风险。戒烟有利于健康。

2. 避免外伤

运动过程中需要保持正确的运动姿势，避免由于运动过度导致腰部损伤。

3. 加强体育锻炼

适量的运动不仅能够增强体质、提高免疫力和抵抗力，还能改善骨骼肌肉系统，从而增强神经系统的敏捷性和适应性，进一步降低腰椎损伤的发生率。为此，应该结合自身的实际情况选择一些有氧运动，比如慢跑、散步、太极拳、健美操等，从而延缓腰椎间盘的退行性改变进程，降低腰椎疾病的发生率。同时要有针对性地进行腰背肌锻炼，例如腰椎操、“小燕飞”和“桥式”运动，同时进行有益于增强腰背肌核心力量的运动。通过“小燕飞”、平板支撑、游泳等运动可以加强腰部核心肌群力量，从而延缓腰椎衰老，预防腰椎病变。

4. 定期进行健康检查

要注意定期进行健康检查。对青少年来说，定期的健康检查能够及时发现脊椎是否存在先天性或特发性畸形，以便切实做到早发现、早诊断和早治疗，在降低治疗难度的同时，确保青少年的健康发育。而对于那些从事剧烈腰部活动的人群来讲，除了要做好定期健康检查以外，还要加强对腰背部的保护，从而减少损伤，进一步降低腰椎病变的发生率。

## 第十五节　生活方式与营养性贫血

贫血是一种非常常见的病理现象，不管什么年龄段的人群，都可能出现贫血的症状。贫血包括营养性贫血、遗传性贫血、肿瘤性贫血、再生障碍性贫血等。其中，营养性贫血是指由叶酸、维生素 $B_{12}$、铁等营养物质缺乏引起的红细胞及血红蛋白合成不足所致的贫血。

### 一、贫血的原因

贫血的原因包括红细胞生成不良、红细胞破坏过多、急慢性失血等。

1. 红细胞生成不良

合成红细胞的原料及辅助物质不足会导致营养性贫血。婴幼儿、青少年以及妊娠期妇女对营养的需求量增多，如果摄入不足，也会造成营养性贫血；叶酸和维生素 $B_{12}$ 主要在小肠吸收，肠道疾病如慢性腹泻、克罗恩病或寄生虫病，会引起吸收不良，造成营养性贫血。红细胞生成不足还可见于骨髓和干细胞问题，骨髓中的一些干细胞会发育成红细胞。如果没有足够的干细胞，或它们不能正常工作，或者被其他细胞（如癌细胞）所替代，就可能会出现再生障碍性贫血。基因或骨髓药物、放射线、化学疗法或病毒感染等，也会导致再生障碍性贫血。

2. 红细胞破坏过多

红细胞破坏过多是由免疫性因素、非免疫性因素以及红细胞内在缺陷等因素引起的。当红细胞破坏速度超过骨髓代偿能力时，可出现溶血性贫血。镰状细胞贫血、肝硬化、脾功能亢进等疾病也会造成红细胞破坏过多。

3. 急慢性失血

失血过多很容易导致失血性贫血，而这种问题一般分为急性失血和慢性失血。如果是急性大量出血，会危及生命，因此一定要多加注意。失血过多可能会导致患者机体血液不足，常见于车祸、难产、高空坠落等导致大出血的情况；月经过多、消化道溃疡等导致的失血也属于失血性贫血的范畴。如果出血量达到 1 500 ~ 2 000 mL（总血量的 40% 左右），即使出血前患者很健康，出血后卧床休息，仍不免有口渴、恶心、气促、极度头晕甚至短暂意志丧失等症状。由于血液重新分布，患者手足厥冷，面色苍白，尿量减少。血压、心输出量及中心静脉压均降低，脉搏快而无力，并逐渐出现休克症状，如烦躁不安、呼吸困难、脉搏细速、皮肤湿冷、恶心呕吐，最后甚至出现昏迷。

4. 其他

促红细胞生长因子缺乏，主要见于肾性贫血、尿毒症患者；消耗性的疾病，如肿瘤、比较严重的感染，使身体消耗增多而发生贫血。

## 二、贫血程度的分级和症状

1. 轻度贫血

临床上常把血红蛋白浓度在 90 g/L 以上的贫血称为轻度贫血。患者一般只表现为脸色苍白、精神稍有低迷、食欲不振、体质弱、时常发烧感冒等。

2. 中度贫血

临床上常把血红蛋白浓度在 60 ~ 90 g/L 的贫血称为中度贫血。患者症状则较为明显，脸色煞白，精神萎靡，烦躁不安，可出现腹泻、呕吐等消化不良症状；也会有疲劳和虚弱感；由于红细胞数量不足，血液无法正常地输送氧气到大脑，从而导致头晕和眩晕；同时伴随呼吸、脉搏加快等全身症状。

3. 重度贫血

临床上常把血红蛋白浓度在 30 ~ 59 g/L 的贫血称为重度贫血。患者这时可出现心力衰竭、心脏增大、手脚浮肿、胸闷气短等症状；头发枯黄、稀疏；大便干燥；化验检查时可发现不同程度的红细胞数减少及血红蛋白含量下降，白细胞及血小板数也急剧减少，还可能出现严重的出血症状。

4. 极重度贫血

临床上常把血红蛋白浓度在 30 g/L 以下的贫血称为极重度贫血。这种情况非常危险，可能会出现贫血性心脏病、心力衰竭等，甚至危及生命。

## 三、营养性贫血的分类

营养性贫血根据缺乏造血原料的不同分为三类。

1. 营养性小细胞性贫血

营养性小细胞性贫血，又叫作缺铁性贫血。缺铁性贫血是指体内贮存铁不足，影响血红蛋白合成所引起的一种小细胞低色素性贫血，是世界各地贫血中最常见的一种。铁是造血的重要微量元素，膳食中缺铁是缺铁性贫血的主要原因。另外，钩虫病、胃肠吸收不良、胃和十二指肠溃疡合并出血、痔疮出血，以及女性月经过多、青春期功能性子宫出血等均可造成缺铁性贫血。

2. 营养性大细胞贫血

营养性大细胞贫血，又叫巨幼细胞贫血，主要因体内缺乏维生素 $B_{12}$ 和叶酸而发生。

3. 营养性混合性贫血

营养性混合性贫血兼有以上两类贫血的症状。

这三类贫血除了根据症状表现，还可以结合实验室检查进行判定。

## 四、贫血的诊断要点

诊断贫血的指标，临床最常用的有红细胞计数、红细胞压积、血红蛋白、红细胞象及骨髓细胞象。前三项是辨别贫血与否不可缺少的基础指标，其中任何一项低于正常值，即可认为是贫血。后两项是用以进一步探讨贫血的性质和判定贫血程度的佐证指标，可根据需要和条件，酌情选用。

1. 病史

除调查贫血原因外，还要着重了解贫血是急速发生的还是缓慢发生的，病程的长短，是群发、散发还是个别发生，以及贫血症状是进行性加重还是治疗有效等，为进一步诊断提供有力依据。

2. 黏膜色泽

黏膜色泽对反映贫血及贫血程度敏感可靠，是认识贫血的窗口。在检查黏膜时，着重注意有无出血点，必要时可配合血管脆性试验加以印证。可视黏膜通常检查眼结膜。

3. 心肺功能

贫血时，由于供血和血液携氧功能障碍，必然影响心肺功能，伴发心肺功能障碍症状，如心率、呼吸频率增快和呼吸困难等，这些对于反映贫血程度也是一个佐证。

4. 贫血程度

贫血程度主要通过贫血指标减少的程度和治疗效应两个方面反映，而这两个方面又都通过外周血液和骨髓造血功能综合的结果反映。在数量变化上，仅外周血液成分减少而骨髓造血功能无变化者，贫血比较轻微；外周血液成分显著减少，骨髓造血功能也减退者，贫血则比较严重。治疗效应也是如此。经过治疗，外周血液成分尤其是网织红细胞增多，骨髓造血出现增生效应的，贫血比较轻微；虽经施治，外周血液成分有所回升，但骨髓造血仍无增生效应的，则贫血程度属重度，可能属于再生障碍性贫血。

5. 贫血指标的一致性

反映血液成分的量变（数量差异）和质变（形态差异、比率变异等）的各个指标之间几乎都有一致性，如红细胞数与血红蛋白含量，外周血液红、粒细胞比率与骨髓红、粒细胞比率，以及外周血象和骨髓象都有一致性，彼此呼应。如果相应指标之间变化不一致，则应仔细探讨其原因，尽力纠正，方可获得正确的结论。

6. 观察治疗效应，验证诊断

只要对贫血的病性判断准确，病因清楚，通过除去病因，对症施治，大多能见到明显的增生性造血效应。如营养性贫血，在应用铁、铜、钴或维生素 $B_6$、$B_{12}$ 之后 5～7 天，外周血液显示网织红细胞增多，表明效应良好，诊断正确。否则，应当查明其不显效果的原因。

## 五、营养性贫血的治疗

贫血的治疗，首先要确定其具体类型，判断贫血的严重程度，然后采取针对性的治疗方案。如果是缺铁性贫血，要及时去除导致身体缺铁的原因，并进行补铁治疗。如果是巨幼细胞贫血，要改善饮食习惯，适当使用药物。下面针对营养性贫血的具体治疗方法进行简要论述。

1. 缺铁性贫血

（1）病因治疗

病因治疗不仅是解决源头问题，而且对纠正贫血的效果、速度以及防止其复发均有非常重要的意义。

（2）铁剂治疗

铁剂治疗应在医生指导下进行。口服铁剂中最常用的制剂为硫酸亚铁、富马酸亚铁。服药时忌茶，以免铁被鞣酸沉淀而不能被吸收。一般尽量用口服药治疗，仅在下列情况下才应用注射铁剂：肠道对铁的吸收不良，例如胃切除或胃肠吻合术后、慢性腹泻、脂肪痢等；胃肠道疾病在口服铁剂后症状会加重，例如消化性溃疡、溃疡性结肠炎、节段性结肠炎、胃切除后胃肠功能紊乱及妊娠时持续呕吐等；口服铁剂虽经减量而仍有严重胃肠道反应。常用的铁注射剂有右旋糖酐铁、山梨醇铁及枸橼酸铁。

（3）辅助治疗

加强营养，增加含铁丰富的食品。

（4）小分子肽治疗

传统铁剂通过胃蛋白酶，游离出二价铁，刺激胃肠黏膜。有研究表明，铁能与小分子肽结合，通过小分子肽的运输方式，到达特定的靶组织，吸收快、吸收率高。铁与小分子肽结合后，不产生游离的铁离子，不刺激胃肠黏膜，适合长期服用。这种组合制剂分子量极小，能自由通过成熟胎盘，尤其适合孕妇和婴幼儿。

2. 巨幼细胞贫血

（1）一般治疗

改善饮食，科学饮食，纠正偏食习惯。积极预防和治疗呼吸道和消化道疾病。

（2）药物治疗

药物治疗应在医生指导下进行，主要应用维生素 $B_{12}$，每周肌注 2 次，每次 100 μg，连续 2 ~ 4 周，直至网织红细胞恢复正常。叶酸缺乏者可口服叶酸每次 5 mg，每日 3 次，连用 2 周后，可改每日 1 次。维生素 C 能促进叶酸的利用，可同时口服，以提高疗效。有观点主张维生素 $B_{12}$ 和叶酸联合应用，但不能同服维生素 C，会抑制叶酸疗效。应用维生素 $B_{12}$ 和（或）叶酸治疗 3 ~ 4 天后，一般神经精神症状好转，网织红细胞开始增加，6 ~ 7 天达高峰（15% ~ 16%），2 周后降至正常；2 ~ 6 周后，红细胞和血红蛋白恢复正常。骨髓巨幼红细胞可于维生素 $B_{12}$ 治疗 3 ~ 72 h 后有所恢复；叶酸治疗 24 ~ 48 h 后，转为正常。但巨幼粒细胞和分叶过多的巨核细胞可能存在数天。神经系统恢复较慢，少量患者需经数月后才能完全恢复。

（3）对症治疗

根据不同情况，可给予具有针对性的治疗。

## 六、营养性贫血的预防

预防营养性贫血可以采取以下措施。

①科学饮食：营养性贫血的预防关键是调整膳食营养结构、科学进餐。早餐需摄取足够的高热量优质蛋白，如豆浆、鸡蛋、牛奶等；中餐需从菜肴中广泛摄取各种营养素；晚餐少吃脂肪多的食物和甜食，以防止消化不良和肥胖等。

②注意休息：保证充足的休息和睡眠，避免过度劳累，可以进行适当的体育锻炼，增强机体的抵抗力和免疫功能。

③积极治疗原发疾病：治疗月经过多及消化系统疾病等。

## 第十六节　生活方式与营养不良

营养不良和营养性贫血其实是两种疾病，但是有一定的关系。营养不良主要由能量、蛋白质及其他营养素不足或过剩引起。本节所述营养不良指营养不足。患者会渐进性出现皮下脂肪减少、体重降低等症状，然后出现各个系统的问题。临床表现以消瘦、水肿或者两者都具备为特征。

### 一、营养不良的分级及症状

营养不良分级标准是依据体重、皮肤皱褶、肌张力、精神状态等方面的综合性考虑。

1. 一度营养不良

体重降低，低于标准体重值的 15% ~ 20%；腹部脂肪皮褶厚度为 0.4 ~ 0.8 cm；精神状态正常；BMI 一般低于 18.5 $kg/m^2$；一般没有其他系统的功能障碍。

2. 二度营养不良

体重明显低于正常标准值的 21% ~ 40%，腹部脂肪皮褶厚度小于 0.4 cm；精神不振、烦躁不安、肌张力减弱、肌肉松弛、皮肤弹性差；往往没有太多的其他系统的症状；BMI 一般低于 17.5 $kg/m^2$。临床可见，患者精神状态不佳，有无精打采的表现，而且感觉身体没有力气，不能做一些重体力的劳动或者是剧烈的运动。若处于发育期，身高生长和发育都会受到一定的影响。

3. 三度营养不良

体重一般低于正常标准值的 40% 以上；腹部脂肪皮褶消失；精神萎靡、嗜睡或者是烦躁不安交替出现，肌肉萎缩、肌张力低下；婴幼儿智力发育可落后于同龄人群；BMI 一般低于 16.0 $kg/m^2$；可见多系统功能紊乱。

## 二、营养不良的发病原因

人体需要多种营养素来保持健康，如蛋白质、碳水化合物、脂肪、维生素和矿物质以及水等。如果身体摄入的营养不足或无法正常吸收，就会导致营养不良。

1. 营养缺乏

饮食营养不科学者、营养素长期摄入不足者、长期性进食量不足者、婴幼儿如母乳不够吃又无法尽早添加辅食以及奶粉喂养者，均可出现营养缺乏的现象。

2. 疾病原因

有些疾病在妨碍食物消化、吸收的同时，又加大了机体的消耗，所以容易造成营养不良。这类疾病包括慢性结肠炎或痢疾、各种各样酶欠缺引发的消化吸收不良综合征等。

## 三、营养不良的诊断

营养不良是一种普遍存在的健康问题。在诊断营养不良时，应该对患者的身高、体重、BMI 和生化指标等进行综合判断。

1. BMI

标准体重的 BMI 为 18.5 ~ 23.9 kg/m$^2$，超重为 24 ~ 27.9 kg/m$^2$，肥胖为 28 kg/m$^2$ 及以上。而 BMI = 18.5 kg/m$^2$ 是营养不良的临界值。

2. 体重下降

6 个月内非自主性体重下降大于 10% 或 3 个月内非自主性体重下降大于 5%，同时伴 BMI 下降（年龄＜70 岁，BMI＜20 kg/m$^2$ 或者年龄≥70 岁，BMI＜22 kg/m$^2$ ）。

3. 肌肉量不足

肌肉量不足是一种重要的营养不良症状，在身体重量减轻时尤其需要注意。肌肉是一个人的能量储存和消耗的最主要组织之一。肌肉质量的下降意味着人体能量的供应不足，同时还可能伴随着蛋白质代谢障碍等问题。

4. 血红蛋白水平降低

血红蛋白是血液中携氧的关键分子，其水平的降低表明人体存在着贫血等健康问题。对于一些营养不良患者，血红蛋白水平的降低是一种常见的体征。

5. 影像学检查

通过 CT、MRI 等影像学技术来评估肠、肝脏、肾脏等器官对于营养物质的吸收程度。这种方法不常用于普通的营养不良诊断中，但是对于一些特殊情况下的营养不良诊断具有重要意义。

## 四、营养不良的治疗

日常生活中需要注意严格做好饮食方面的调理，尽量做到营养全面化和多样化，这有利于改善身体营养不良的情况。治疗营养不良的常见方法如下。

①积极治疗原发疾病：对于原有疾病导致的营养不良，只有去除原发疾病的病因以后，营养不良的情况才会得到一定的改善，比如说乳糖不耐受或者是肠道过敏，需要使用特殊的奶粉等。

②少量多餐：采用少量多餐的营养方式，多吃一些蛋白质和维生素丰富的食物。如果是重度的营养不良，应该先从少量或者是微量开始。营养不良通常出现在儿童中较多，容易造成孩子身体瘦弱、免疫力差。但并不是说肥胖的孩子不会出现营养不良，很多孩子即使看起来非常胖，也有检查出营养不良的情况。

③对症治疗：人体内有很多无机盐，比如说钙、铁、锌、硒。当某种无机盐缺失的时候，就可能造成营养不良。最好的方法就是明确病因，然后缺钙补钙，缺铁补铁，这样治疗效果肯定会理想一些。

④营养均衡：任何年龄的群体都要讲究营养均衡，要做到荤素搭配、科学膳食。

⑤运动健身：运动不但能够提高体质，还可以促进营养的消化和吸收，对强身健体很有益处。

⑥西药治疗：药物治疗应在医生指导下进行。可给予B族维生素和胃蛋白酶、胰酶等以助消化；严重的营养不良患者需要进行营养支持治疗，如静脉营养等。

⑦中医药治疗：中药参苓白术散能调整脾胃功能，改善食欲；针灸、推拿等也有一定疗效。

⑧心理治疗：营养不良有时会伴随心理问题，如抑郁、焦虑等，此时需要进行心理治疗。

## 五、营养不良的预防

预防营养不良的措施如下。

①母乳喂养：尽量以母乳喂养婴儿。健康的维护应该从小开始，母乳中含有大量的营养，能够提高婴儿的身体免疫能力，预防疾病的发生。所以，对于婴儿来说，母乳喂养至关重要，要积极倡导普及。

②适量运动：在运动的过程中，机体会消耗多余的热量，增强食欲也能够提高机

体的抵抗力。对于偏食的个体，可以鼓励在多运动的同时，注意运动后选择正确的饮食来改善营养不均衡的现象。

③生活规律、均衡营养：生活规律，充分休息和保障睡眠时间，劳逸结合；营养均衡、科学，膳食合理；保持适当的进食速度和数量，确保足够营养成分的摄入；适当增加膳食纤维的摄入量，因为膳食纤维有助于促进肠道健康，并帮助吸收营养物质；多吃蔬菜和水果，因为这些食物富含维生素和矿物质以及植物化合物和抗氧化剂；避免过量摄入某些特定的食物，例如高糖或高脂肪食品等，以防止过量摄入而导致营养不良；根据自身的肌肉质量和活动水平，每天至少摄入 1.8 ~ 2.0 L 的水；对于老年期、妊娠期、哺乳期和生长发育期应适当加强营养，以达到供求平衡。

④避免吸烟、酗酒：吸烟和过度饮酒均对健康有害，因此要养成良好的生活习惯。

## 第十七节 生活方式与痛风

痛风是由于体内嘌呤代谢障碍，导致血尿酸升高，进而析出结晶沉积在关节和脏器，所引起的一种疾病。它是一种常见且复杂的疾病，各个年龄段均可能患本病，男性发病率高于女性。

### 一、痛风的发病原因

随着生活水平的日益提高，痛风患者越来越多。痛风有原发和继发之分。原发性痛风是先天性的，由遗传因素和环境因素共同致病，绝大多数病因为尿酸排泄障碍，具有一定的家族易感性。继发性痛风主要由肾脏疾病、药物、肿瘤化疗或放疗等所致。还有一类痛风，原因未知，称为特发性痛风。临床上 5% ~ 15% 的高尿酸血症病人会发展为痛风。

1. 饮食因素

长期食用高嘌呤食物，如海鲜、啤酒、动物内脏等，就容易导致嘌呤代谢异常，出现高尿酸血症，尿酸结晶沉积于关节、软组织等部位，引起痛风。

2. 药物因素

长期服用呋塞米、吡嗪酰胺等药物，容易影响肾脏排泄尿酸的能力，导致尿酸排泄减少，体内的尿酸沉积无法排出，导致痛风。

3. 工作因素

在白领阶层的脑力劳动者中，患痛风者日益增多，这是因为工作的巨大压力、过度的精神紧张，致使身心疲劳不堪，又缺乏锻炼。这样就会使各脏器的生理功能减退，影响代谢废物的排泄，日积月累，引起痛风。

4. 遗传因素

痛风具有一定的遗传性，如果父母有痛风病史，则子女患痛风的概率就会增大。

5. 环境因素

长时间寒冷、潮湿的环境刺激会使局部体温降低，影响尿酸代谢，导致痛风发作。

6. 疾病因素

一些疾病如糖尿病、肾脏疾病、胰腺疾病等，容易导致肾脏排泄尿酸的能力下降，尿酸沉积在关节部位，就容易引起痛风。

7. 其他因素

肥胖导致体内脂肪含量增加，或运动量少导致机体代谢率下降，也容易引起痛风。

## 二、痛风的症状

痛风的临床表现为高尿酸血症、反复发作的痛风性急性关节炎、泌尿系统尿酸性结石和痛风石形成等。

1. 原发性痛风

原发性痛风一般好发于40岁以上男性，常有家族遗传史，临床表现可分为四个不同阶段。

（1）无症状期

在此期间，仅有血尿酸波动性或持续性增高。从血尿酸增高至症状出现可长达数年至数十年，甚至终身无临床症状。仅有血尿酸增高而不出现症状者，称为无症状性高尿酸血症。

（2）急性关节炎期

急性关节炎期是原发性痛风最常见的首发症状。初发时往往仅累及小关节，后发展为多关节受累，以拇趾的趾关节为好发部位。第一次发作通常在夜间，数小时内局部关节即出现红肿、热、明显压痛，并伴有发热、白细胞增多与血沉增快等全身症状。

（3）间歇期

少数患者终身只发作一次便不再复发，也有相隔5～10年后复发的；多数患者在6个月至2年内会第二次发作。通常病程愈长，发作愈多，病情也愈重，并出现X射线影像学改变。

（4）慢性关节炎与肾脏病变期

慢性关节炎：多见于未经治疗或治疗不规则反复发作者。此期关节炎发作较频繁，间歇期缩短，疼痛日益加剧，甚至发作后不能完全缓解。痛风石为本期常见的特征性表现，常见于耳郭、跖趾、指间、掌指、肘等关节附近，亦可见于尺骨鹰嘴、滑车和跟腱内。若痛风石形成过多并毁损关节，可致手足畸形、功能障碍。痛风石表面的皮肤可变得十分薄弱，一旦破溃可排出白色粉末状尿酸盐结晶，此时病变一般已至晚期。

肾脏病变：过多的尿酸盐沉积在肾间质内，可导致痛风性肾病。可出现血尿，部分患者以痛风性肾病为最先的临床表现，易与肾小球肾炎和原发高血压性肾损害混淆。此外，部分患者还可出现尿酸性肾石病，以尿酸性肾结石为首发表现。

2. 继发性痛风

继发性痛风的临床表现较原发性严重，肾石病多见，但关节症状多不典型，病程不长。

## 三、痛风的诊断

根据患者病史、症状、家族史、发病年龄并结合实验室检查来进行诊断。实验室检查血尿酸增高，关节腔穿刺取滑囊液，可测得尿酸盐结晶，可确诊本病。急性关节炎期服用秋水仙碱后症状迅速缓解，具有诊断意义。目前痛风的诊断多采用2015年美国风湿病学会和欧洲抗风湿病联盟共同制定的标准。

1. 金标准

关节腔穿刺液镜检见尿酸盐结晶。

2. 分类标准

当患者存在至少一个外周关节或滑囊肿胀、疼痛、压痛时，需进一步进行分类诊断。具体方法如下。

①累及踝关节或足中段的（非第一跖趾关节）单或寡关节炎计1分；累及第一跖趾关节的单或寡关节炎计2分。

②发作时关节有皮肤发红、受累关节触痛或压痛、关节活动障碍三个特点，每符合1个计1分。

③有1次典型发作（发作时疼痛达峰<1天；症状缓解≤14天；2次发作间期疼痛完全缓解）计1分；若有多次典型发作，则计2分。

④有痛风石临床证据：皮下灰白色结节，表面皮肤薄，血供丰富，皮肤破溃后可向外排出粉笔屑样尿酸盐结晶。若满足上述症状，则计4分。

⑤血尿酸水平：<240 μmol/L 计 –4 分，240 ~ <360 μmol/L 计 0 分，360 ~ <480 μmol/L 计 2 分，480 ~ <600 μmol/L 计 3 分，≥600 μmol/L 计 4 分。滑囊液分析：未作计 0 分，尿酸盐阴性计 –2 分。

⑥关节超声“双轨征”，双能 CT 显示尿酸盐沉积，任一方式计 4 分。X 射线显示手和（或）足至少一处骨侵蚀，计 4 分。

上述项目总分在 8 分及以上即可诊断痛风。如有上述相关不适，建议及时就医，明确诊断，对症治疗。

## 四、痛风的鉴别

痛风主要需与类风湿关节炎相鉴别。类风湿关节炎任何年龄均可发病，而痛风多发生在中老年期。类风湿关节炎是一种慢性自身免疫性疾病，具体发病原因不明，主要以双手腕关节、指间关节受累为主，通常化验类风湿因子阳性，好发于女性。

## 五、痛风的治疗

痛风的治疗是综合性的，可以采取以下措施。

①调整饮食：限制高嘌呤食物，如肉类（特别是内脏器官）、海鲜、咖啡、酒精等，以减少尿酸的产生；同时，增加蔬菜、水果、全谷物等富含纤维和维生素的食物的摄入。

②改善生活方式：每天饮水应在 2 000 ~ 3 000 mL，多饮水有助于促进尿酸的排泄。保证充分的休息和睡眠，避免过度劳累。戒烟也对痛风病的控制有帮助。多运动，多做一些强度适中的有氧运动，如慢跑、快走等。

③使用止痛药物：在医生指导下，急性痛风发作时，可以使用非甾体类抗炎药物，如吲哚美辛、依托考昔来减轻疼痛和消除炎症。

④使用降尿酸药物：在医生指导下，尿酸水平较高或反复发作的痛风病患者，可以考虑使用降尿酸药物来控制尿酸水平，常用的药物包括非布司他和苯溴马隆等。

⑤手术治疗：对于存在大量痛风石积聚或关节严重破坏的情况，可能需要考虑手术治疗，例如关节腔注射糖皮质激素或手术去除痛风石。

需要强调的是，痛风是一种需要长期管理的慢性疾病，治疗方案应根据个体情况进行制定。每种药物都有相应的适应证和禁忌证，而且痛风并没有非常有效的治疗方法，只能通过服用降低尿酸的药物来治疗。生活护理也非常重要，因此对患者的自律性有一定要求。

## 六、痛风的护理

1. 生活护理

在患上痛风以后需要做好生活护理，避免症状的恶化。在日常生活中需要选择干燥温暖的地方，潮湿阴冷的地方会造成痛风的症状恶化。另外在患者的急性发作期期间，需要做好护理措施，尽量卧床进行休息，可以适当地抬起患肢，以促进血液的回流，减少痛感。

2. 饮食护理

在饮食中需要减少食用高嘌呤食物，及时戒烟戒酒，不要吃海鲜类食物。特别在急性发作期的时候，可以多吃一些碱性食物，这对于缓解痛风具有很好的效果。多喝水，不饮用饮料，病情会得到缓解。人体其实具有自我调节和修复能力，喝水能帮助人体新陈代谢，使尿酸排出。

3. 适当锻炼

一般情况下，肥胖也会导致痛风，所以患有痛风的人最好管理好自己的健康问题，以及关注体重情况。进行锻炼身体是非常有必要的事情。

## 七、痛风的预防

预防痛风及痛风复发可以从以下方面着手。

①改善饮食：减少高嘌呤饮食的摄入，如动物内脏、海鲜、肉汤等。

②禁烟、禁酒：抽烟喝酒对于痛风非常不利，而且酒中含有的部分物质在体内代谢以后会产生大量的尿酸。

③适当运动：运动可以增强体内代谢，保证关节的活动度。

④保暖：气温降低可使尿酸盐更容易结晶、更容易沉积在关节上导致痛风发作。很多患者出现痛风都是着凉诱发的。

⑤减肥：肥胖者体重降低以后，痛风发作的概率就会减小，次数也会减少。

⑥增加饮水量：血液中的尿酸通过尿液排泄，多喝水就能把更多的尿酸排出体外。

⑦合理用药：长期服用阿司匹林、利尿剂、青霉素、抗结核药等药物的患者，应定期检测血尿酸。这些药物可抑制肾小管排泄尿酸。尿酸若长期居高不下，可导致痛风形成。

⑧定期体检：定期检查血尿酸，定期检测血糖、肝肾功能等，以早期发现肝肾病变。

# 第十八节　生活方式与慢性非传染性疾病的相关性

近年来，我国糖尿病、高脂血症、高血压、冠心病和脑卒中等慢性疾病的患病人数显著增加，这些疾病已经成为致残、致死的主要原因。从表面上看，这些疾病名称不同，实际上，导致疾病发生、发展的原因相同或相似，它们都与不健康的生活方式密切相关。

这些疾病在初期可能没有给身体带来明显不适，很容易被忽视。在个人健康意识薄弱或预防疾病能力不足的情况下，可能就不知不觉患上了病。有不少患者是在工作强度显著增加、剧烈活动或者出现情绪波动等意外情况下，暴发急危重症就医，才知晓已经患上糖尿病或心脑疾病了，失去了本应该早期预防疾病发生、发展的良机。

在我国面临着健康需求增加和自我健康管理不合理的情况下，中华人民共和国科学技术部成立的专家组在举行的“数字医疗和健康促进”专项研究中指出传统疾病防控理念需要进行改变，并提出了“主动健康”的理念。主动健康强调充分发挥个体的主观能动性，以改善健康行为为主，综合利用各种可控措施，从而达到提高居民体质、维持人体处于健康状态的目的。研究显示，良好的生活方式是改善机体免疫的重要途径，也是实现主动健康的重要手段之一。

## 一、主动健康理念下的机体免疫预防

1. 主动健康

主动健康是一种向人体主动施加可控的刺激，促进人体适应多样性变化，从而增强人体机能或慢病逆转的未来医学模式。我国提出的主动健康着力于家庭和社区，政府和医院充当引领者与参与者，引导居民选择积极的生活方式，强调充分发挥个人的主观能动性，即主动获得持续的健康能力、拥有健康完美的生活品质和良好的社会适应能力。主动健康是将被动治疗为主转向以主动选择行为干预的新探索，是我国面向新时代人民群众的健康需求提出的新的理念，也是现实可行且成本最低的健康模式。

2. 生活方式

健康的生活方式是实现主动健康的重要因素。从合理营养、合理运动、保持良好睡眠和积极的情绪稳定进行动态监测、精准干预、实时反馈的维度出发，提高全民健康素养，积极引导居民主动选择健康生活方式，对于提高机体免疫力、实现疾病预防和早期治疗具有重要的实际意义。

## 二、膳食营养与机体免疫调控

营养失衡是众多疾病的首要致病因素。组织炎症是各类疾病的重要特征，而饮食是炎症的重要调节剂。

1. 促炎膳食

西方膳食是典型的促炎膳食。它的特点是高摄入红肉和加工肉类、甜品和油炸食品，饱和脂肪主要来自乳制品和猪油类产品。促炎膳食具有高盐、高糖和高脂的特点。

2. 抗炎膳食

抗炎膳食通常指地中海饮食、全谷物和水果饮食和素食等饮食模式，富含膳食纤维和植物化学物。其中，植物化学物是指植物生长过程中产生的对人体健康有着特殊的非营养作用的植物次级代谢产物，具有抗氧化、抗癌和抗炎的作用，是潜在的免疫调节剂。这些化学成分虽然不在六大营养素之内，对维持生命不是必需的，但对维持人体健康却是必不可少的重要物质。

## 三、运动与机体免疫调控

骨骼肌是人类非常重要的免疫器官之一。由骨骼肌纤维产生、表达和释放并发挥内分泌作用的细胞因子或其他肽类称为肌细胞生成素。长期缺乏运动可能导致肌细胞生成素分泌减少以及胰岛素敏感性降低、肌肉量减少、餐后脂质代谢减弱、内脏脂肪积累、患心血管疾病和骨质疏松症等疾病的风险增加。此外，运动在免疫衰老、癌症、病毒感染和炎症疾病等适应证上发挥着多种途径的积极调控作用。

1. 运动强度和时间

运动对免疫系统的有益影响取决于运动的强度和时间。耗氧量和心率通常用来衡量运动强度。可通过完成任务的代谢当量来衡量运动的强度水平，包括低水平、中等水平和剧烈水平。有规律的适度运动对免疫系统有正面影响，长时间的剧烈运动可能会降低免疫细胞代谢能力而导致免疫功能障碍。所以，运动要根据自身的特点和条件，选择适合个体的运动方式。

2. 运动适量

适当的运动可通过减少内脏脂肪量和（或）运动诱导的抗炎环境，抵消慢性疾病的发生风险。一些研究人员发现，运动后骨骼肌分泌的具有抗炎作用的IL–6，同时能刺激肾上腺释放皮质醇，从而释放第二个抗炎信号。骨骼肌还会分泌IL–7、IL–15等细胞因子刺激初始T细胞的激活和增殖、自然杀伤细胞（NK细胞）的产生、巨噬细胞的极化以及抑制脂肪产生。定期的运动能增加肠道内微生物群的多样性。已有随机临床试验和流行病学研究证明，适度运动与上呼吸道感染发病率呈负相关。少于 60 min 的中等到高强度运动可促进免疫系统功能，刺激循环和组织之间高度活跃的免疫细胞亚型持续交换，每次运动都能提高巨噬细胞的活性，增强免疫球蛋白、抗炎细胞因子、中性粒细胞、NK 细胞、细胞毒性 T 细胞和未成熟 B 细胞的再循环，有规律的运动带来的抗炎和抗氧化作用随着时间推移在调节肿瘤发生、动脉粥样硬化等疾病中有累积效应。从以上可以看出，适量的运动，不仅能愉悦身心，同时对机体特异性免疫和非特异性免疫具有双重调解作用。

## 四、睡眠与机体免疫调控

睡眠是周期性出现的一种可逆的静息状态，相对地抑制了感官活动，减少了肌肉活动。睡眠对人体健康非常重要，人们的睡眠时间不足、睡眠质量降低，不仅会导致睡眠障碍，还会给健康带来诸多弊端和危害。

1. 睡眠作用

睡眠不仅仅是一种休息方式和缓解疲劳、恢复体能的途径，重要的是睡眠可以影响下丘脑－垂体－肾上腺轴和交感神经系统，进而调节适应性和先天性免疫反应。

2. 睡眠障碍

大量流行病学研究表明，睡眠不足、睡眠不规律和睡眠质量低（如夜班和轮班工人）会损害机体免疫系统，使得机体对疫苗反应性降低、对传染病易感性增加，也会导致患癌风险增加，还可引起非特异性促炎细胞因子的产生，增强炎症反应。睡眠障碍对传染病、心血管疾病、癌症和抑郁症的发生、发展也有很大的影响。因此良好的睡眠可有效增强适应性免疫反应，对健康有积极的促进作用。

## 五、情绪与机体免疫调控

1. 消极情绪

消极情绪是指受外因或内因影响而产生的削弱或负面的刺激作用。长期的消极情绪会损害机体的免疫功能，降低细胞毒性 T 细胞和 NK 细胞的活性，使机体更易受到感染，削弱肿瘤中细胞免疫应答，给机体造成不可估量的伤害。

2. 积极情绪

积极情绪产生的是促进或正面刺激的作用。积极情绪能增强免疫力，有助于抵御病毒和细菌的侵袭。资料显示，积极情绪可以提高人们预防感冒和癌症的抵抗力。

## 六、生活方式交互作用与机体免疫调控

饮食、运动、睡眠和情绪是健康生活的四大重要支柱。各种生活方式通过交互作用影响着免疫系统。研究表明，与只改善这四个支柱中的其中一个相比，同时改善多种生活方式可能是改善身心健康更加有效的方式和方法，其互补效应远远大于“1+1=2”的模式。

可以看出，随着疾病谱的改变，人们对健康的理解也逐渐深化，由以前仅仅关注疾病本身转变为关注全面的健康状态。生活方式、环境因素和遗传因素是影响健康的重要因素。与其他因素不同，生活方式是可改变的主观活动，因此具有巨大的提高免疫力和预防疾病的潜力。因此，提示人们重视健康管理，不断提升自我保健意识和认知水平是非常必要和重要的。

# 参考文献

[1] 中国营养学会 . 中国居民膳食指南 [M] . 北京：人民卫生出版社，2022.
[2] 吕岫华 . 医学基础 [M] . 2 版 . 北京：科学出版社，2022.
[3] 夏萌 . 你是你吃出来的 2 [M] . 北京：科学技术文献出版社，2021.
[4] 夏萌 . 你是你吃出来的 [M] . 南昌：江西科学技术出版社，2017.
[5] 白晶 . 健康生活方式全书 [M] . 北京：开明出版社，2009.
[6] 曹丽娟 . 健康水果轻图典 [M] . 石家庄：河北科学技术出版社，2013.
[7] 邓淑玲 . 生活方式与健康 [M] . 长春：吉林科学技术出版社，2003.
[8] 迈尔亭 . 内向者的天赋 [M] . 北京：机械工业出版社，2018.
[9] 樊蔚虹 . 救命的营养学 [M] . 北京：科学技术文献出版社，2017.
[10] 冯磊 . 基础营养学 [M] . 杭州：浙江大学出版社，2005.
[11] 付兴 . 营养与健康 [M] . 沈阳：辽宁科学技术出版社，2012.
[12] 洪昭光 . 洪昭光健康经 [M] . 南京：江苏凤凰科学技术出版社，2015.
[13] 李・布萝珊 . 克服压力 [M] . 上海：上海社会科学院出版社，2018.
[14] 刘淇，杨雄 . 家庭教育与儿童发展 [M] . 上海：上海社会科学院出版社，2017.
[15] 罗兹・沙夫曼 . 克服完美主义 [M] . 上海：上海社会科学院出版社，2018.
[16] 吕岫华 . 工程生理学 [M] . 北京：科学出版社，2017.
[17] 吕岫华 . 健康生活方式与健康传播 [M] . 北京：科学出版社，2019.
[18] 马特曼 . 水是最好的药 [M] . 刘晓梅译 . 长春：吉林文史出版社，2006.
[19] 马文丽，郑文岭 . 分子肿瘤学 [M] . 北京：科学出版社，2003.
[20] 孙长颢 . 营养与食品卫生学 [M] . 北京：人民卫生出版社，2007.
[21] 谭小春 . 家庭医生手册 [M] . 太原：山西科学技术出版社，2011.
[22] 王学雷 . 成为你自己 [M] . 北京：机械工业出版社，2014.
[23] 杨玉红，孙秀清 . 食品营养与健康 [M] . 武汉：武汉理工大学出版社，2015.
[24] 于康 . 营养与健康 [M] . 北京：科学出版社，2010.
[25] 曾益新 . 肿瘤学 [M] . 北京：人民卫生出版社，2003.
[26] 曾志峰 . 医生向左病人向右 [M] . 成都：四川科学技术出版社，2016.
[27] 中国营养学会 . 中国居民膳食营养素参考摄入量（2013 版）[M] . 北京：科学出版社，2014.

[28] 刘新光 . 消化内科学 [M] . 北京：人民卫生出版社，2009.
[29] 童南伟，肖海鹏 . 内科学：内分泌代谢科分册 [M] . 2 版 . 北京：人民卫生出版社，2021.
[30] 李在连，冯永堂 . 临床免疫学 [M] . 北京：科学出版社，2002.
[31] 葛均波，徐永健，王辰 . 内科学 [M] . 9 版 . 北京：人民卫生出版社，2018.
[32] 陈孝平，汪建平，赵继宗 . 外科学 [M] . 9 版 . 北京：人民卫生出版社，2018.
[33] 谢幸，孔北华，段涛 . 妇产科学 [M] . 9 版 . 北京：人民卫生出版社，2018.
[34] 田伟 . 实用骨科学 [M] . 2 版 . 北京：人民卫生出版社，2016.
[35] 王建祥，肖志坚，沈志祥，等 . 邓家栋临床血液学 [M] . 2 版 . 上海：上海科学技术出版社，2020.